Physiotherapie
Band 6

Physiotherapie
Taschenlehrbuch in 14 Bänden

Herausgegeben von
A. Hüter-Becker, H. Schewe, W. Heipertz

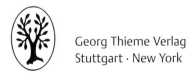

Georg Thieme Verlag
Stuttgart · New York

Band 6 **Massage, Gruppenbehandlung, Hygiene, Erste Hilfe, Verbandtechnik, Allgemeine Krankheitslehre**

Herausgegeben von
A. Hüter-Becker

Bearbeitet von
E. Braun, H. Göhring, M. Kleylein, H.-U. Nepper, B. Nußbaum,
G. Rompe, B. Rosner, R. Schweitzer-Köppern, K. Wurster

90 Abbildungen
15 Tabellen

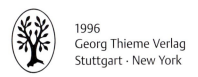

1996
Georg Thieme Verlag
Stuttgart · New York

Die Deutsche Bibliothek –
CIP-Einheitsaufnahme

Physiotherapie : Lehrbuch in 14 Bänden /
hrsg. von A. Hüter-Becker ... – Stuttgart ;
New York : Thieme.
NE: Hüter-Becker, Antje [Hrsg.]

Bd. 6. Massage, Gruppenbehandlung,
Hygiene, erste Hilfe, Verbandtechnik,
allgemeine Krankheitslehre /
bearb. von E. Braun ... – 1996
NE: Braun, Elvira [Bearb.]

Geschützte Warennamen (Warenzeichen) werden **nicht** besonders kenntlich gemacht. Aus dem Fehlen eines solchen Hinweises kann also nicht geschlossen werden, daß es sich um einen freien Warennamen handele.

Das Werk, einschließlich aller seiner Teile, ist urheberrechtlich geschützt. Jede Verwertung außerhalb der engen Grenzen des Urheberrechtsgesetzes ist ohne Zustimmung des Verlages unzulässig und strafbar. Das gilt insbesondere für Vervielfältigungen, Übersetzungen, Mikroverfilmungen und die Einspeicherung und Verarbeitung in elektronischen Systemen.

© 1996 Georg Thieme Verlag
Rüdigerstraße 14
70469 Stuttgart

Printed in Germany

Satz und Druck:
Druckhaus Götz GmbH, Ludwigsburg
Gesetzt auf CCS Textline (Linotronic 630)

ISBN 3-13-101291-9   3 4 5 6

Umschlaggestaltung:
Matthias Winkler, Thun/Schweiz
Zeichnungen von Martina Berge, Erbach/Ernsbach
Viorel Constantinescu, Bucarest/Rumänien
Malgorzata & Piotr, Gusta/Stuttgart

Wichtiger Hinweis: Wie jede Wissenschaft ist die Medizin ständigen Entwicklungen unterworfen. Forschung und klinische Erfahrung erweitern unsere Erkenntnisse, insbesondere was Behandlung und medikamentöse Therapie anbelangt. Soweit in diesem Werk eine Dosierung oder eine Applikation erwähnt wird, darf der Leser zwar darauf vertrauen, daß Autoren, Herausgeber und Verlag große Sorgfalt darauf verwandt haben, daß diese Angabe **dem Wissensstand bei Fertigstellung des Werkes** entspricht.

Für Angaben über Dosierungsanweisungen und Applikationsformen kann vom Verlag jedoch keine Gewähr übernommen werden. **Jeder Benutzer ist angehalten,** durch sorgfältige Prüfung der Beipackzettel der verwendeten Präparate und gegebenenfalls nach Konsultation eines Spezialisten festzustellen, ob die dort gegebene Empfehlung für Dosierungen oder die Beachtung von Kontraindikationen gegenüber der Angabe in diesem Buch abweicht. Eine solche Prüfung ist besonders wichtig bei selten verwendeten Präparaten oder solchen, die neu auf den Markt gebracht worden sind. **Jede Dosierung oder Applikation erfolgt auf eigene Gefahr des Benutzers.** Autoren und Verlag appellieren an jeden Benutzer, ihm etwa auffallende Ungenauigkeiten dem Verlag mitzuteilen.

Weitere Bände

Band 1 Funktionelle Anatomie, Biomechanik

Band 2 Physiologie, Trainingslehre

Band 3 Psychologie, Pädagogik, Soziologie, Berufslehre, Wissenschaftliches Arbeiten, Geschichte

Band 4 Untersuchungs- und Behandlungstechniken

Band 5 Praxis der physikalischen Therapie

Band 7 Orthopädie

Band 8 Chirurgie, Frauenheilkunde

Band 9 Traumatologie, Querschnittlähmung

Band 10 Innere Medizin

Band 11 Neurologie, Psychiatrie

Band 12 Pädiatrie, Neuropädiatrie

Band 13 Sportmedizin

Band 14 Arbeitsmedizin, Prävention, Rehabilitation, Geriatrie

Anschriften

Braun, Elvira, Sylvaner Weg 6, 69198 Schriesheim

Göhring, Hannelore, Krankengymnastikschule der Stiftung Orthopädische Universitätsklinik, Schlierbacher Landstraße 200 a, 69118 Heidelberg

Kleylein, Michael, Fechenheimer Str. 7, 60385 Frankfurt

Nepper, Hans-Ulrich, Haller Straße 40, 74638 Waldenburg

Nußbaum, Barbara, Mühlweg 1, 74939 Zuzenhausen

Rompe, Gerhard, Prof. Dr., Orthopädische Universitätsklinik, Abteilung Sportorthopädie, Schlierbacher Landstraße 200 a, 69118 Heidelberg

Rosner, Barbara, Dr., Medizinischer Dienst der Krankenkassen, Charles de Gaulle Straße 2, 81737 München

Schweitzer-Köppern, Rosemarie, Orthopädische Universitätsklinik, Schlierbacher Landstraße 200 a, 69118 Heidelberg

Wurster, Karlheinz, Prof. Dr., Chefarzt des Instituts für Pathologie, Städtisches Krankenhaus, Kölner Platz 1, 80804 München

Vorwort der Herausgeber zum Gesamtwerk

1959 wurde das Lehrbuch der Krankengymnastik erstmals von Lindemann, Teirich-Leube und Heipertz herausgegeben, ein damals vierbändiges Werk, das vielen Schülern und Lehrern eine wertvolle Lern- und Unterrichtshilfe war.

1979 wurde das Konzept erneuert: Aus vier gebundenen Bänden wurden elf Taschenbücher mit neuen Autoren und erweiterten Inhalten. In der Nachfolge von Lindemann war H. Cotta Herausgeber und mit ihm W. Heipertz – spiritus rector der Erstausgabe – sowie A. Hüter-Becker und G. Rompe. Auch dieses Lehrbuchkonzept hat sich über viele Jahre mit mehrfachen Aktualisierungen der Einzelbeiträge bewährt.

1994 ist das neue Gesetz über die Berufe in der Physiotherapie verabschiedet worden und ebenfalls eine neue Ausbildungs- und Prüfungsverordnung für Physiotherapeuten, die jetzt gesetzlich geschützte Berufsbezeichnung der bisherigen Krankengymnasten. Der Lehrgang in der Physiotherapie dauert nun drei Jahre, die Ausbildungsinhalte wurden dem erweiterten Spektrum und der gewachsenen Kompetenz des Berufsbildes angepaßt. Diese strukturelle und inhaltliche Neugliederung der Ausbildung war Anlaß, auch die Lehrbuchreihe völlig neu zu konzipieren:

Die wissenschaftlichen Grundlagenbeiträge wurden ergänzt durch die neuen Ausbildungsfächer Pädagogik, Soziologie, Einführung in wissenschaftliches Arbeiten, Rehabilitation, Prävention, Sportmedizin und Arbeitsmedizin. In die klinischen Fächer wurde die Geriatrie eingefügt; die krankengymnastischen Behandlungstechniken wurden erweitert. Der Umfang der Lehrbuchreihe ist auf vierzehn Bände gewachsen, die in einem zeitgemäßen Layout erscheinen.

Dieses neue Konzept wird verantwortet von einer Physiotherapeutin/Krankengymnastin – A. Hüter-Becker – sowie Prof. Dr. W. Heipertz und einer Expertin für Bewegung und Bewegungskontrolle – H. Schewe – als Herausgeber der Gesamtreihe. Die Einzelbände werden zusätzlich von Bandherausgebern betreut: bei überwiegend krankengymnastischen Inhalten von Physiotherapeuten, bei überwiegend medizinischen Inhalten von Ärzten.

Die jetzt ausgeschiedenen Herausgeber des Taschenlehrbuches Krankengymnastik, H. Cotta und G. Rompe, haben über Jahrzehnte mit ihrer über die Grenzen Deutschlands hinaus anerkannten Fachkompetenz dem Lehrbuch der Krankengymnastik Geltung verschafft und dazu beigetragen, es als Standardwerk zu etablieren. Sie haben sich mit diesem Engagement um die Krankengymnastik verdient gemacht.

Auch dieses neue Lehrbuchkonzept lebt vom Austausch zwischen Herausgebern, Autoren und Lesern, zu dem wir Schüler und Lehrer der Krankengymnastik ausdrücklich ermutigen wollen. Wir sind dankbar für alle Vorschläge, die dazu beitragen, diese Lehrbücher den Erwartungen derer, für die sie geschrieben wurden, anzugleichen, damit sie eine optimale Lern- und Arbeitshilfe werden.

Heidelberg, Berlin, Kelkheim, März 1996
Antje Hüter-Becker
Heidrun Schewe
Wolfgang Heipertz

Vorwort

Mit der Neukonzeption der Lehrbuchreihe wurden auch die Inhalte der Einzelbände neu geordnet. So sind jetzt in diesem Band 6 einige der Fächer zusammengefaßt, die der Physiotherapieschüler absolviert haben sollte, bevor er mit der praktischen Ausbildung am Patienten beginnt: Massage, Gruppenbehandlung, Hygiene, Erste Hilfe, Verbandlehre und die Allgemeine Krankheitslehre.

Neu bearbeitet wurden die Erste Hilfe und die Hygiene, die anderen Beiträge wurden nach den Vorgaben der neuen Ausbildungs- und Prüfungsverordnung für Physiotherapeuten überarbeitet.

Aus Gründen der besseren Lesbarkeit wurde darauf verzichtet, die männliche und die weibliche Bezeichnung (der/die Physiotherapeut/in oder der/die Patient/in) nebeneinanderzusetzen. Wenn die weibliche Form gewählt wird, ist selbstverständlich auch der Mann gemeint – und umgekehrt.

Die aktualisierten Inhalte erscheinen nun auch in einer neuen äußeren Gestaltung des Buches, für die den Mitarbeitern des Thieme Verlages – vor allem Frau Grützner und Herrn Menge – herzlich gedankt sei.

Heidelberg, März 1996   Antje Hüter-Becker

Inhaltsverzeichnis

1 Massage
H.-U. Nepper

1.1	Historische Entwicklung der Massage	··· 1
1.2	Behandlungsgrundsätze	··· 5
1.3	Grifftechniken der klassischen Massage	··· 8
1.3.1	Effleuragen	··· 8
1.3.2	Friktionen	··· 10
1.3.3	Petrissagen	··· 11
1.3.4	Vibrationen	··· 14
1.3.5	Tapotements	··· 15
1.4	Wirkung der klassischen Massage	··· 17
1.4.1	Mechanische Wirkung	··· 17
1.4.2	Hyperämisierende Wirkung	··· 19
1.4.3	Schmerzlindernde Wirkung	··· 21
1.4.4	Einfluß der Massage auf den Muskeltonus	··· 23
1.4.5	Einfluß der Massage auf den Stoffwechsel	··· 24
1.4.6	Segmentale Wirkung	··· 26
1.4.7	Psychologische und pädagogische Aspekte zur Massage	··· 29
1.5	Dosierungs- und Behandlungsgrundsätze	··· 35
1.6	Indikation der medizinischen Massage	··· 37
1.7	Kontraindikationen	··· 38
1.8	Spezialmassagen	··· 38
1.8.1	Manuelle Techniken	··· 38
	Segmentmassage nach Gläser und Dalicho	··· 38
	Lymphdrainage nach Vodder	··· 39
	Kolonbehandlung nach Vogler	··· 40
	Periostbehandlung nach Vogler und Krauss	··· 42
	Fernöstliche Massagetechnik	··· 43
	Tiefenmassage korrespondierender Zonen nach Marnitz	··· 44
	Narbenmassage nach Thomsen	··· 45
	Atmungsaktive Massage, Atemmassage	··· 47
	Reflexzonenmassage am Fuß nach Ingham und Fitzgerald	··· 48

1.8.2	Apparative Massagen ··· *49*	

- 1.8.2 Apparative Massagen ··· *49*
  Bürstenmassage ··· *49*
  Unterwasserdruckstrahlmassage (UWM) ··· *50*
  Saugglockenvakuummassage ··· *52*
  Stäbchenmassage nach Deuser ··· *53*
- 1.9 Bindegewebsmassage ··· *54*
  H. Göhring
- 1.9.1 Untersuchung der Bindegewebszonen ··· *55*
- 1.9.2 Die nervös-reflektorische Beziehung der Bindegewebszonen untereinander ··· *61*
- 1.9.3 Wirkung der Bindegewebsmassage ··· *65*
- 1.9.4 Reaktionen bei der Bindegewebsmassage ··· *66*
- 1.9.5 Ausführung der Bindegewebsmassage ··· *68*
  Flächige Bindegewebsmassage ··· *68*
  Strichtechnik ··· *71*

2 Gruppenbehandlung in der Physiotherapie
E. Braun

- 2.1 Einführung ··· *85*
- 2.1.1 Kennzeichen der Einzelbehandlung ··· *85*
- 2.1.2 Kennzeichen der Gruppenbehandlung ··· *86*
- 2.2 Bewegungstherapie in der Gruppe ··· *87*
- 2.2.1 Was ist eine Gruppe? ··· *87*
- 2.2.2 Faktoren im Gruppenprozeß ··· *88*
  Die physiotherapeutische (bewegungstherapeutische) Gruppe ··· *88*
  Kommunikation – Interaktion ··· *89*
  Rollenbildung in Gruppen ··· *90*
  Sozialer Effekt der Gruppe ··· *90*
  Gruppenatmosphäre ··· *91*
  Wir-Gefühl ··· *91*
  Gruppendruck ··· *91*
  Faktoren im Gruppenprozeß, an einem Beispiel erläutert ··· *92*
- 2.2.3 Ebenen im Gruppenprozeß ··· *93*
  Funktionale Ebene ··· *93*
  Sozioemotionale Ebene ··· *93*
- 2.2.4 Ziele der Gruppenbewegungstherapie ··· *94*
  Funktionale Ziele ··· *94*
  Sozioemotionale Ziele ··· *95*
- 2.3 Formen der Gruppenarbeit in der Physiotherapie ··· *96*

2.3.1	Gruppenformen, charakterisiert durch inhaltliche Aspekte ··· *96*	

Gruppentherapie als Ergänzung der einzeltherapeutischen Maßnahmen ··· *97*

Gruppentherapie bei Teilnehmern mit gleichem oder ähnlichem somatopsychischem Zustandsbild ··· *98*

Gruppe mit koronaren Risikopatienten, Rehabilitationsgruppen nach Herzinfarkt ··· *99*

Gruppe von Patienten mit Asthma bronchiale ··· *99*

Geburtsvorbereitung in Gruppen ··· *100*

Bewegungsgruppen ohne medizinisches/physiotherapeutisches Behandlungsziel ··· *101*

2.3.2	Gruppenformen, charakterisiert nach organisatorischen Gesichtspunkten ··· *102*	

Teilnehmerkreis ··· *102*

Teilnahmemodus ··· *103*

Zeit ··· *104*

2.3.3	Rahmenbedingungen der Gruppenbewegungstherapie ··· *104*	
2.4	Zusammenstellen und Zusammensetzung einer Gruppe ··· *106*	
2.5	Methodik der Gruppenarbeit in der Physiotherapie ··· *107*	
2.5.1	Vorüberlegungen – Überlegungen vor Beginn der Stunde ··· *108*	
2.5.2	Beginn der Gruppenstunde ··· *108*	
2.5.3	Gestaltung des Hauptthemas der Stunde ··· *110*	
2.5.4	Gestaltung des Endes ··· *111*	
2.5.5	Verhalten des Gruppenleiters ··· *111*	

Führungsstil des Gruppenleiters ··· *112*

Aufgaben des Gruppenleiters ··· *112*

Voraussetzungen, die ein Gruppenleiter mitbringen sollte ··· *113*

Gespräch in der Gruppe ··· *114*

Schwierigkeiten bei der Leitung einer Gruppe ··· *115*

2.5.6	Bewegungsvermittlung und Bewegungskorrektur in der Gruppe ··· *116*	

Übungsangabe/Bewegungsvermittlung in der Gruppe ··· *116*

Korrektur in der Gruppe ··· *117*

2.6	Schlußbetrachtung ··· *117*	

3 Hygiene
B. Nußbaum

3.1	Einführung ··· *119*	
3.2	Verteilung der Aufgaben im Rahmen der Krankenhaushygiene ··· *120*	
3.3	Nosokomiale Infektionen ··· *121*	
3.3.1	Arten der nosokomialen Infektion ··· *121*	
3.3.2	Entstehung von nosokomialen Infektionen ··· *122*	
3.3.3	Hauptursachen nosokomialer Infektionen ··· *122*	
3.4	Mikrobiologie ··· *123*	
3.4.1	Bakterien ··· *123*	
	Grundformen ··· *124*	
	Vermehrung ··· *124*	
	Infektionsauslösende Bakterien ··· *124*	
3.4.2	Viren ··· *125*	
3.4.3	Pilze ··· *125*	
	Pilzinfektionen ··· *126*	
3.4.4	Infektionswege ··· *126*	
	Kontakt-(Kreuz-)Infektion ··· *126*	
	Schmierinfektionen ··· *127*	
	Aerogene Infektion ··· *127*	
	Alimentäre Infektion ··· *127*	
	Perkutaner Übertragungsweg ··· *127*	
3.4.5	Entstehung einer Infektion ··· *128*	
3.5	Desinfektion und Sterilisation ··· *129*	
3.5.1	Desinfektion ··· *130*	
	Wichtigste chemische Desinfektionsmittel ··· *130*	
	Desinfektionsarten ··· *130*	
	Desinfektionsplan ··· *138*	
3.5.2	Sterilisation ··· *138*	
	Physikalische Verfahren ··· *138*	
	Chemische Verfahren ··· *141*	
	Plasma-Sterilisation ··· *142*	
	Hinweise zur Sterilisation ··· *142*	
	Haltbarkeit von Sterilgut ··· *142*	
3.6	Hygieneplan ··· *143*	
3.6.1	Infektionsprophylaxe in der Physiotherapie ··· *146*	
	Apparative Atemtherapie ··· *146*	
	Patienten mit Blasenkatheter und Harnableitung ··· *147*	
	Patienten mit Wundverbänden ··· *147*	
	Dampfbehandlung ··· *148*	
	Elektrotherapie ··· *148*	
	Massage ··· *148*	

	Heilpackungen ··· *148*
	Badeabteilung ··· *149*
	Fußpilzprophylaxe ··· *150*
	Voll- und Teilbäder ··· *150*
3.6.2	Krankenhausabfall ··· *151*
	Wertstofftrennung ··· *152*
	Müllvermeidung ··· *152*
	Isoliermaßnahmen bei übertragbaren Krankheiten ··· *152*
3.6.3	Körperungeziefer und Hygieneschädlinge ··· *155*
	Kopfläuse (Pediculosis) ··· *155*
	Krätzmilbe (Scabies) ··· *155*

4 Erste Hilfe
M. Kleylein

4.1	Kontrolle der Vitalfunktionen ··· *157*
4.2	Störungen der Vitalfunktionen ··· *158*
4.2.1	Atemstörungen ··· *158*
4.2.2	Stadien der Bewußtseinsstörungen ··· *159*
4.2.3	Störungen der Herz-Kreislauf-Funktion ··· *159*
4.3	Schlußfolgerung von Symptomen auf Verletzungen ··· *160*
4.4	Notruf ··· *161*
4.5	Schock ··· *161*
4.5.1	Schockarten ··· *161*
	Hypovolämischer Schock ··· *161*
	Neurogener Schock ··· *163*
	Kardiogener Schock ··· *164*
	Anaphylaktischer Schock (allergischer Schock) ··· *164*
	Endokriner Schock (z. B. diabetischer Schock) ··· *165*
4.5.2	Zusammenfassung ··· *165*
4.6	Herz-Kreislauf-Stillstand ··· *166*
4.6.1	Reanimation beim Erwachsenen ··· *167*
4.6.2	Reanimation bei Säuglingen, Kleinkindern und Kindern ··· *169*
4.7	Bewußtlosigkeit ··· *170*
4.8	Lebensbedrohliche Blutungen ··· *172*
4.9	Amputationsverletzungen ··· *173*
4.10	Schädel-Hirn-Trauma ··· *174*
	Gefahren beim Schädel-Hirn-Trauma ··· *174*
	Offene Schädelfraktur ··· *174*
	Schädelbasisfraktur ··· *174*
4.11	Commotio Cerebri (Gehirnerschütterung) ··· *175*
4.12	Infarkt, Embolie (Minderdurchblutung) ··· *176*

4.12.1	Myokardinfarkt ··· *176*	
4.12.2	Apoplektischer Insult (Schlaganfall) ··· *177*	
4.12.3	Lungenembolie (foudroyante, plötzliche) ··· *177*	
4.13	Intoxikationen (Vergiftungen) ··· *178*	
4.14	Frakturen ··· *180*	
4.14.1	Frakturen der Extremitäten ··· *180*	
4.14.2	Wirbelsäulenfrakturen ··· *182*	
	Halswirbelsäule ··· *182*	
	Brustwirbelsäule ··· *182*	
	Lendenwirbelsäule ··· *182*	
4.15	Verbrennungen und Verbrühungen ··· *183*	

5 Verbandtechnik
G. Rompe und R. Schweitzer-Köppern

5.1	Wundverband ··· *185*
5.1.1	Verband bei aseptischen Wunden ··· *185*
5.1.2	Verband bei infizierten Wunden ··· *185*
5.2	Bindenverband ··· *186*
5.2.1	Grundformen des Verbandes ··· *186*
5.3	Besondere Verbände ··· *189*
5.4	Pflasterverbände mit nichtelastischem Material (Tape) ··· *198*
5.5	Pflasterverbände mit elastischem Material ··· *198*
5.6	Zinkleimverbände ··· *198*
5.7	Schienen ··· *202*
5.8	Starre Verbände ··· *202*
5.9	Streckverbände ··· *210*
5.9.1	Poelchen-Behandlung ··· *210*
5.9.2	Hängegips ··· *211*
5.9.3	Quengelverbände ··· *212*

6 Allgemeine Krankheitslehre
B. Rosner u. K. Wurster

6.1	Krankheit und Krankheitsursachen ··· *215*
6.1.1	Krankheit ··· *215*
6.1.2	Krankheitsursachen ··· *216*
	Endogene Krankheitsursachen ··· *217*
	Exogene Krankheitsursachen ··· *222*
6.2	Krankheitsverlauf und Krankheitssymptome ··· *231*
6.2.1	Erkrankung ··· *231*
6.2.2	Krankheitsverlauf ··· *232*

6.2.3	Symptome ⋯ 233	
	Subjektive Symptome ⋯ 233	
	Objektive Symptome ⋯ 234	
6.3	Entzündungen und Ödeme ⋯ 240	
6.3.1	Entzündungen ⋯ 240	
	Entzündungsformen ⋯ 242	
6.3.2	Ödeme ⋯ 246	
6.4	Pathologie der Zelle ⋯ 248	
6.4.1	Zellkern ⋯ 248	
	Schädigungen des Zellkerns ⋯ 248	
6.4.2	Zellmembran ⋯ 250	
6.4.3	Organellen ⋯ 250	
	Mitochondrien ⋯ 251	
	Endoplasmatisches Retikulum ⋯ 251	
	Golgi-Apparat ⋯ 251	
	Lysosomen ⋯ 252	
	Peroxisomen ⋯ 252	
	Zytoskelett ⋯ 252	
6.4.4	Zellplasma ⋯ 253	
	Schädigungen des Zellplasmas ⋯ 253	
6.5	Degenerative Veränderungen ⋯ 254	
6.5.1	Hydropische Schwellung ⋯ 254	
6.5.2	Ansammlung von Substanzen ⋯ 254	
6.5.3	Fettsucht ⋯ 255	
6.5.4	Ablagerungen ⋯ 255	
6.5.5	Hyaline Degeneration ⋯ 256	
6.5.6	Alterungsprozesse und Verschleißerscheinungen des Gewebes ⋯ 256	
6.6	Wachstum und Wachstumsstörungen ⋯ 258	
6.6.1	Wachstum ⋯ 258	
6.6.2	Wachstumsstörungen ⋯ 258	
6.7	Störungen der immunologischen Reaktion ⋯ 260	
6.7.1	Immunreaktion ⋯ 260	
6.7.2	Überempfindlichkeitsreaktionen ⋯ 260	
	Überempfindlichkeitsreaktionen vom Soforttyp ⋯ 261	
	Überempfindlichkeitsreaktionen vom verzögerten Typ ⋯ 262	
6.7.3	Autoimmunerkrankungen ⋯ 262	
	Autoaggressionskrankheiten ⋯ 262	
	Defektimmunopathien ⋯ 263	
6.8	Örtliche und allgemeine Kreislaufstörungen und Blutungen ⋯ 265	
6.8.1	Blutkreislauf ⋯ 265	
6.8.2	Blutungen ⋯ 271	

6.9	Störungen des Gasaustausches und der Sauerstoffversorgung ··· 272	
6.9.1	Gasaustausch ··· 272	
6.9.2	Störungen der Sauerstoffversorgung ··· 273	
	Vollständige Unterbrechung der Sauerstoffzufuhr ··· 273	
	Verminderte Sauerstoffzufuhr ··· 273	
	Durchblutungsstörungen ··· 274	
6.9.3	Folgen des Sauerstoffmangels ··· 274	

Literatur ··· 275

Sachverzeichnis ··· 280

1 Massage

H.-U. Nepper

1.1 Historische Entwicklung der Massage

Wenn die Massagebehandlung aus historischer Sicht beschrieben werden soll, kommt man auf den naheliegenden Gedanken, daß diese Behandlungsform als das „älteste Heilmittel" bezeichnet werden kann. Sicherlich hat der Mensch bereits in grauer Vorzeit massageartige Handgriffe zu Heilzwecken angewandt, wobei er derartige Reaktionsmuster bereits von seinen Vorfahren aus dem Tier-Mensch-Übergangsfeld geerbt haben dürfte (Hentschel 1986). In seiner Darstellung der „Geschichte und Kritik der Massage und Heilgymnastik" schreibt Kirchberg (1926): „Wie jeder Mensch instinktiv eine geschwollene und deshalb schmerzende oder gestoßene Stelle seines Körpers reibt oder drückt und so versucht, den durch die Spannung verursachten Schmerz zu mindern, so wird dieses instinktive Mittel wohl auch als Heilmittel zu allen Zeiten angewandt worden sein. Und wo aus der empirisch gewonnenen Heilkunst eine wissenschaftlich sich mit Theorien befassende Heilkunde wurde, wurde selbstverständlich auch dieses Heilmittel, die Massage, theoretisch ausgebaut und verwertet."

Massagebehandlung in ihrer Urform war einfache, unspezifische Manipulation zur Linderung von Beschwerden und Schmerzen nach Traumen, zur Aktivierung der Magen-Darm-Funktion, zur Wiederherstellung bei Bewußtlosigkeit oder zur beschleunigten Regeneration nach körperlicher Belastung, wobei die psychologisch-psychosomatische Komponente dieser Naturmassage eine wesentliche Rolle spielte.

Medizinmänner versuchten durch exorzistische, magische „Behandlungen" Dämonen oder Geister aus dem von Schmerz und Leid geplagten Körper auszutreiben. Oftmals wurden diese Massagerituale durch verschiedene Zaubermittel pflanzlicher oder tierischer Herkunft erweitert; rituelle Gesänge oder Zauberformeln vervollständigten diese Prozeduren.

In China hat man sehr früh erkannt, daß Massage nicht nur lokal wirkt, sondern daß über eine Reizung bestimmter Hautbezirke innere Organe beeinflußt werden können. Die jahrtausendealte Praxis verband die Heilmassage mit den gleichen Körperpunkten und Energiebahnen, über welche die Akupunkturbehandlung gestörte Körperfunktionen zu beeinflussen versucht. Zur Ära des großen chinesischen Arztes Huang-ti (um 2600 v. Chr.) waren physiotherapeutische Behandlungsmethoden bekannt. Sein medizinisches Kompendium war ein Standardwerk über Tausende von Jahren für alle Phasen von Krankheit, eingeschlossen Prävention und Rehabilitation. In der Han- und der Tang-Zeit (ca. 620 n. Chr.) wird die Massage mehrfach als Heilmethode in der medizinischen Literatur erwähnt und sogar als Unterrichtsfach an den ärztlichen Schulen gelehrt.

Nach Hentschel findet man Darstellungen von Massagen auf einem Relief aus der 6. Dynastie des ägyptischen Reiches (um 2300 v. Chr.).

Heipertz (1983) schreibt in seinem Artikel „Massage gestern, heute und morgen" über die Physiotherapie im klassischen Altertum: „Besondere Wertschätzung erfahren gymnastische und körperliche Übungen in der Antike. Von Hippokrates ist der Ausspruch überliefert: „Der Arzt muß mancherlei Kenntnisse besitzen, u. a. von der mechanischen Therapie." Die Sammlung seiner Erkenntnisse enthält zahlreiche Empfehlungen zur Massage. Asklepios, der kurz vor der Zeitwende lebte, wandte Massage vor allem bei Beschwerden innerer Organe an. Galen unterschied achtzehn verschiedene Arten, darunter weiche, harte, mittlere, vorbereitende und abschließende Massagen in der Betreuung der Athleten und forderte, sie unter Berücksichtigung der Konstitution durchzuführen. Als Zweck der Sportvorbereitungsmassage nennt er, „... daß die Teile erweicht werden, was sich durch die darüber sich ausbreitende lebhafte Farbe, durch die größere Geschmeidigkeit der Glieder und durch die Fähigkeit, allen Bewegungen mit Leichtigkeit zu folgen, kund gibt", und er sagt: „Ich habe unzählige Menschen mit schwachen Körperteilen, welche fortwährend von Krankheiten geplagt wurden, bloß durch Gymnastik wieder gesund gemacht."

So wurde Massage und Gymnastik sowohl zur Krankenbehandlung als auch zur Gesunderhaltung des Körpers angewandt. Die Gesundheit aber erschien den Griechen als größtes Geschenk der Götter: „Das Schönste von allem ist gerecht zu sein, das Beste ohne Siechtum zu leben" (Sophokles).

Die römischen Ärzte übernahmen viele ihrer medizinischen Grundkenntnisse von den Griechen, haben aber die Bäderheilkunde systematisch ausgebaut und die Heilkraft der Quelle in den Vordergrund gestellt. In den eroberten Gebieten errichteten sie große Badeanlagen und verbreiteten so überall eine hohe Badekultur. Angegliedert an die Baderäume gab es eine Reihe von Nebenräumen zur Massage bzw. für Salbungen (Unctarium) oder für sportliche Betätigung. Der Mediziner Asklepiades, ein Modearzt in Rom im zweiten vorchristlichen Jahrhundert, stützte seine erfolgreichen Behandlungen der römischen Oberschicht auf Diät, Massagen und eine sachgemäß durchgeführte Hydrotherapie.

Zur Zeit der Völkerwanderung (375 – 911 n. Chr.) beobachtet man einen Rückgang der römischen Badekultur, und somit verloren die begleitenden physiotherapeutischen Anwendungen weitestgehend an Bedeutung.

Im Mittelalter finden wir in unseren Breiten ein florierendes Badewesen. Die Stadt Mainz besaß im 14. Jahrhundert vier öffentliche Badestuben, Würzburg acht, in Nürnberg findet man zwölf, in der Stadt Wien mehr als neunundzwanzig Bäder. Diese Institutionen waren an den Berufsstand der „Bader", welche mit ihren Gesellen und Hilfskräften (Knetweiber) nicht nur den Badeablauf organisierten, sondern auch chirurgische und zahnmedizinische Eingriffe durchführten, als Erblehen verpachtet. Hier wurde massiert, geschröpft und zur Ader gelassen. In den Badestuben geschah alles, was der mittelalterliche Mensch für sein leibliches Wohl und zur Pflege seiner äußeren Erscheinung nötig hatte.

Am Ende des 15. Jahrhunderts kann man eine sittliche Entgleisung feststellen, und die Badestube wird immer mehr zu einem Ort des Lustgewinns. Geselligkeit, sexuelle Abwechslung und derber Sinnengenuß dominieren von nun an. Gebadet wurde gemeinsam, d. h. nicht mehr nach Geschlechtern getrennt, die Badedauer wurde maßlos übertrieben (5 – 6 Stunden). Das Einschleppen der Syphilis und die damit verbundene Übertragung in den Badestuben brachte diese Behandlungsform und die begleitenden medizinischen Therapien schnell in Vergessenheit.

Die Kunst der Massage und der manuellen Behandlung veschwindet aus dem Behandlungsrepertoire der Ärzte des 16. Jahrhunderts. Während des ägyptischen Feldzuges der Armeen Bonapartes fanden französische Militärärzte in den türkischen Bädern ein Behandlungsverfahren, das ihnen vollkommen unbekannt war. Daquin, ein Kurarzt aus Aix-les-Bain, interessierte sich lebhaft für dieses orientalische „Massement". Er kam sogar auf den Gedanken, es mit der Thermaldusche zu kombinieren. Daraus entstand die berühmte „Douche-massage d'Aix" (Terrier 1958).

Der Begründer des Zentralinstitutes für Heilgymnastik und Massage in Stockholm, P. H. Ling (1776 – 1839), gilt als Vater der heutigen Heilmassage (klassische bzw. schwedische Massage). Er entwickelte ein methodisches System von Körperübungen zu Heilzwecken in Verbindung mit Massagetechniken. Im Buch „Das neue Naturheilverfahren" von Bilz, das um die Jahrhundertwende veröffentlicht wurde, finden wir folgende Ausführung: „Auf Grund der Erkenntnis der Naturgesetze gelang es dem schwedischen Gelehrten Peter H. Ling zu Stockholm, ein auf die Forschung der Physiologie und Anatomie gestütztes System der Leibesübungen aufzustellen, in welchen er der Massage die größte Würdigung schenkte, und es hat dieser große Mann das Verdienst, derselben einen wissenschaftlichen Boden geschaffen und die Ärzte aller Länder auf dieses in Vergessenheit geratene wichtige Heilverfahren hingewiesen zu haben. Sein Schüler Branting, Professor und Direktor des königlich gymnastischen Instituts zu Stockholm, vervollkommnete die Lehren des Meisters, und so entstand in der Reihe der sog. Passivbewegungen der Lingschen Gymnastik durch die verschiedensten Manipulationen ein gegliedertes Ganzes, die Massage."

Für Ling fand keine Trennung zwischen Massagen und aktiver Bewegungstherapie statt.

Metzger, ein Arzt aus Amsterdam, löste mit seinen medizinischen Vorträgen und Abhandlungen in der zweiten Hälfte des 19. Jahrhunderts eine wahre Massageeuphorie aus. Viele Autoren sehen in ihm den Initiator der wissenschaftlichen Massage. Seinen Erfolgen ist es schließlich zu verdanken, daß sich berühmte zeitgenössische Kliniker wie Langenbeck, Billroth, Esmarch, von Mosengeil, von Volkmann u. a. für die Massage eingesetzt haben. Sie findet Einzug in die verschiedensten medizinischen Fachbereiche, spezielle Techniken wie Augenmassage oder gynäkologische Behandlungstechniken (Thure-Brandt-Massage) erlangen medizinische Bedeutung.

Für viele Autoren, wie z. B. Kirchberg, Port u. a., stand die mechanische Therapiewirkung im Vordergrund. Beschrieben wird eine Verbesserung der Gewebetrophik, der Resorption, Steigerung des lymphatischen und venösen Rückflusses, eine Dehnung und mechanische Mobilisation des Gewebes und Zerkleinerung von Infiltraten.

Unabhängig von diesen Erkenntnissen wurde der reflektorische Einfluß von Massagebehandlungen auf innere Organe erarbeitet und publiziert. Von besonderer Bedeutung waren die Arbeiten der englischen Ärzte Head (1861 – 1940) und Mackenzie über die segmental-reflektorische Beziehung zwischen Haut, Muskeln und den inneren Organen.

Kohlrausch hat 1937 erstmals darüber berichtet, daß durch eine gezielte Massagebehandlung veränderter Muskelbezirke, der Muskelreflexzonen, die Funktion innerer Organe beeinflußt werden kann.

Die Physiotherapeutin Elisabeth Dicke (1884 – 1952) war im Jahre 1929 wegen fortschreitender Durchblutungsstörungen über einen langen Zeitraum bettlägerig, und eine Amputation des rechten Beines wurde von den behandelnden Ärzten in Erwägung gezogen. Begleitende Schmerzen im Hüft-Lenden-Bereich behandelte sie über eine Art „Ziehen im subkutanen Bindegewebe". Durch positive Therapiereaktionen dieser Behandlung bildeten sich die Krankheitserscheinungen in den folgenden Wochen fast völlig zurück. Bei der Diagnose und Palpation an

Patienten mit inneren Erkrankungen konnte sie in den folgenden Jahren typische Veränderungen im subkutanen Bindegewebe, die sog. „Bindegewebszonen", nachweisen. Über eine spezielle Behandlungstechnik, die Bindegewebsmassage, erreichte E. Dicke eine reflektorische Heilwirkung auf die erkrankten Organe. 1938 kam es zu einer Begegnung zwischen E. Dicke und H. Teirich-Leube; gemeinsam mit Prof. Kohlrausch wurde in Freiburg die wissenschaftliche Grundlage für die heutige Bindegewebsmassage entwickelt.

Etwa zur gleichen Zeit hat P. Vogler erkannt, daß bei Funktionsstörungen innerer Organe im Bereich der segmental zugehörigen Knochenhaut umschriebene Gewebeveränderungen zu tasten sind; diese Beobachtung führte zu Erarbeitung der Periostbehandlung.

Die neuere Zeit bringt eine Spezialisierung der Massagebehandlung. Der Däne Emil Vodder entwickelte in den Jahren 1932 – 1936 die Methode der „manuellen Lymphdrainage", ein Behandlungsverfahren zur systematischen Beeinflussung des Lymphsystems. Es sollten 40 Jahre vergehen, bevor es Vodder möglich war, über sein Therapiesystem ein Lehrbuch zu veröffentlichen.

Heute wird die Massage im Rahmen physikalischer Behandlungsverfahren oftmals unterbewertet. Der Stellenwert der verschiedenen Massagemethoden ist sehr stark abhängig vom Wissen um die Biofunktion des Körpers, von der Kenntnis um die Pathophysiologie der zu behandelnden Strukturen bzw. Regelkreise und bei der Massage selbst von der exakten diagnostischen Palpation, die der behandelnden Hand eine befundorientierte, technisch saubere Massage abverlangt. Erfüllen sie diese Kriterien, werden die manuellen Massageverfahren zu einer wertvollen Methode in der Physiotherapie. Der Naturarzt Ulrich Abele hat die Massage als die „Königin der physikalischen Behandlungsmethoden" bezeichnet; dies ist nur dann richtig, wenn Heilmassagen mehr beinhalten als ein stures Aneinanderreihen von schematischen und monotonen Grifftechniken.

1.2 Behandlungsgrundsätze

Sowohl der Massierende als auch der Patient haben eine Anzahl von Dingen zu beachten, bevor mit einer Heilmassage begonnen werden kann. Die Hände, die wichtigsten Werkzeuge des Therapeuten, müssen sorgfältig ausgebildet und trainiert werden. Dem Schüler sind zur Verbesserung der Kraft, Beweglichkeit und Koordination spezielle Übungen zu vermitteln. Der Ausbilder muß beachten, daß Rechts-links-Differenzen in der Motorik und Massagetechnik abgebaut werden; grundsätzlich sollen alle Griffe beidhändig beherrscht werden.

Die Fingernägel sind kurz zu halten, und die Hand muß zur Massage gepflegt und warm sein. So verhindert eine starke Hornschicht an den Fingerkuppen eine exakte Palpation. Arm- und Fingerschmuck kann während der Behandlung stören und ist auch aus hygienischer Sicht vor der Massage abzulegen.

Höhenverstellbare Massageliegen mit variablem Kopfteil ermöglichen dem Therapeuten eine wirbelsäulengerechte Arbeitshaltung. Die Arbeitshöhe der Liege sollte der jeweiligen Behandlungssituation angepaßt werden.

Räume, die die Maße 2,50 × 2,00 m unterschreiten, sind für Heilmassagen nicht geeignet. Die Beleuchtung ist so zu installieren, daß eine direkte, grelle Beleuchtung der Patienten vermieden wird. Ebenfalls soll der Behandlungsraum eine ruhige, freundliche Atmosphäre vermitteln. Kühle Raumtemperaturen hemmen die Entspannungsfähigkeit des Patienten, deshalb ist für eine Massagebehandlung eine Temperatur von mindestens 21 °C notwendig. Ausreichende Kleiderablagen gehören ebenso zur Standardausrüstung wie ein Behandlungshocker, verschiedene Kissen, eine Knierolle, größere Keilkissen oder Schaumgummiwürfel für die Stufenlagerung, ebenso Fixationsgurte. Die gesetzlichen Hygienevorschriften müssen zur Heilmassage eingehalten werden. Bei der Behandlung sollte der Patient möglichst entkleidet sein, da beengende Kleidungsstücke die venöse Zirkulation und den Lymphfluß behindern.

Körperregionen, die nicht in die Behandlung einbezogen werden, deckt der Therapeut mit einem Laken ab. Die Lagerung ist immer individuell auf den Patienten bzw. dessen Befund abzustimmen, mit dem Ziel, möglichst eine schmerzfreie, entspannte Position zu erlangen. Eine gut durchdachte Lagerung kann bereits der erste Schritt für eine erfolgreiche Behandlung sein. Wird in Bauchlage massiert, solllte bei starker LWS-Lordose ein kleines Kissen unter der Bauchregion die Wirbelsäule in eine normale Position bringen. Die Sprunggelenke werden mit einer Rolle unterlagert. Bei Behandlungen in Rückenlage liegt der Kopfbereich entspannt auf einem Kissen bei leicht erhöhtem Kopfteil, die Kniegelenke ruhen in geringer Beugung auf einer kleinen Rolle. Zur Massage der Schulter-Nacken-Region ist die Bauchlage einer Behandlung im Sitzen vorzuziehen. Der Therapeut bringt den Kopf in Mittelstellung, eine Lagerung des Kopfes im Nasenschlitz der Liege gewährt eine freie Atmung des Patienten. Durch Verändern des Kopfteils ist ein Ausgleich einer HWS-Hyperlordose möglich. Kleine Sandsäckchen gibt man in den Bereich des M. pectoralis major (vordere Achselfalte), um den Schultergürtel in Normalposition zu bringen. Eine gute Detonisierung des M. trapezius pars descendens bzw. der dorsalen Halsmuskulatur entsteht bei einer Postierung der Handflächen vor dem Kopf oder unter der Stirn. Massagen in Seitenlage sind nur dann sinnvoll, wenn Kopf, Becken und obenliegendes Bein axial und die Wirbelsäule ohne Verwringung stabil gelagert werden.

Je nach Indikation und Ort der Erkrankung ist es angezeigt, die Lagerung während einer Behandlung individuell zu variieren. Palpiert die Hand Veränderungen im Muskelbauch, so erfolgt eine Massage in angenäherter Stellung. Sehnenaffektionen und ligamentäre Läsionen dagegen sprechen meist besser auf Behandlungen unter leichter Dehnung an.

Bei der Applikation von Heilmassagen sind die verschiedensten Massagemittel und -öle im Handel. Deuser (1978) schreibt über deren Gebrauch und Einsatz: „Es gibt derer eine Unmenge, von guter und weniger guter Wirkung. Über den Wert und Unwert, über Zweckmäßigkeit und über die Gefahren manch angewandter Präparate sollte man etwas wissen. Grundsätzlich ist zu diesem Gebiet zu sagen, daß Massagemittel oft nur Hilfsmittel sind! Das Primäre ist immer die gute Technik der sauberen Massage. Man sollte nicht glauben, daß der Erfolg eines guten Masseurs auf seinem ‚geheimen' Massagemittel beruht. Das ist glatter Unsinn. Man kann als Beweis dieser Behauptung zum Beispiel eine ausgezeichnete Massage ganz ohne Massagemittel ausführen, wobei dann allein die so wichtige, gute Massagetechnik wirksam wird."

Gerade während der Ausbildung sind Massagemittel nur sparsam bei bestimmten Befunden einzusetzen, da eine Überdosierung das Erlernen einer sauberen Technik erschwert.

Bei starker Körperbehaarung können hautfreundliche Öle wirksam Haarbalgentzündungen vorbeugen. Bei trockener, spröder Haut normalisiert das Massagemittel die Hautelastizität. Nach balneotherapeutischen Applikationen und Wärmeanwendung wird die Massageausführung durch die starke Hautfeuchtigkeit bzw. durch den Körperschweiß erschwert; hier hat sich der Einsatz spezieller Massageemulsionen bewährt. Ob hyperämisierende, hautreizende Mittel die Massagewirkung verbessern, ist unklar, da ein wissenschaftlicher Nachweis der Wirksamkeit dieser Substanzen fehlt und mit großer Wahrscheinlichkeit eine Hauthyperämie zuungunsten der Durchblutungssituation tiefliegender Strukturen entsteht.

1.3 Grifftechniken der klassischen Massage

Die schwedische Massagelehre unterscheidet fünf Griffgruppen:
- Effleuragen (Streichungen),
- Friktionen (Reibungen),
- Petrissagen (Knetungen und Walkungen),
- Tapotements (Klopfungen),
- Vibrationen (Erschütterungen und Schüttelungen).

Bedingt durch die Weiterentwicklung der Heilmassage in den verschiedensten Zweigen und Schulen der Physiotherapie, zeigt sich heute oftmals eine Auslösung aus der Ling-Systematik.

1.3.1 Effleuragen

Effleuragen sind Massagegriffe, bei denen die Hand des Behandlers großflächig, mit gleichmäßigem Druck über den zu behandelnden Körperteil gleitet. Zum Wesen der Streichung gehört die Verschiebung der Hand des Therapeuten über die Haut des Patienten. Die Grifftechnik sollte ruhig, rhythmisch ausgeführt werden, wobei während einer Streichphase die Druckintensität nicht verändert werden darf. Gemäß der Therapiewirkung unterscheidet man zwischen großflächigen, oberflächlichen Streichungen (Abb. 1.**1**) und tiefen, mehr dehnenden Effleuragen (Abb. 1.**2**). Charakteristisch für die oberflächliche Streichung ist der Einsatz einer möglichst großen Handfläche, wobei die gesamte Hand gleichmäßig belastet wird. Sie paßt sich während der Ausstreichung den Körperkonturen exakt an und darf in keiner Phase den Kontakt mit dem Gewebe verlieren. Oberflächliche Effleuragen haben eine deplethorische Wirkung im Bereich der Lymphgefäße und Venen, aus diesem Grunde sind diese Techniken in Richtung Abflußgebiete (Achselhöhlen bzw. Leistenlymphknoten) durchzuführen. Der Behandlungsdruck ist sehr weich, nicht schmerzhaft. Großflächige, oberflächliche Streichungen werden am Anfang der Massagebehandlung zur Kontaktaufnahme und ersten Diagnose durchgeführt. Nach aggressiven Behandlungstechniken werden sie als ausgleichende, verteilende Griffe eingeschaltet. Findet man Flüssigkeitsansammlungen im Gewebe, haben diese deplethorischen Griffe eine drainierende Wirkung.

Die flächige Streichung kann während der Behandlung in eine mehr dehnende, tiefer wirkende Technik übergehen. Hiermit erreicht die Hand Gewebestrukturen wie Muskulatur, Faszien, Sehnen und den Kapsel-Band-Apparat. Durch diese Griffe erfolgt eine Beschleunigung des Blutstromes in den tiefen Venen und eine Aktivierung der Lymphmotorik (Hamann 1976). Des weiteren wird durch Kompression des interstitiellen Gewebes die Reabsorption von Flüssigkeit zu den Kapillargefäßen verbessert.

1.3 Grifftechniken der klassischen Massage

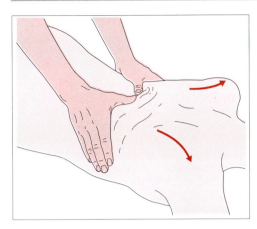

Abb. 1.1 Oberflächliche Effleurage der dorsalen Thoraxregion in Richtung Achselhöhle (Lymphabfluß)

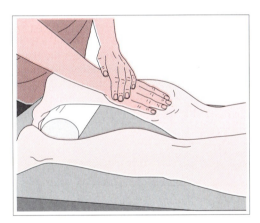

Abb. 1.2 Tiefe, mehr dehnende Streichung zwischen den Köpfen des M. gastrocnemius von der Achillessehne bis zu den Kondylen des Femurs

Während der Effleuragen werden in der Haut gelegene Mechanorezeptoren permanent stimuliert, sodann gelangen diese Reize über afferente sensible Fasern zu den zentralen Schaltstellen, der Formatio reticularis und dem limbischen System. Von dort aus werden sie auch der Hirnrinde vermittelt, die ihrerseits wiederum Einfluß auf die eben genannten Hirnstrukturen nimmt. Über derartige Vernetzungen erklärt es sich beispielsweise, daß punktförmige, hart ausgeführte Reibungen die Wachaktivität steigern („arousal reaction"), während großflächige, langsam rhythmisch durchgeführte Streichungen deutlich entspannend und sogar schlaffördernd wirken (Hentschel 1980).

1.3.2 Friktionen

Friktionen sind aggressive, anregende Massagetechniken. Während bei der Effleurage die entspannende, weiche Wirkung im Vordergrund steht, hat der Therapeut mit der Friktionstechnik die Möglichkeit, die Durchblutung und den Stoffwechsel zu aktivieren, den Muskeltonus zu beeinflussen oder die Elastizität und Eigenbeweglichkeit von Geweben zu verbessern. Von der praktischen Ausführung ist eine Unterteilung dieser Griffe in zwei Gruppen möglich:
– Friktionen, bei denen die Hand des Behandlers über die Haut des Patienten hinweggleitet, so z. B. der Knöchelgriff (Abb. 1.3) oder Harkengriff (Abb. 1.4), womit eine starke Verbesserung der Hautdurchblutung erreicht wird. Diese Hautreizgriffe werden innerhalb der Massagebehandlung zur allgemeinen Erwärmung des Gewebes oder bei schlechter arterieller Hautversorgung eingesetzt.
– Friktionen, die im Verschiebereich der Haut durchgeführt werden, haben das Ziel, tiefliegende Gewebeschichten zu erreichen. Den Behandlungsdruck erzeugen nur begrenzte Flächen der Hand, wie die Fingerbeeren, die Daumenbeere, der Daumenballen oder die Handbasis. Geradlinige, kreis- oder spiralförmige Exkursionen manipulieren während des Friktionierens die Gewebeschichten (Abb. 1.5). Eine

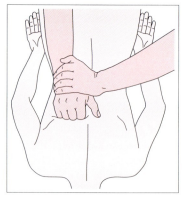

Abb. 1.3 Knöchelgriff zur Hauthyperämisierung im Verlauf des Rückenstreckers

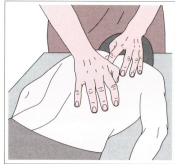

Abb. 1.4 Harkengriff

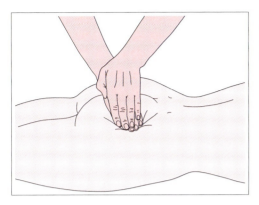

Abb. 1.**5** Friktionstechnik im Bereich der äußeren Gesäßmuskulatur

besondere Tiefenwirkung kann durch vermehrte Steilstellung der Behandlungsfläche erreicht werden, wobei die freie Hand noch entsprechende Druckverstärkung geben kann.

Eine spezielle Form der Friktion ist die „tiefe Querfriktionsmassage" nach Cyriax. Der englische Arzt James Cyriax entwickelte ein spezielles Untersuchungs- und Behandlungssystem in der nichtoperativen Orthopädie. Zur Therapie von Veränderungen und Schädigungen an Muskel, Kapsel und Sehnengewebe hat er die tiefe Querfriktion beschrieben, die immer quer zum Faserverlauf exakt am Ort des krankhaften Prozesses durchgeführt wird (Winkel 1987).

1.3.3 Petrissagen

Knetungen und Walkungen wirken besonders auf den Muskelstoffwechsel und Muskeltonus, bei Verklebungen des Unterhautbindegewebes kann eine oberflächliche Petrissage zur Lockerung eingesetzt werden. Die Griffe sind für den Behandler meist sehr anstrengend, die exakte Behandlungsausführung verlangt erhebliche Muskelkraft und Koordination der Massagebewegung. Bei guter Knettechnik kommt es zu einer ökonomischen, fließenden Kraftübertragung vom Schultergürtel auf die behandelnden Hände. Bei der *Knetmassage* wird der Muskel quer zum Faserverlauf erfaßt und leicht von der Unterlage abgehoben. Die Hand soll möglichst mit Muskulatur voll ausgefüllt sein, da die Behandlung sonst sehr schnell einen kneifenden, schmerzhaften Charakter bekommt. Auch sehr intensive Petrissagen dürfen vom Patienten niemals unangenehm empfunden werden. Während der Knetung wird das zu therapierende Gewebe maximal gedehnt, wobei der Zug intermittierend erfolgt und die Technik in Richtung Abflußgebiete wandert (Abb. 1.**6a** u. **b**). Je nach Größe und Lage der zu behandelnden Muskulatur unterscheidet man Fingerknetungen, mit denen kleine, schlanke Strukturen wie z. B. die Nackenmuskulatur durchgearbeitet werden (Abb. 1.**7**). Bei großen Muskelgruppen wie der Oberschenkelmuskulatur sind „Zweihandgriffe", von distal nach proximal ausgeführt, angezeigt, während gut faßbare kleinere Muskeln mit „Einhandknetungen" behandelt werden (Abb. 1.**8**).

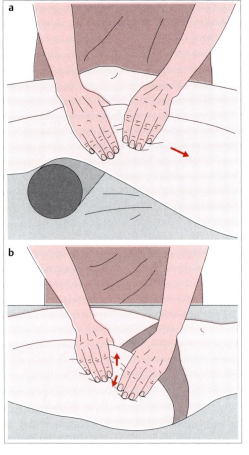

Abb. 1.**6a** u. **b**
a Zweihandknetung des M. quadriceps am Übergang von der Sehne zum Muskel
b Endphase der Knetung in der Ursprungsregion des M. quadriceps und des M. sartorius

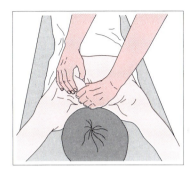

Abb. 1.7   Fingerspitzenknetung des M. trapezius

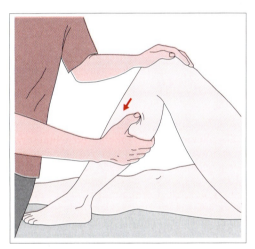

Abb. 1.8   Einhandknetung der Wadenmuskulatur

Bei der *Walking* haben wir es mit einem Griff zu tun, der bevorzugt quer zum Muskelfaserverlauf angesetzt wird (Abb. 1.9). Bei dieser Technik wird der „Auspreßeffekt" der Handfläche ausgenutzt, wobei über eine Erhöhung des extrazellulären Drucks die Reabsorption von Flüssigkeit aus dem Interstititum in die abfließenden Gefäße verstärkt werden soll. Die dehnende Wirkung dieser Griffe ist wesentlich geringer als bei der Knetung. Beim Walken wird die Muskulatur gleichzeitig ausgedrückt und ausgewrungen. Hier bewegt sich eine Hand zum Körper des Patienten hin, die andere vom Körper weg. Beide Hände gleiten nicht über die Haut, sondern bewegen mit ihr das darunterliegende Muskelgewebe so,

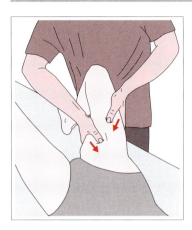

Abb. 1.**9** Walkungen der Oberschenkelregion

als ob man es in der ersten Phase gegen den Knochen pressen und in der zweiten Phase vom Knochen lösen wollte.

1.3.4 Vibrationen

Dieser Griffgruppe sind die manuellen und apparativen Vibrationen, aber auch Schüttelungen und Rollungen zuzuordnen. Vibrationen, manuell ausgeführt, sind feinste schwingend-zitternde Exkursionen, die mit unterschiedlichen Flächen der Hand auf den Patientenkörper übertragen werden. Eine mehr oberflächige Vibrationswirkung entsteht dann, wenn die Hand flach aufgelegt wird. Tiefere, kleinflächige Strukturen werden vom Therapeuten erreicht, wenn die locker geformte Faust oder die Fingerspitzen zur Vibrationsmassage eingesetzt werden. Eine sinnvolle Kombinationsmöglichkeit ergibt sich, wenn die Vibration in der Endstellung verschiedenster Muskeldehntechniken oder während einer Traktionsbehandlung am schmerzhaften Gelenk appliziert wird. Es erfordert viel konsequente Übung, bis der Behandler die Vibration mit einer Frequenz von ca. 10 Hz dosiert applizieren kann. So verlangt eine Vibrationsmassage zur Behandlung einer Migräne im Schädelbereich eine sehr zarte, einfühlsame Hand, während eine intensive Vibrationstechnik am Thorax eine mechanische Sekretolyse ermöglicht. Die Vibrationsmassage stellt das einzige klassische Massageverfahren dar, das mit variabel dosierbaren Geräten auch apparativ eine therapeutisch befriedigende Behandlung zuläßt. Geräte mit hohen Behandlungsfrequenzen sind jedoch ungeeignet, da nach Kohlrauschs Erfahrungen ab 15 Vibrationsstößen pro Sekunde bereits Eigenreflexmechanismen des Muskels

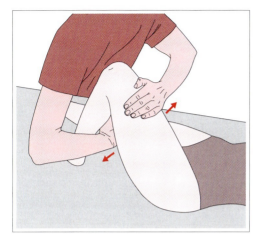

Abb. 1.**10** Rollung im Bereich der Oberschenkelmuskulatur

ausgelöst werden können, die eine angestrebte Eutonisierung in Frage stellen.

Schüttelungen werden in den meisten Fällen an großen Muskelgruppen oder an einer gesamten Extremität durchgeführt. Bei Rumpfschüttelungen kann der Behandler die „schwingende Wirkung auf innere Organe ausnutzen. So kann er bei einem Asthma bronchiale über die Lockerung der Thoraxwandmuskulatur eine Detonisierung des Bronchialspasmus erreichen.

Das Einsatzfeld der *Rollung* ist begrenzt auf die Oberschenkel-, Waden- und Oberarmmuskulatur. Die Hände werden an der einen Extremitätenseite mit den Fingern, auf der anderen Seite mit der Handbasis angelegt. Nun folgt eine gegengleiche Handbewegung, die die entspannten Muskeln locker um den darunterliegenden Knochen rollen läßt. Hauptziel dieser Technik ist eine schnelle Muskelrelaxation (Abb. 1.**10**).

1.3.5 Tapotements

In den alten Lehrbüchern wurden die Tapotements als wichtige Grifftechnik der klassischen Massage angesehen. Sie wurden standardmäßig am Behandlungsende appliziert und hart ausgeführt. Bei den Tapotements werden die Hände in einer Schlagbewegung rhythmisch auf den Patientenkörper gebracht. Die gebräuchlichsten Grifftechniken dieser Gruppe sind die Hackungen, Klatschungen und Klopfungen (Abb. 1.**11 a – c**). Je nach Durchführung und Intensität der Tapotements kann mit ei-

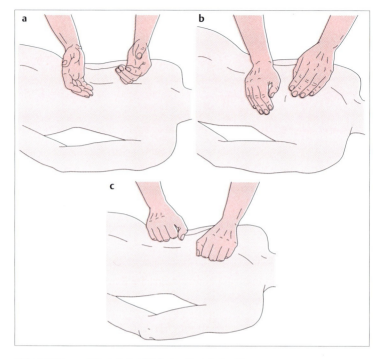

Abb. 1.**11 a–c** Die gebräuchlichsten Tapotements
a Hackungen
b Klatschungen
c Klopfungen

ner aggressiven Technik ein mehr hauthyperämisierender und muskeltonusanregender Effekt erzielt werden, während sanftes Beklopfen das Gewebe durchaus lockert und entspannt. In der Atemtherapie werden die Tapotements zur Anregung der Atmung und zur mechanischen Sekretolyse eingesetzt. Der Einsatz und die Dosierung ist also streng an den Befund gebunden, das planlose „Beklopfen" am Ende einer Massagebehandlung ist abzulehnen.

Eine genaue Beschreibung der unterschiedlichsten Massagegriffe kann im Rahmen einer solchen Arbeit nicht erfolgen, da jeder Behandler gewisse manuelle Besonderheiten entwickelt und in jeder Schule eigenständige Ausführungstechniken vermittelt werden. Ein wesentlicher Inhalt der Ausbildung sollte darin gesehen werden, daß dem Schüler das

Charakteristische der Massagegriffe im praktischen Unterricht vermittelt wird. Er soll eine individuelle Technik unter dem Aspekt der effektivsten Behandlungsausführung erlernen. Die Massagetherapie kann ebensowenig willkürlich gestaltet werden wie andere Therapieformen (Hamann 1976).

1.4 Wirkung der klassischen Massage

Beschreibt man die Wirkung der klassischen Massage, so muß aus didaktischen Überlegungen heraus eine Differenzierung der verschiedenen Wirkungsmechanismen erfolgen. In der praktischen Massageausführung ist es oftmals schwierig, die einzelnen Wirkungsweisen voneinander zu trennen.

1.4.1 Mechanische Wirkung

Rein mechanische Wirkungen der klassischen Massage sind:
- der Auspreßeffekt im Bereich von Venen und Lymphgefäßen (deplethorische Wirkung),
- die vermehrte Ausschwemmung von Flüssigkeit aus den Geweben (Reabsorptionsverbesserung),
- die mechanische Lösung von Adhäsionen, fibrösem Gewebe und Verklebungen.

Auspreßeffekt. Die Kenntnis über die deplethorische Wirkung der Massage ist seit langem bekannt. Bereits am Anfang des 19. Jahrhunderts haben französische Ärzte einen Einfluß auf das Lymphsystem beschrieben. Der Versuch von Lassars (1887) bestand in der Bestimmung der Geschwindigkeit des Lymphflusses. Experimentelle Werte haben gezeigt, daß der Lymphfluß durch Massage deutlich verbessert werden konnte. So hat sich nach einer Massage die Menge der ausgeflossenen Lymphe um das Achtfache, unter dem Einfluß chemischer bzw. thermischer Reize nur um das Zwei- bis Vierfache gesteigert. Moderne lymphographische Verfahren haben diese bereits 150 Jahre alten Erkenntnisse bestätigen können (Hentschel 1980). Die deplethorische Wirkung kann besonders mit großflächigen Streichungen und Petrissagen erreicht werden, wenn die Grifftechniken in Abflußrichtung der Gefäße durchgeführt werden. Der Griff muß mit sehr weicher Hand ausgeführt werden; das Druckmaximum für die Behandlung oberflächlicher Venen und Lymphgefäße liegt bei ca. 60 mmHg. Die Durchführungsgeschwindigkeit der Massagegriffe sollte dem Impulswechsel von Systole und Diastole des Herzens entsprechen. Eine vermehrte Durchblutung des Gewebes, eine Erythembildung, muß vermieden werden, wenn vermehrter Lymphabfluß das primäre Behandlungsziel ist, da hyperämisierende

Reize die Filtration von Flüssigkeit ins interstitielle Gewebe verstärken und somit der Drainagewirkung entgegenwirken.

Die Wirkung von Massagegriffen im Bereich der Venen ist nur dann von Bedeutung, wenn die Geschwindigkeit des rückfließenden Blutstromes verlangsamt ist; normale venöse Zirkulationsverhältnisse werden durch die Massage nur gering beeinflußt. Jedoch stellten Hovind u. Nielsen (1973 zit. in Hentschel 1980) durch nuklearmedizinische Untersuchungen fest, daß durch Knetmassage eine signifikante Entleerung der Venendepots im Muskel erreicht wird.

Vermehrte Ausschwemmung von Flüssigkeit. Eine oft beschriebene Massagewirkung ist die verstärkte Diurese. Es ist denkbar, daß durch das Auspressen der Körpergewebe während der Massagebehandlung vermehrt Flüssigkeit aus den interstitiellen Räumen in die ableitenden Systeme verlagert wird. Durch die Blutbahn gelangt diese Flüssigkeit in die Nieren und wird über den Harn ausgeschieden. Die Wirkung einer ableitenden Massage bleibt jedoch nicht auf das direkt beeinflußte Gewebe beschränkt. In einem Artikel über die „postoperative Rehabilitation des Kniegelenkes" schreibt Schoberth (1986): „1876 hat Herr von Mosengeil am 3. Kongreß der Deutschen Gesellschaft für Chirurgie über Tierversuche berichtet. Dabei wurde in verschiedene Gelenke von Kaninchen eine Tuscheausschwemmung injiziert, einzelne Gelenke anschließend kräftig massiert, andere nicht. Bei der Sektion ergab sich an den nicht massierten Gelenken, daß sich die Tusche mit der Synovia vermischt hatte und im Gelenk zurückgeblieben war. Bei dem massierten Gelenk fand sich dagegen kaum Tusche im Gelenk, wohl aber in der Muskulatur, im intramuskulären Bindegewebe und in den Lymphgefäßen. Diese stellten sich als schwarze Stränge dar. Auch in den regionären Lymphknoten zeigte sich reichlich Tusche. Diese Beobachtungen wurden von der Fraumatologie aufgenommen und führen zum Begriff der „ableitenden Massage". Wir wenden diese Form heute noch an, oft in Kombination mit einer Kompression des Gelenks. Dazu wird ein Filzkreuz auf das Kniegelenk gelegt, das eine Aussparung für die Patella zeigt, nunmehr wird das Gelenk von distal nach proximal unter Kompression gesetzt, so daß der Erguß in den oberen Rezessus abgedrängt wird. Durch eine Knetung mit zwischengeschalteten Streichungen der Oberschenkelmuskulatur läßt sich eine Resorption erreichen. Dieses Vorgehen bietet mancherlei Vorteile: Das operierte Gelenk selbst wird, außer durch die Kompression, nicht tangiert".

Einen Hinweis auf einen derart bewirkten Übertritt von Flüssigkeit aus den Geweben in die Blutbahn ergibt sich aus der durch Heining (1965, zit. in Hentschel 1980) nachgewiesenen Zunahme der Serum-Plasma-Menge in Form einer Abnahme der Erythrozyten und des Hämatokritwertes bei Ganzmassagen.

Neben der rein mechanischen Erklärung für eine Resorptionssteigerung wird von einigen Autoren eine neurovasale Komponente diskutiert, indem über Schaltstellen im Rückenmark gefäßerweiternde Wirkungen im massierten Gewebe erzielt werden, welche die Aufnahmebereitschaft der Kapillaren in ihren venösen Schenkeln fördern (Stork 1982).

Lösung von Adhäsionen. Es ist bekannt, daß fast jede Entzündung und Verletzung des Körpergewebes mit nachfolgenden Adhäsionen, meist zwischen elastischen und weniger elastischen Schichten, einhergeht. Elastische Gewebe, z. B. Haut oder Muskelfasern, verkleben mit unelastischen Geweben (Bindegewebe). Damit tritt eine Einschränkung der Verschieblichkeit und Dehnfähigkeit auf, die wiederum die optimale Funktion der Bewegungsorgane schmerzhaft hemmt. Werden diese Adhäsionen nicht gründlich beseitigt, so kann es durch Organisation von Bindegewebe mit Gefäßen zu Verwachsungen bzw. Schwielenbildung kommen. Ebenso findet die tastende Hand häufig schmerzhafte Verklebungen im Gewebe, hervorgerufen durch posttraumatische Hämatomreste. Bei diesen Befunden kann nach exakter Palpation mit Friktionstechniken die Einzelbewegung der Gewebe schnell verbessert werden. Größere fibröse Gewebestränge oder Verklebungen zwischen Faszie und großen Muskelgruppen werden durch knetende, walkende und rollende Massagegriffe günstig beeinflußt.

Treten in der Heilung von Narben Verschwartungen bzw. Verwachsungen auf oder finden wir bereits derbes, unelastisches Narbengewebe, so ist eine „Narbenmassage" indiziert, mit der die Elastizität wesentlich verbessert wird und leichte Verwachsungen gelöst werden (Thomsen 1970).

Ob hierbei ausschließlich mechanische Mechanismen eine Rolle spielen, muß bezweifelt werden. Wahrscheinlich aktiviert man durch derartige Massagegriffe auch die Enzymaktivität, so daß eine Fibrinolyse in Gang kommt. Dadurch werden narbige Verklebungen aufgelöst, und die Haut erlangt ihre alte Verschieblichkeit wenigstens teilweise wieder. Diese mechanische Wirkung ist durch nichts zu ersetzen und kann ohne Zweifel auch nicht durch eine Übungsbehandlung erreicht werden (Schoberth 1987).

1.4.2 Hyperämisierende Wirkung

Bei allen Massagegriffen mit intensiver örtlicher Druckwirkung kann nach kurzer Behandlung eine deutliche Mehrdurchblutung beobachtet werden, die sich in Form eines Hauterythems reproduziert. Durch Hauttemperarmessungen sind diese Effekte gesichert. Heipertz (1983) konnte durch seine Untersuchungen nachweisen, daß als Massagereaktion nicht nur Hauthyperämie, sondern vor allem auch eine Mehrdurchblutung im Muskel zustande kommt. Roth u. Mitarb. stellten mittels Jodnatriumhippurat-Clearance quantitative Untersuchungen der Unterarmmuskulatur an. Sie fanden heraus, daß durch apparative Vibrationsmassage die Clearance auf das 1,5fache, durch kräftige Streichmassage auf das 1,9fache und durch Knetungen auf das 2,3fache gesteigert wird (zit. in Hentschel 1980).

Nach Prokop (1950, zit in Schwope 1987) ist der Ablauf der Hyperämie „in bezug auf Dauer und Intensität individuell und lokal zwar verschieden, zeigt aber immer ein typisches Bild" (Abb. 1.**12**).

Die hyperämisierenden Effekte lassen sich bei der Massagetechnik mit geringem Druck (bis etwa 200 g/cm^2) über den Dermographismus erklären. Derartige Durchblutungsphänomene sind nicht exakt geklärt und laufen vermutlich über Axonreflexe. Diese reflektorischen Vorgänge werden nicht im Rückenmark verschaltet, sondern verlaufen innerhalb eines Neurons ohne Überschreitung einer Synapse. Punktförmige, aggressive Massagetechniken bewirken während der Druckausübung zunächst eine Durchblutungshemmung, reaktiv kann aber eine örtliche Durchblutungsvermehrung gemessen werden. Sie wird ausgelöst durch die Freisetzung vasoaktiver Stoffe; hier ist beispielsweise an die Mastzellen zu denken, die auf einen starken Druck (von mehr als 4900 g/cm^2) mit der Ausschüttung des Gewebehormons Histamin reagieren. Nach heutigen Erkenntnissen dürften aber auch andere gefäßwirksame (z.B. cholinartige) Stoffe eine Rolle spielen. Diese Gewebehormone wirken als trophotrope Reizstoffe direkt auf die Vasomotoren, speziell auf die

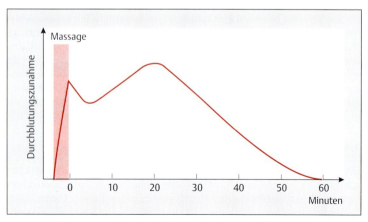

Abb. 1.**12** Schematischer Verlauf der Muskeldurchblutung während und nach einer kurzen Massage (nach Prokop)

kontraktilen Elemente der Arteriolen und der Kapillarabgänge. Am Wirkungsort entsteht durch Kapillarisation bzw. Kapillardilatation eine lokale Hyperämie. Eine weitere Histaminwirkung ist die Durchlässigkeitssteigerung der Kapillarwand. Nach intensiver Friktionsmassage kann bei disponierten Patienten die starke Hyperämie gelegentlich in pustelartige Urtikaria übergehen. Derartige Exsudationen lassen sich über die durch Histamin ausgelöste erhöhte Permeabilität der Gefäße erklären (s. Wirkung der Bindegewebsmassage, S. 65 ff).

1.4.3 Schmerzlindernde Wirkung

Sowohl akute als auch chronische Schmerzen werden durch physiotherapeutische Reize gelindert oder behoben. Neuere Erkenntnisse und Theorien über Schmerzmechanismen haben einen wesentlichen Beitrag zum Verständnis der Schmerzgenese und damit auch zur analgetischen Wirkung von Massagebehandlungen geleistet.

Folgende Ansatzpunkte stehen zur Diskussion:
- Massage kann auf reflektorische Weise Schmerzhemmungsmechanismen im Rückenmark und Zwischenhirn aktivieren.
- Durch Massage werden schmerzauslösende Substanzen aus dem Körpergewebe ausgeschwemmt, und damit verringert sich die Reizwirkung an den Schmerzrezeptoren.

Aktivierung von Schmerzhemmungsmechanismen. Die 1965 von Melzack und Wall aufgestellte „gate control theory" ist ein fruchtbares Arbeitsmodell in der Erklärung reflektorischer Schmerzhemmechanismen. Bei der Schmerzentstehung kommt es zu einer Reizung spezieller Schmerzfühler, den Nozizeptoren.

Mechanische, thermische oder chemische Reize können Schmerzrezeptoren erregen. Diese freien, nicht oder nur sehr dünn myelinisierten Nervenendigungen gehen in relativ langsam leitende Nervenfasern (A-δ-Fasern) über (Oberflächenschmerz). Derartige Schmerzempfindungen sind meist gut lokalisierbar. Die Lokalisierbarkeit nimmt ab, je tiefer im Gewebe der Schmerz entsteht. Der somatische Tiefenschmerz, wie etwa der ischämische Muskelschmerz oder Frakturschmerz, wird über relativ langsame C-Fasern (unmyelinisiert) geleitet.

Grundsätzlich geht diese Theorie davon aus, daß ein Mechanismus im Hinterhorn des Rückenmarks (Substantia gelatinosa) wie ein „Tor" funktioniert, das den Strom der Nervenimpulse von den peripheren Fasern zum Zentralnervensystem entweder verstärkt oder abschwächt. Somatische Eingangsreize werden deshalb erst der modulierten Beeinflussung des „Tores" ausgesetzt, bevor sie zu Schmerzwahrnehmung und den sich anschließenden Reaktionen führen. Die Größenordnung, in der das „Tor" die sensorische Übertragung verstärkt bzw. abschwächt, ist durch die relative Aktivität der dicken, sensiblen Nerven (A-β-Fasern) sowie durch herabsteigende zentrale Einflüsse festgelegt. Impulse, die über die dicken, schnellleitenden A-β-Fasern das Rückenmark erreichen, können hemmend auf die Schmerztransmission in der Substantia gelatinosa einwirken.

Die bei einer Massagebehandlung aktivierten Druck-, Dehn- und Berührungsrezeptoren bringen ihre Informationen über derartige A-β-Fasern zum Rückenmark und bewirken somit eine Schließung des „Tores" für ebenfalls einfließende Schmerzimpulse. Dies erklärt die Schmerzlinderung bei bereits schwach dosierten Massagereizen, wie beispielsweise bei der Lymphdrainage. Bekanntlich führen aber auch intensive somatische Reize über unterschiedlich lange Zeiträume zu einer Schmerzerleichterung. Diese Art der Schmerzlinderung, die man ganz allgemein als Hyperstimulationsanalgesie bezeichnet, stellt eine der ältesten angewandten Schmerzkontrollmethoden dar. Intensive Massagetechniken, die oftmals vom Patienten mit dem Begriff „Wohlweh" beschrieben werden, führen zu einer Aktivierung zentraler Schmerzinhibitionszentren, welche von Melzack als „central biasing mechanism" bezeichnet werden. Von diesen Zentren werden schmerzhemmende Impulse zum Kortex, Thalamus und ins „Eingangstor" im Rückenmark abgegeben.

Ausschwemmung schmerzauslösender Substanzen. Chemische Substanzen rufen im Gewebe eine Schmerzempfindung hervor, wenn sie in ausreichender Konzentration auftreten. Bei einer ganzen Reihe dieser Schmerzstoffe handelt es sich um körpereigene Stoffe; diese werden besonders bei Entzündungen und anderen pathologischen Prozessen in den betroffenen Geweben gebildet und freigesetzt. Solche körpereigenen, schmerzerzeugenden Substanzen („pain producing factors") sind unter anderem: Acetylcholin, Histamin, Serotonin, Bradykinin, Wasserstoff- und Kaliumionen. Der Dauerschmerz wird durch die gesteigerte Produktion von Kininen und insbesondere auch von Prostaglandinen unterhalten. Auch Sauerstoffmangel kann die Erregbarkeit von Nozizeptoren steigern. Durch den Massagedruck auf die unter der Haut liegenden Gewebeschichten erhöht sich dort der Gewebedruck. Folglich werden die schmerzauslösenden Substanzen über die abfließenden Venen und Lymphgefäße ausgeschwemmt.

Damit wird eine Reaktivierung und Reduzierung der Schmerzsubstanzen an den Nozizeptoren erreicht. Die verbesserte arterielle Durchblutung kann über die vermehrte Sauerstoffzufuhr die Schmerzauslösung günstig beeinflussen (Schmidt 1982).

1.4.4 Einfluß der Massage auf den Muskeltonus

Unter dem Begriff Muskeltonus ist die Spannung eines Muskels oder einer Muskelgruppe zu verstehen. Diese Grundspannung des Muskelorgans kann in einen „aktiven" (Arbeits-) und einen „passiven" (Ruhe-)Tonus eingeteilt werden.

Der aktive Muskeltonus ist gekennzeichnet durch die Innervierung einiger motorischer Einheiten. Entsprechend kann die Intensität der Anspannung durch die Elektromyographie abgeleitet werden. Die gerade kontrahierenden (stets wechselnden) motorischen Einheiten sorgen für eine gewisse Muskelspannung. Diese Aktivitäten der einzelnen Einheiten sind schwach und nicht synchronisiert. Infolgedessen bleibt die Spannung gering, und der Muskel verkürzt sich nicht merklich. Man spricht auch von der Grundinnervation. Im Tiefschlaf oder bei vollkommener psychischer Entspannung kann die Aktivierung von motorischen Einheiten zeitweise aussetzen. Gesteuert wird der Muskeltonus über den myostatischen Reflexbogen.

Der Muskeltonus kann durch verschiedene Einflüsse, wie z.B. Angst, Schmerz, Kälte, Streß und andere psychische Faktoren, angehoben werden. Stärke und Regulation sind aber für den Organismus nicht gleichgültig.

Eine übermäßig gesteigerte Grundinnervation erhöht nicht nur den Ruheumsatz des Muskels, sondern erschwert auch die Einleitung und Durchführung der Zielmotorik. Je stärker die Grundinnervation, um so mehr bahnende und hemmende Impulse müssen aufgebracht werden. Der Widerstand, gegen den ein antagonistischer Muskel arbeiten muß, ist relativ groß (Rumberger 1982). Andererseits bewirkt die erhöhte Muskeldauerspannung eine Kompression der Gefäße, die Reduzierung des Gefäßquerschnitts ruft eine deutliche Verringerung der Durchblutung hervor. So kann bei erhöhtem Energiebedarf der Muskel nicht mehr ausreichend versorgt werden. Als Folge entsteht eine relative Ischämie, also ein Mißverhältnis zwischen Blutbedarf und Blutzufuhr. Durch diese lokale Stoffwechseldysfunktion werden schmerzauslösende Substanzen freigesetzt, welche Schmerzrezeptoren aktivieren. Der Circulus vitiosus des Muskelspannungsschmerzes wird ausgelöst.

Bei allen Massagetechniken, die in die nervale Muskeltonussteigerung eingreifen wollen, spielen die im Muskel liegenden Muskelspindeln (wenige Millimeter lange Dehnungsrezeptoren) eine wichtige Rolle. Wird der Muskel unter dem Einfluß der Massage gedehnt, so nehmen an diesen Dehnungen naturgemäß auch die Muskelspindeln teil. Erfolgt die Dehnung an einem hypertonen Muskel, so wird reflektorisch auf dem Weg über den myostatischen Reflexbogen der Muskeltonus auf einen niedrigeren Sollwert eingestellt, so daß der muskuläre Hartspann geringer wird oder sich sogar vollständig zurückbildet. Analoge Wirkungswege, nun in umgekehrter Richtung, werden für die tonisierende Wirkung intensiver Knetgriffe auf schlaffe, hypotone Muskelbezirke postuliert. Ein zu geringer Muskeltonus kann reflektorisch auch durch hackende oder klopfende Massagegriffe angehoben werden (Hentschel 1979).

Der passive Tonus ergibt sich aus der Gesamtheit passiv-mechanischer Gewebeeigenschaften des Muskelorgans. Der Muskel enthält eine Anzahl elastischer Bausteine – von kleinen elastischen Anteilen schon in den kontraktilen Elementen bis zu den elastischen Hüllen der Bündel, zu den Faszien und Sehnen. Diese elastischen Anteile im Muskel und in seinen Hilfseinrichtungen vermitteln ebenfalls Spannung (Tonus). Der Tonus des ruhenden Skelettmuskels wird auch durch die im Muskel (in den Muskelzellen, in der Zwischenzellsubstanz, in den Kapillaren) vorhandenen osmotischen, aktiven Substrate (z. B. Kohlenhydrate und Mineralstoffe) beeinflußt. Er zeigt darüber hinaus eine Abhängigkeit von der Temperatur, vom Wasserhaushalt, und er weist deutliche Beziehungen zu körperlicher Belastung auf. Der ermüdete Muskel läßt immer einen Tonusanstieg erkennen. Verkürzte Muskeln haben eine hohe Grundspannung (Ruhetonus); bei abgeschwächter Muskulatur ist der Tonus etwas erniedrigt (Badtke 1987).

Die deplethorischen Effekte, die Beschleunigung der Reabsorptionsvorgänge, die verbesserte arterielle Durchblutungssituation, also die Steigerung der Regenerations- und Stoffwechselvorgänge im Muskel, sind neben der rein mechanischen Beeinflussung der elastischen Muskelbausteine wesentliche Ansatzpunkte für die positive Beeinflussung des passiven Muskeltonus durch eine Massagebehandlung.

1.4.5 Einfluß der Massage auf den Stoffwechsel

Die Analyse der Literaturangaben läßt die Annahme zu, daß dieser Bereich noch wenig untersucht wurde. Viele Arbeiten, die dem Einfluß der Massage auf den menschlichen Stoffwechsel nachgehen, bestätigen eine gesteigerte Diurese nach Massagebehandlungen. Keller fand außer vermehrter Urinsekretion eine Steigerung der Schwefelsäureausscheidung, eine Zunahme der Chloride und der Phosphorsäure im Harn (in Lampert u. Schliephake 1972). Untersuchungen sowjetischer Wissenschaftler zeigen den positiven Effekt der Massagebehandlung in bezug auf die Ausscheidung von Milchsäure aus dem Organismus nach Muskelarbeit. Unter dem Einfluß von Massage großer Muskelgruppen, die nicht an der Arbeit beteiligt waren, erhöhte sich die Geschwindigkeit der Oxidation von Milchsäure (Birjukow u. Karfow 1980).

1.4 Wirkung der klassischen Massage

Die Einwirkung von Massagen auf die Erholungsvorgänge im Muskel wurde durch die Untersuchungen des Arbeitsphysiologen E. A. Müller objektiviert (Abb. 1.**13**).

Aufgrund dieser ergometrischen Untersuchungen konnte festgestellt werden:
- Bereits nach einer Massagedauer von 3 Minuten läßt sich eine höchstmögliche Beschleunigung der Erholungsvorgänge im Muskel erzielen.
- Bei ermüdeter Muskulatur wird durch Massage zwar keine verbesserte Sauerstoffzufuhr bewirkt, jedoch steigt infolge der gesteigerten Durchblutung die Sauerstoffaufnahme deutlich an (Hentschel 1979).

Da es bisher keine Daten über die Auswirkung der Massage auf die Blutzusammensetzung gab, führten Ärzte der Klinik für physikalische Medizin der Universität München Experimente durch, um diese Zusammenhänge zu klären. Bei einer Gruppe von 12 gesunden Erwachsenen und einer zweiten Gruppe von 10 Patienten mit ankylosierender Spondylitis erfolgten Blut- und Plasmauntersuchungen.

Die Versuchsteilnehmer wurden jeweils vor und nach 20minütiger Ganzkörpermuskelmassage untersucht. Die Spondylitispatienten wurden zusätzlich nach einer Serie von sechs Massagen, im Verlauf von 2 Wochen appliziert, erneut ausgetestet. Als Ergebnis dieser Untersuchung stellte sich heraus, daß ein deutliches Absinken der natürlichen Blutviskosität, des Hämatokrits und der Plasmaviskosität eintrat. Die Filterfähigkeit der Erythrozyten blieb unverändert, und die Zellagglo-

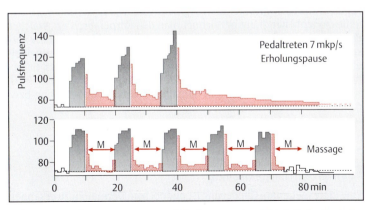

Abb. 1.**13** Einfluß von Massagen auf die Regenerationsfähigkeit der Muskulatur nach körperlicher Belastung (nach Hollmann u. Hettinger)

meration zeigte eine geringe Tendenz zur Abnahme. Diese Veränderungen der Blutflüssigkeit traten nach Langzeitbehandlung ebenfalls auf. Therapeutisch kann dieser Effekt vor allem bei Krankheitsbildern, die mit einer Ischämie bzw. schlechter Durchblutungssituation im Gewebe einhergehen, ausgenutzt werden (Breitling 1987).

1.4.6 Segmentale Wirkung

Die Gewebe und Organe im menschlichen Organismus existieren und funktionieren nicht losgelöst voneinander, sondern zum Nutzen des Gesamtsystems. Für die Koordinierung ihrer Tätigkeit hat neben anderen Strukturen (z.B. Blut, Hormonsystem) das Nervensystem eine überragende Bedeutung. Es bestehen nerval-reflektorische Beziehungen zwischen Haut und Muskulatur, zwischen Gelenken und Muskulatur, zwischen Gelenken und dem zentralen Nervensystem, zwischen inneren Organen und dem Unterhautgewebe.

Diese reflektorischen Zusammenhänge lassen sich durch die segmentale Gliederung des Körpers erklären. Während früherer Entwicklungsstadien ist der menschliche Körper in ganz ähnliche Teilstücke gegliedert, die als Segmente (Metamaren) bezeichnet werden. Die segmentale Gliederung ist auf das mittlere Keimblatt (Mesoderm) beschränkt und schließt das axiale Skelett, die Muskulatur, die Urogenitalorgane und das Gefäßsystem ein. Das Ektoderm, d.h. Haut und Rückenmark, wird erst später einbezogen, nicht aber das Endoderm. Die Segmentierung des Körpers ist nach Sturm (zit. in Günther u. Jantsch 1982) ein anervales, ohne Mitwirkung des Nervensystems zustande kommendes Urphänomen. Im Laufe der weiteren Entwicklung wird jedes mesodermale Ursegment durch ein Rückenmarksegment versorgt. In der Massage und Reflexzonenbehandlung bezeichnet man den Körperabschnitt, welcher durch einen aus dem Zwischenwirbelloch austretenden Spinalnerv versorgt wird, als Segment (Metamer). Der Spinalnerv mit seinen Aufzweigungen ist die erkennbare Leitlinie durch alle Teile des Segments. Gewebe der Körperdecke, der Organe und des Bewegungsapparats gehören zu seinem Einflußgebiet. Die dem Spinalnerv zugeordneten Organe bzw. Gewebeabschnitte werden wie folgt bezeichnet:
– Dermatom (Hautbereich),
– Myotom (Muskelanteil),
– Angiotom (Gefäßbereich),
– Osteotom (Knochenanteil),
– Viszeotom (Innere Organe).

Eine klare metamare Gliederung ist nur noch im Dermatom zu erkennen (Abb. 1.**14**). Skelettmuskeln sowie innere Organe sind aus mehreren Segmentgruppen aufgebaut, ihre metamare Gliederung ist verwischt (Günther u. Jantsch 1982).

1.4 Wirkung der klassischen Massage 27

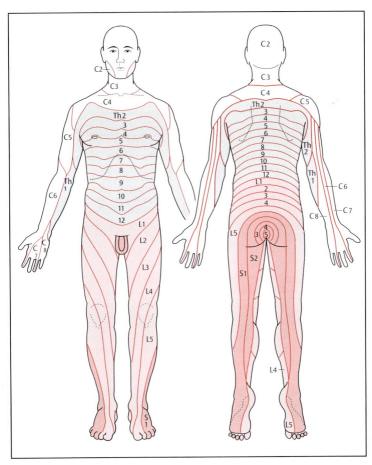

Abb. 1.**14**   Dermatomschema (nach Thom)

Störungen und Erkrankungen in einem Teil des Organismus können sich über Verschaltungen im Rückenmarksegment auf andere Strukturen projizieren (Abb. 1.**15**).

Als erster erkannte Head (1861 – 1940) den Zusammenhang zwischen inneren Organen und der Haut.

Mackenzie wies darauf hin, daß sich bei Erkrankungen innerer Organe eine Hyperalgesie mit lokalem Hypertonus der tiefer gelegenen Muskel-

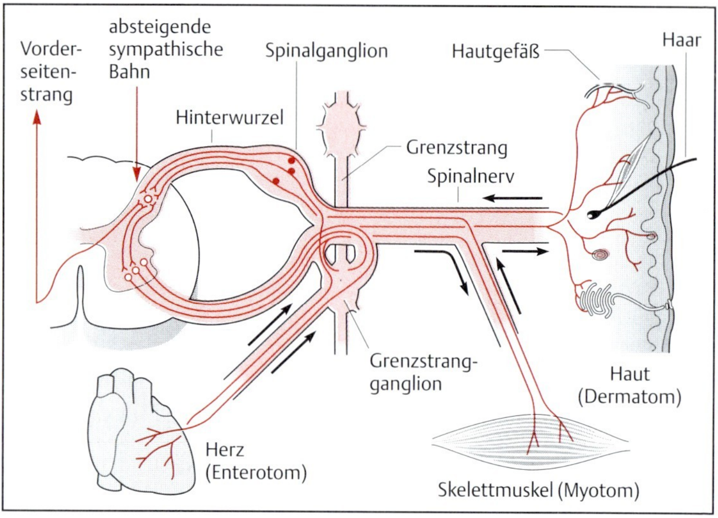

Abb. 1.**15** Segmentale Verschaltung im Rückenmark bei viszerokutanen und kutiviszeralen Reflexbögen (nach Trettin)

schichten feststellen läßt. Trotz aller Bemühungen ist es der Grundlagenforschung bis heute nicht möglich, die Verlaufswege derartiger kutiviszeraler und muskuloviszeraler Reflexbahnen mit voller Sicherheit anzugeben (Hentschel 1980). Die Beobachtungen von Head und Makkenzie wurden jedoch bestätigt und experimentell nachgeprüft. Die bei der Massage erzielte Bradykardie und Beeinflussung der Atmung kann über derartige Reflexe erklärt werden (David 1986).

Die Reflexzonen hatten lange Zeit vorwiegend diagnostische Bedeutung. Durch die Beobachtungen und Erfahrungen von Ärzten, die auf dem Gebiet der Massage tätig waren, und von Physiotherapeutinnen wurde aber erkannt, daß die Reaktionswege nicht nur in Richtung von Organ zur Peripherie, sondern auch umgekehrt (Kohlrausch [1955] spricht von einem rückläufigen Reflexweg) verlaufen, wodurch die Reflexzonen auch therapeutische Bedeutung bekamen.

Reflektorisch tonisierte Muskelzonen bleiben immer eine mehr oder weniger lange Zeit nach dem Abklingen der Erkrankung bestehen. Das wäre belanglos, wenn nicht von ihnen wiederum Organstörungen ausgelöst werden könnten, wobei der Reflexweg von der Körperdecke zum Organ wirksam ist.

Auch ohne vorherige Erkrankung kann es zur Organstörung kommen, wenn Muskeln durch einseitige berufliche oder sportliche Arbeit in ihrer Spannung permanent erhöht bleiben und schließlich myogelotisch werden. Diese Muskelbezirke haben auf die zugeordneten Organe u. a. einen störend nervös-reflektorischen Einfluß. So treten häufig bei stehenden Berufen durch Tonuserhöhung in der kleinen Hüftmuskulatur und in der mittleren bzw. kleinen Gesäßmuskulatur Verstopfungen und Menstruationsbeschwerden auf. Die Bedeutung zwischen Muskelspannung und den Organstörungen wird dadurch bestätigt, daß mit Wiederherstellung des normalen Muskeltonus durch Massage und Dehntechniken die Dysfunktion verschwindet (Kohlrausch 1955) (Abb. 1.**16a** u. **b**).

Der funktionelle Bezug zwischen gestörtem Gelenk und reflektorisch veränderten tendomyotischen Muskeln, gleichgültig ob es sich um ein peripheres oder um ein Wirbelgelenk handelt, wird von mehreren Autoren beschrieben (Marnitz 1978, Lewit 1987, u. a.). Die vom Gelenk ausgehende Irritation kann auf segmental verschaltete Muskel-, Sehnen-, Faszienanteile oder ins Periost übertragen werden. Die mit Tonuserhöhung, schlechter Durchblutung, Schmerz und gestörtem Stoffwechsel reagierenden Strukturen können bei Nichtbehandlung eine „funktionsgebundene Schmerzhaftigkeit" und „schmerzbedingte Bewegungshemmung" auslösen, die wiederum das Gelenk beeinflußt. Eine gute Hilfe zum Auffinden tendomyotisch veränderter Muskeln ist das Trigger-point-Schema nach Travel (Abb. 1.**17**) bzw. die von Marnitz propagierte „Tiefenmassage korrespondierender Zonen".

Über die Wertigkeit der Massagebehandlung bei derartigen Befunden schreibt der Manualtherapeut Karel Lewit (1987): „In Verbindung mit anderen Methoden und als Vorbereitung für die Krankengymnastik wird jedoch die Massage immer eine bedeutende Stellung behaupten können. Ja, es gibt Fälle mit ausgedehnten Hyperalgesiezonen und über zahlreiche Segmente sich erstreckende Muskelverspannungen, in denen die Massage durch keine andere Methode ersetzt werden kann".

1.4.7 Psychologische und pädagogische Aspekte zur Massage

Krankheit erfaßt immer alle Dimensionen der menschlichen Existenz, sowohl die biologisch-körperliche als auch die psychosoziale. Zum besseren Verständnis eines Patienten und zum angemessenen Umgang mit ihm kann es sehr hilfreich sein zu wissen, wie Patienten ihre Krankheit erleben bzw. welche initialen Reaktionen bei ihnen auftreten.

Der Einfluß psychosomatischer Störungen auf den Bewegungsapparat und die Körperhaltung ist seit alters bekannt. Landläufige Aussagen, wie „die Angst sitzt im Nacken" oder „die Sorge bricht ihm das Kreuz", dokumentieren diese Verknüpfung. Die psychisch-emotionale Entgleisung

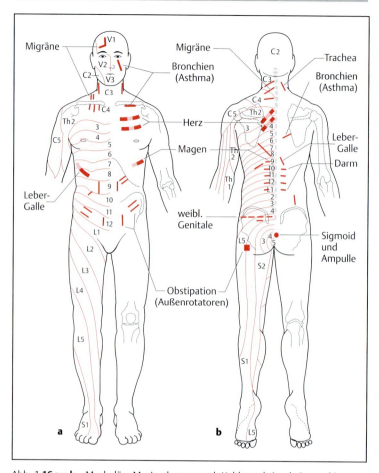

Abb. 1.**16 a** u. **b** Muskuläre Maximalzonen nach Kohlrausch (nach Camrath)
a Herz: auf der linken Seite vorn in den Mm. intercostales des 3. und 4. Interkostalraums und in den Mm. pectorales major und minor, hinten in Fasergruppen des M. rhomboideus. – Magen: auf der linken Seite vorn in den Mm. intercostales des 7. Interkostalraums, im M. obliquus externus abdominis im äußeren Rand des M. rectus abdominis im oberen Abschnitt, hinten in Fasergruppen des M. erector trunci in Höhe des 9. Dornfortsatzes
b Pankreas: auf der linken Seite hinten in den Mm. intercostales im 9. Interkostalraum. – Leber-Galle-System: auf der rechten Seite vorn in Fasergruppen des M. obliquus externus abdominis und internus und im oberen Abschnitt des M. rectus abdominis, hinten in Fasergruppen des M. erector trunci in Höhe des 8. Dornfortsatzes – Darm: vorn in Fasergruppen des oberen Abschnitts des M. rectus abdominis und des M. psoas, hinten in Fasergruppen der Fascia thoracolumbalis sowie im M. transversus abdominis

1.4 Wirkung der klassischen Massage

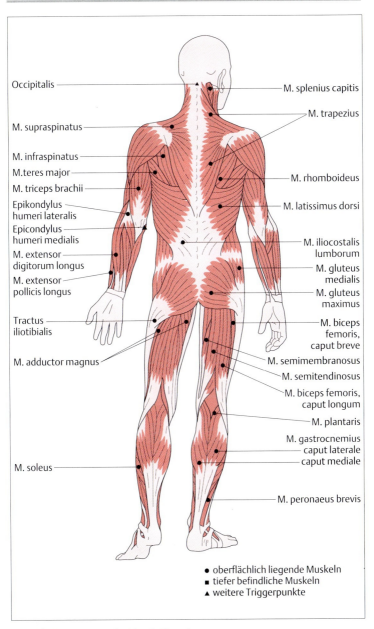

Abb. 1.17 Triggerpunkte (nach Thom)

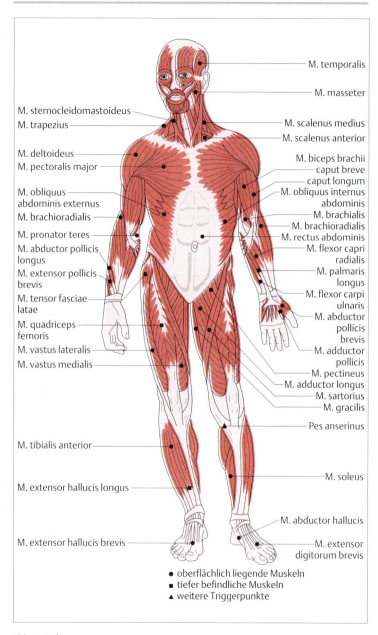

Abb. 1.**17 b**

hat eine Auswirkung auf die Muskelgrundspannung, die Haltung, das Bewegungsverhalten und die Bewegungsbereitschaft.

Sekundär entsteht der Circulus vitiosus mit Muskelspannungsschmerz, muskelrheumatischen Beschwerden, Tendomyopathien und Insertionstendinosen. Diese Schmerzsyndrome beeinflussen wiederum rückläufig den psychischen Prozeß (Abb. 1.**18**).

Elektromyographische Untersuchungen haben gezeigt, daß depressive Persönlichkeiten eine andere Innervation bestimmter Muskelgruppen haben, die zu einer Veränderung des Muskeltonus führt. Dementsprechend treten Schmerzen bei Depressiven vorwiegend auf im Zusammenhang mit dem Verlust von Bezugspersonen oder einer geschätzten Tätigkeit (Klingberg 1987).

Neben der psychotherapeutischen Behandlung ist es die Aufgabe der Physiotherapie, den Circulus vitiosus des Muskelspannungsschmerzes zu durchbrechen, wobei detonisierende, beruhigende Massagetechniken die Behandlung einleiten. Dem Patienten wird über die Massage das Gefühl für die Entspannungsfähigkeit der Gewebe vermittelt, gekoppelt mit aktiven Entspannungstechniken wie Dehntechniken, autogenes Training oder progressive Muskelentspannung nach Jakobsen.

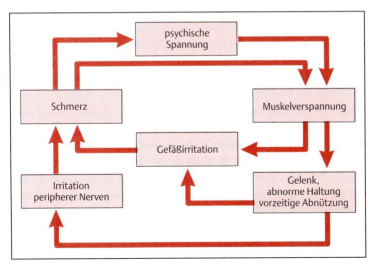

Abb. 1.**18** Zusammenhang zwischen somatischen Syndromen und psychischer Spannung (nach Bender)

Physischer Kontakt, kutane Berührung und taktile Kommunikation sind wesentliche Bedürfnisse sowohl für die physische Entwicklung als auch für das psychosoziale Wohlbefinden. Solange das Bedürfnis, berührt zu werden, befriedigt wird, fühlen wir uns „gesund", wird dieses Bedürfnis aber gehemmt, kann das Wohlbefinden Schaden nehmen. Vor mehr als zwanzig Jahren zeigte der amerikanische Psychologe S. M. Jourard, daß unsere Wahrnehmung, wie oft wir von einem anderen Menschen berührt werden, in einem eindeutigen Zusammenhang mit unserem Selbstwertgefühl steht, also damit, wie sehr wir uns selbst schätzen (in Lidell u. Mitarb. 1984).

Chronisch Kranke flüchten häufig in eine soziale Isolation und verlieren so jeglichen Kontakt zu ihrer Umwelt. In einer amerikanischen Untersuchung aus jüngster Zeit erklärten Patienten, denen Hautkontakt vorenthalten wurde, sie fühlten sich schmerzhaft isoliert und von der Wärme menschlicher Berührung abgeschnitten (Lidell u. Mitarb. 1984).

Angenehme Massage wirkt beruhigend (vagusaktivierend), unangenehme über Abwehrreaktionen erregend (sympathikussteigernd). Dies kann vom geübten Therapeuten genutzt werden, um den Patienten in eine günstige psychische Ausgangslage zu versetzen. Überwiegen bei einer Massage die positiven, zustimmenden und lustbetonenden Erlebnisqualitäten, so wird der Behandler positive, angenehme Körpererfahrung vermitteln. Unter diesen Ansätzen müßten Massagebehandlungen den „Berührungstherapien" zugeordnet werden.

Ein gezielter Einsatz von Massagen zur praktischen und bewußten Auseinandersetzung mit dem eigenen Körper erfolgt nur vereinzelt. In der Sportpädagogik und insbesondere in der Psychomotorik wird der Körpererfahrung, der Wahrnehmungsförderung und der Erlebnisfähigkeit des eigenen Körpers zunehmend Bedeutung beigemessen. Massage kann wesentlich zur Körperorientierung beitragen. Sie wirkt je nach Qualität und Art der Griffe einmal mehr oberflächig, also nur im Bereich der Haut, oder mehr in der Tiefe, in der Umgebung von Muskeln, Sehnen, Gelenken oder knöchernen Strukturen. Massage bietet eine Möglichkeit zur praktischen und bewußten Auseinandersetzung mit dem eigenen Körper oder mit dem Körper eines Partners und vermittelt eine Sensibilität für das Befinden und den Spannungszustand der massierten Körperpartien (Schwope 1987).

Massagen, besonders in der Ausbildung zum Physiotherapeuten, bieten einen guten Ansatz, das eigene Körperschema bewußt wahrzunehmen. Eine positive Körpereinstellung, ausreichende Erfahrungen mit dem eigenen Körperschema und Körperbild bilden einen Grundstein für ein erfolgreiches therapeutisches Vorgehen.

1.5 Dosierungs- und Behandlungsgrundsätze

Eine dem Patienten angemessene Dosierung ist die entscheidende Voraussetzung für den Behandlungserfolg. Sie entsteht primär aus den praktischen Erfahrungswerten, die sich aus der täglichen, bewußten Arbeit am Patienten ergeben. Meßbare Dosierungsgrößen lassen sich im einzelnen nicht festlegen. Der Massagereiz hat die Aufgabe, die gestörte Biofunktion im Gewebe zu normalisieren. Jedoch muß jede Regulationstherapie sich am Zustand des Nervensystems, der Reaktionslage, den Reiz- und Störfeldern in den Geweben sowie dem Tonus der Gefäße orientieren. Folgende allgemeine Praxishinweise für die klassische Massage sind zu beachten:

- *Konstitution des Patienten:* „Der sympathikotone Konstitutionstyp benötigt kurze, schwache Reize, kleine Intervalle und größere Steigerungen. Der parasympathikotone Typ braucht lange, kräftige Reize, große Intervalle und vorsichtige Steigerung" (Dalicho 1981).
- *Vegetative Reaktionslage:* Die von Wilder und Kowarschik aufgestellte Regel kann auf die Massagebehandlung übertragen werden: „Je ausgeprägter die pathologische Störung, desto gestörter ist das vegetative Nervensystem und um so kleiner soll der gesetzte Reiz sein" (Dicke u. Mitarb. 1982).
- *Schmerzhaftigkeit der Behandlung, Behandlungsreaktion:* Der Druckschmerz während der Therapie ist ein ganz wesentlicher Dosierungsfaktor für den Therapeuten. Er gibt ihm Information über die Grenze der Reaktionsfähigkeit, sowohl örtlich im Gewebe als auch über den Allgemeinzustand des Patienten. Die Dosierungsgrenze ist fließend und kann nicht exakt festgelegt werden. Der Behandler muß sich nach Intensität und Dauer der Reaktion richten, deren Hauptmaßstab der Grad der Schmerzhaftigkeit in der Zeit zwischen den Behandlungen ist. Deshalb ist jeder Patient zu Beginn der Therapie nach aufgetretenen Schmerzen und ihrer Dauer zu befragen. Mäßige Schmerzreaktionen von 24 Stunden Dauer überschreiten das zulässige Maß im allgemeinen noch nicht. Bei intensiveren Reaktionen müssen die Intensität und Auswahl der Massagegriffe oder die Behandlungsdauer entsprechend verändert werden, eventuell ist der Abstand zwischen den einzelnen Sitzungen zu vergrößern. Die Entscheidung über all diese Dinge muß der Therapeut selbst treffen. Daraus folgt, die Behandlungsreaktion muß ständig überwacht und die Arbeitsweise den Reaktionen angepaßt werden. Es geht nicht, die erlernten Griffe in schematischer Routine ablaufen zu lassen; die Intensität, Dauer und Auswahl der Techniken richten sich nach der Reaktion des Patienten (Marnitz 1978). Marnitz formuliert folgende Faustregeln:
 "a) Der Beginn einer Behandlung ist immer schonend und leicht zu gestalten.

b) Je größer die Schmerzhaftigkeit, desto zarter die Behandlung."
- *Physischer Trainingszustand des Patienten:* Patienten mit einer guten konditionellen Verfassung können erfahrungsgemäß mit intensiven Heilreizen behandelt werden. Die Praxis mit Leistungssportlern zeigt, daß gut trainierte Personen stärkere Reize benötigen, um eine adäquate Therapiereaktion zu erbringen. Niedere Dosierungen liegen häufig unter der Reaktionsschwelle, somit ist die Behandlung erfolglos.
- *Behandlungshäufigkeit:* Akute Prozesse werden am besten täglich, chronische 2- bis 3mal wöchentlich behandelt.

Eine Massagebehandlung wird normalerweise mit einleitenden Effleuragen begonnen. Sie dienen der Kontaktaufnahme und haben eine diagnostische Bedeutung. Es folgen mehr oberflächig „erwärmende" Grifftechniken; großflächige Knetungen und Walkungen detonisieren die Muskulatur und ermöglichen den Einsatz kleinflächiger, tiefwirkender Massagegriffe. Zwischen diesen mehr aggressiven, aktivierenden Techniken (die höchste Dosierungsintensität sollte der Patient mit dem Begriff „Wohlweh" beschreiben) werden immer wieder entspannende, deplethorische Behandlungsphasen eingebaut. Drainierende, weiche Streichungen beenden die Massagebehandlung. In der Aufeinanderfolge der Griffe ist ein schnelles, hektisches Tempo zu vermeiden, da die vegetative Lage meist ungünstig beeinflußt wird und der Behandler die Tasteindrücke nicht mehr realisieren kann.

Die häufige Lehrmeinung, daß bei einer Erkrankung das Behandlungsgebiet mit einem umschriebenen Griffrepertoire bearbeitet wird, wurde von Kohlrausch (1973) sinngemäß mit folgenden Worten charakterisiert: „Die deutsche Massagelehre geht vom Griff aus und nicht vom Tastbefund." Das bedeutet, es werden Griffe für jeden Körperteil nur eingeübt und entsprechend der Lokalisation der jeweiligen Erkrankung abgespult. Dosierung und Griffauswahl müssen hingegen dem individuellen Befund des Patienten angepaßt werden. „Der Tastbefund gestaltet die Grifftechnik", und „massiert wird nur dort, wo das Gewebe von der Norm abweicht"; diese Aussage Kohlrauschs sind die bestimmenden Faktoren für die praktische Durchführung von Massagen.

Der Massagebehandler muß also zunächst wissen, wie die verschiedenen Gewebe des Bewegungsapparates normal beschaffen sind. Das setzt voraus, daß er exakte Kenntnisse der Anatomie des Haltungs- und Bewegungsapparates besitzt, verbunden mit der sicheren Fähigkeit zur Palpation. Allein auf diesen Grundlagen vermag er Abweichungen von der Norm zu finden.

„Hautinspektion und Tastbefund sind von großer Bedeutung. Es ist bedauerlich, daß sie im Rahmen der modernen Medizin etwas unterbewertet und vernachlässigt werden. Berühmte Ärzte und Kliniker, wie etwa Chvostik, waren imstande, mit so einfachen Methoden hervorragend zu diagnostizieren. Es hat daher seine Richtigkeit, wenn behauptet wird, die Erstmassage solle auch eine ‚diagnostische Behandlung' sein" (Günther u. Jantsch 1982).

1.6 Indikation der medizinischen Massage

(nach Günther u. Jantsch 1982)

- *Beeinflussung der Haut:* Steigerung der physiologischen Hautfunktion, Dekubitusprophylaxe, Behandlung von Narben, Adhäsionen, Kontrakturen (Haut).
- *Arterielle Durchblutungsstörungen:* funktionelle Durchblutungsstörungen sowie organische mit noch gutem Kollateralkreislauf (vorsichtig dosieren), lokale Durchblutungsstörungen bei Muskel- und Weichteilrheumatismus (Faßbender 1981).
- *Beeinflussung des venösen Abflusses, Verbesserung des Lymphstromes:* venöse Stauungen, Ödeme verschiedener Ätiologie (statisch, kardial, renal), bei posttraumatischen Schwellungen im Sinne einer ableitenden Massage.
- *Beeinflussung der Muskulatur:* Tonusregulation der Muskulatur, Behandlung degenerativer Erkrankungen des gesamten Bewegungsapparates, mit Vorbehalt auch bei chronisch entzündlichen Erkrankungen, Detonisierung bei Neuralgien, Nachbehandlung von Muskelverletzungen, Muskelrheumatismus (Tendomyosen, Myogelosen), pseudoradikuläre Symptome, Behandlung von schlaffen Paresen verschiedener Ätiologie.
- *Beeinflussung des Bindegewebes (Kapsel-Band-Strukturen, Sehnen, Insertionen, Faszien):* Mikrotraumatisierungen, partielle Rupturen, chronische Reizzustände, Adhäsionen der Sehnenbündel oder des Gleitgewebes, Insertionstendopathien, Tendinosen, chronische Tendovaginitis, reflektorische Schmerzzustände am Kapsel-Band-Apparat oder an Faszienstrukturen, Triggerpunkte.
- *Reflektorische Beeinflussung innerer Organe:* funktionelle kardiale Störungen, Störung im Verhältnis Herzkraft – peripherer Widerstand, Asthma bronchiale, Obstipationen, Dystonie der Gallenwege, vegetativ bedingte gynäkologische Erkrankungen.
- *Psychische bzw. psychosomatische Störungen:* Neurosen (1. Phase), Depressionen, Dysregulation.

1.7 Kontraindikationen

(nach Knauth u. Mitarb. 1982)

Alle fieberhaften Erkrankungen, Infektionskrankheiten, alle akuten Erkrankungen (Behandlungsbeginn frühestens subakut), Entzündungen und eitrige Prozesse, generalisierte Hauterkrankungen, Thrombophlebitis, Phlebothrombosen, Myositis, Osteomyelitis, Aneruysmen, bei und nach Blutungen innerer Organe, bei Blutungsneigung, unklare Baucherkrankungen und -verletzungen, Herz-Kreislauf-Dekompensation (Massage nur unter Beachtung der speziellen hämodynamischen Hilfeleistung erlaubt), Erkrankungen, bei denen die Abwehrlage so gering ist, daß durch zusätzliche Reize eine Verschlechterung zu erwarten ist.

Kontraindikationen für örtliche Behandlung (segmentale Beeinflussung, evtl. auch konsensuelle, ist zuweilen erlaubt): frische Verletzungen des Bandapparates, der Menisken, Muskelrisse, Knochenverletzungen (über dem Frakturgebiet ist erst 6 Wochen nach Abschluß der Heilung Massage erlaubt wegen Sudeck-Gefahr), frische Hämatome im Behandlungsgebiet, akute Gelenkaffektionen (entzündlicher oder traumatischer Natur, z. B. Ergüsse), Periostitis, Ostitis, Pleuritis (über dem Thorax darf erst 6 Wochen nach Abklingen der Entzündung massiert werden), Schwangerschaft (muskuläre Massage der Leibregion außer Striaemassage), Ekzem (nicht generalisiert), Varizen im Behandlungsgebiet, Angioorganopathien im Stadium II–IV (nur segmental erlaubt), Sudeck-Dystrophie im Stadium I und II (nur segmental erlaubt).

1.8 Spezialmassagen

1.8.1 Manuelle Techniken

• • • • Segmentmassage nach Gläser und Dalicho

Die Segmentmassage ist eine Behandlungsform, bei der alle Störfelder, die sich über das Rückenmarksegment auf andere Organsysteme ausbreiten, beseitigt werden. In jeder Gewebeschicht wird mit speziellen Massagegriffen gearbeitet. Wissenschaftliche Grundlage ist die metamare Gliederung des menschlichen Organismus.

Dalicho (1981) beschreibt folgende Ziele und Behandlungsprinzipien:
- Erfassen und Beseitigen aller reflektorischen Veränderungen in sämtlichen der Massage zugänglichen Geweben der Körperdecke.
- Bearbeiten der einzelnen Veränderungen mit den als optimal erkannten Massagegriffen und Griffkombinationen. Da die Rezeptoren am schnellsten auf adäquate Reize reagieren, haben die verschiedenen Massagegriffe unterschiedliche Wirkungen auf die einzelnen Gewebeveränderungen.

- Auswahl der Quantität und der räumlichen wie zeitlichen Verteilung der Massagereize nach der topographischen Anordnung der betroffenen Zonen und der Wertigkeit der Befunde. Die reflektorischen Erscheinungen können zwar bevorzugt in den Segmenten, aber auch entfernt und atypisch lokalisiert sein. Daher können gleiche Massagegriffe bei verschiedener räumlicher und zeitlicher Verteilung und Stärke unterschiedliche Reaktionen im lebenden Gewebe auslösen.
- Individuelle, der jeweiligen Reaktionslage des Patienten und den Gewebeveränderungen angepaßte Dosierung wegen der individuell unterschiedlichen sowie der differenten Wertigkeit der Veränderungen.

Lymphdrainage nach Vodder

Über die Entstehung dieser manuellen Therapieform schreibt Vodder (1966): „Ende der zwanziger Jahre wurden im allgemeinen die Patienten mit der schwedischen Massage behandelt. Als an unserem Massageinstitut in Cannes im Jahre 1932 ein junger Engländer zu behandeln war, der an Sinusitis litt, habe ich die Halslymphknoten palpiert und die Schwellung gefühlt. Plötzlich habe ich verstanden, daß die Lymphknoten wie Schleusen waren, die gestaut sind. Ich habe runde kreisende Bewegungen auf den Lymphknoten gemacht mit etwas Druck nach unten von dem Punkt unter dem Ohr bis zu der Stelle, die wir später ‚Terminus' genannt haben. Es waren weiche, schonende und einfühlende Griffe. Dabei bewegte ich die Haut mit, machte also keine Streichungen. Nach mehreren Behandlungen sind die Schwellungen verschwunden, und die lästige Sinusitis heilte aus."

Dies war eigentlich die Geburtsstunde dieser neuen Massagetechnik, die 1936 erstmals schriftlich als „Manuelle Lymphdrainage ad modum Vodder" veröffentlicht wurde. Ziel dieser Behandlung ist eine rein flüssigkeitsverschiebende Wirkung, sowohl intra- als auch extravaskulär. Hyperämisierende Effekte sind bei dieser Massageart nicht erwünscht. Neuerdings wird beschrieben, daß die ruhige, rhythmische Grifftechnik die Aktivität der Lymphangiome, also die Eigenperistaltik der Lymphgefäße, anregt. Neben der Lymphdrainage spielen spezielle Bandagetechniken, entstauende Bewegungstherapie und eine spezielle Hautpflege eine bedeutende Rolle in der „komplexen physikalischen Entstauungstherapie."

Haupteinsatzbereich der Lymphdrainage sind folgende *Indikationen:*
- gutartige Lymphödeme,
- Lipödem,
- phlebolymphatisches Ödem bei venöser Insuffizienz (chronisch),
- Phlebo-Lipo-Lymphödem,
- zyklisch-idiopatisches Ödem,

- Schwellungszustände bei Erkrankungen des rheumatischen Formenkreises,
- Sklerodermie,
- Ödeme und Hämatome (postoperativ, posttraumatisch),
- Sudeck-Syndrom,
- lymphostatische Enzephalopathie.

Absolute Kontraindikationen:
- maligne Tumoren,
- maligne Lymphödeme,
- alle akuten bakteriellen und virusbedingten Entzündungen,
- Thrombosen,
- tuberkulöse Prozesse.

Relative Kontraindikationen:
- Zustände nach Venenentzündungen und Thrombosen,
- Vorsicht bei Überfunktion der Schilddrüse (keine Behandlung der Halsregion),
- Asthma bronchiale,
- Asthma cardiale.

• • • • Kolonbehandlung nach Vogler

Paul Vogler, der Begründer dieser Technik, definiert die manuelle Kolonbehandlung folgendermaßen: „Die Kolonbehandlung ist eine manuelle, analwärts gerichtete Druck- und Gleitbewegung auf dem Kolon, die an fünf bestimmten, weitgehend fixierten Punkten des Abdomens durchgeführt wird. Sie dient der Schaffung ausgeglichener, normaler Tonus- und Turgorverhältnisse im Bauchraum mit Wirkung auf den Kreislauf, das Lymphgefäßsystem und auf das vegetative Nervensystem. Neben dem rein mechanischen Effekt des Kottransportes durch die spezielle Grifftechnik kann mit der Kolonbehandlung auf Tonusabweichungen des Darms, wie Atonie oder Spasmus, eingegangen werden. Verbunden mit der Peristaltik des Darms ist die Sekretion. Auf diese Weise können Dysfunktionen im übrigen Magen-Darm-Trakt reflektorisch beeinflußt werden (viszeroviszerale Reflexe)."

So werden z. B. bei Gallenwegserkrankungen spastisch-meteoristische Kolonabschnitte im aufsteigenden Ast beschrieben. Eine dort angesetzte Kolonbehandlung hat eine prompte Wirkung auf das Hohlorgansystem der Galle (Vogler u. Camrath 1975). Aufgebaut wird die Kolonmassage nach einem speziellen „abdominalen Befund", hinzu kommen Anamnese, Inspektions- und Palpationsbefund. Die Behandlung wird an fünf speziellen Kolonpunkten durchgeführt (Abb. 1.**19**):
- *Punkt 1:* Zäkalpunkt. Er liegt unmittelbar aboral der Zäkalkappe am Kolon.

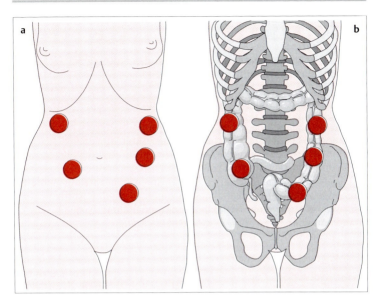

Abb. 1.**19** Lokalisation der Kolonpunkte. 1 = Zäkalpunkt, 2 = Aszendenspunkt, 3 = linearer Punkt, 4 = Deszendenspunkt, 5 = Sigmapunkt (nach Cotta)

- *Punkt 2:* Aszendenspunkt. Wir finden ihn zwischen vorderer Spina und dem rechten Rippenbogen außerhab der Medioklavikularlinie.
- *Punkt 3:* linearer Punkt. Korrespondierend zum 2. Punkt befindet sich der 3. Punkt auf der linken Körperseite.
- *Punkt 4:* Deszendenspunkt. Um diesen Punkt zu finden, palpiert die Hand am linken vorderen Darmbeinstachel medial in Richtung Nabel. Dieser Kolonabschnitt kann leicht gefunden werden.
- *Punkt 5:* Sigmapunkt. Dieser Punkt liegt kaudal von Punkt 4.

Indikationen:
- atonische und spastische Obstipation,
- Meteorismus,
- Erkrankungen innerer Organe mit reflektorischer Wirkung auf das Kolon, z. B. Gallenwegserkrankungen, Hepatopathien,
- postoperative Beschwerden, z. B. Verwachsungsbeschwerden.

Kontraindikationen:
- alle entzündlichen Prozesse an Bauchhaut, -decke und abdominalen Organen,
- Tuberkulose des Abdominalbereichs,

- bösartige Tumoren,
- während der Menstruation,
- Gravidität.
- Sie ist ebenfalls kontraindiziert, wenn die entsprechenden Kolonpunkte nicht einwandfrei festzulegen sind.

• • • • Periostbehandlung nach Vogler und Krauss

Die Periostbehandlung ist eine punktförmige, rhythmische Druckbehandlung im Bereich der Knochenhaut. Bei Erkrankungen innerer Organe können sich reflektorische Veränderungen in den segmental zugeordneten Periostabschnitten zeigen (Abb. 1.20). Über eine Reizsetzung im Periost und rückläufige Reflexmechanismen kann auf die Organfunktion eingewirkt werden. Bei akuten Schmerzzuständen ist die Periostmassage im Sinne einer Gegenirritationsbehandlung zu sehen. Dieses Phänomen wird als Schmerzblockade bezeichnet.

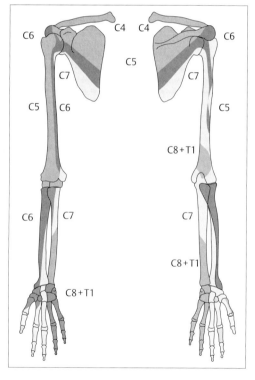

Abb. 1.20 Sklerotome an der oberen Extremität als Beispiel für die segmentale Gliederung des Skelettapparates (nach Jenker)

Die segmentale Wirkung auf die Funktion innerer Organe wurde experimentell nachgewiesen: Ein Periostreiz im Magensegment (Th 6 – 8) erhöht die Aktivität und steigert die Sekretion. Der Tonus wird herabgesetzt, und durch Anregung der Peristaltik wird die Breiausschüttung beschleunigt. Im Bereich der Gallenblase wird der Tonus erhöht und ein Entleerungsreiz provoziert. Behandelt man im Herzsegment, so zeigen etwa 80 % der Probanden eine Pulsverlangsamung; pathologische EKG-Veränderungen, wie gesenkte S-T-Strecke, und abgeflachte Nachschwankungen normalisieren sich (Camrath 1983).

Indikationen:
- schmerzstillende Wirkung, z. B. bei Magen-Duodenal-Ulkus, Angina pectoris, Kolik der Gallenwege, chronischem Kopfschmerz,
- trophische Wirkung, z. B. bei chronischen Cholezystopathien, Frakturheilung, Morbus Sudeck,
- Migräne, chronische Neuralgien, vegetative Durchblutungsstörungen, „Schleimhauttherapie" bei chronischen Atemwegserkrankungen.

Kontraindikationen:
- Knochentuberkulose,
- Osteomyelitis,
- Knochentumoren/Knochenmetastasen,
- Osteoporose.

•••• **Fernöstliche Massagetechniken**

Etwa 3000 v. Chr. entwickelte sich in China eine philosophische Ordnung aller Lebensfunktionen. Die chinesischen Weisen erkannten die Existenz zweier im Universum wechselwirksamer Kräfte, die sie Yang und Yin nannten. In jedem Menschen steckt also die Summe der diesen Kräften entsprechenden Eigenschaften: *Yang* ist die positive, männliche, väterliche Kraft und wirkt in allem, was licht, aktiv, hart, trocken, glänzend, warm, schöpferisch und beständig ist; sie ist in der Sonne und im Feuer. *Yin* ist das negative, weibliche, unnütze Prinzip; es wohnt in allem Passiven, Feuchten, Kalten, Dunkeln, Empfangenden, Ruhenden, im Schatten und Wasser.

Die Chinesen sind der Ansicht, daß die Lebensenergie in bestimmten Bahnen im Körper kreist, welche sie Meridiane nennen. Diese werden nach Organen benannt, denen sie zugeteilt sind und deren Funktionen sie beeinflussen. Es gibt 12 Hauptmeridiane, sechs werden dem Yang- und sechs dem Yin-Prinzip zugeordnet.
- *Yin-Meridiane:* Herz, Niere, Kreislauf-Sexus, Leber, Lunge, Milz, Pankreas.
- *Yang-Meridiane:* Dünndarm, Blase, Drei-Erwärmer, Gallenblase, Dickdarm, Magen.

Außer diesen 12 sind weitere Meridiane bekannt, die eng mit diesen Organen bzw. Funktionssystemen verbunden sind. Jede Erkrankung des Körpers bewirkt eine Störung der Harmonie und des Gleichgewichtes zwischen Yang und Yin. Durch die Behandlung von empirisch gefundenen Punkten (Akupunkturpunkte) soll die gestörte Harmonie zwischen Yin und Yang wiederhergestellt werden. Je nach Erfordernissen wird dabei Energie aufgefüllt (tonisiert) oder Energie entleert (sediert). Zu diesem Zwecke bedient sich die chinesische Heilmassage einerseits drückender und reibender Griffe mit tonisierender Absicht, andererseits streichender, knetender und vibrierender Griffe mit sedierender Wirkung. Aus der traditionellen chinesischen Lehre haben sich eine Anzahl ähnlicher Massagetechniken entwickelt, wie z.B. die Akupressur, Shiatsu, Akupunkturmassage.

Indikationen nach Hentschel: Vorbeugung, Vitalisierung, Behebung funktioneller Dysregulation, vegetativer Allgemeinsymptomatik (wie Nervosität, Schlafstörungen u.a.), Regulationsstörungen des Blutdrucks, Beschwerdekomplexe im Bereich des Herz-Kreislauf-Systems, des Magen-Darm-Trakts, der Urogenitalsphäre, Kopfschmerzen, Migräne, Weichteilrheumatismus.

•••• Tiefenmassage korrespondierender Zonen nach Marnitz

Der Bremer Arzt Harry Marnitz, welcher die Massage in Theorie und Praxis von Weltz, einem Absolventen des königlich-schwedischen Zentralinstituts für Massage und Heilgymnastik, gelernt hat, hat in seiner jahrzehntelangen aktiven Arbeit mit der Massage folgende Grundlagen entwickelt (Marnitz 1978):

„1. Die tastbaren Veränderungen im Gewebe gehen über das anfängliche Schmerz- und Erkrankungsgebiet hinaus. Es kommt zu einer Reizausbildung. Es wird unterschieden einerseits das manifeste Krankheitsgebiet, welches durch Schmerz und Funktionsstörung den Patienten zum Arzt treibt, von den andererseits unterschwelligen Krankheitsgebieten, die durch Spannungserhöhung und Druckschmerz charakterisiert sind, dem Patienten aber weitgehend unbewußt bleiben.

2. Die Lokalisationen der tastbaren Veränderungen finden sich konstant an den gleichen anatomisch markannten Gebilden, im wesentlichen innerhalb der gleichen Segmentgruppe, und besitzen Störfeldcharakter.

3. Innerhalb der Segmentgruppe, der lumbosakralen oder der zervikalen, finden sich bestimmte Regionen und Zonen, deren Behandlung eine selektive, zuverlässige Detonisierung und Öffnung der Endstrombahn in den übrigen krankhaft veränderten Anteilen der gleichen Segmentgruppe bewirkt. Diese werden zuerst massiert. Sie heißen ‚Schlüsselzonen'".

Indikationen: Schmerzzustände des Halte- und Bewegungsapparates, wie z.B. Bandscheibenerkrankungen, Lumbal- und Zervikalsyndrome, Arthrosen, Neuralgien, Periarthropathia humeroscapularis.

Narbenmassage nach Thomsen

Wenn Wundheilung sich durch einen Infekt verzögert, wenn eine eitrige Entzündung zu ausgedehnten Narbenbildungen führt oder wenn übereinanderliegende Gewebeschichten miteinander verbunden sind, evtl. sogar feste Verwachsungen vorliegen, ist eine Narbenmassage angezeigt. Solche Narben zeichnen sich durch eine sehr geringe Elastizität aus oder hemmen die Bewegung schmerzhaft. Derartige Befunde können durch die von Thomsen beschriebene Narbenmassage günstig beeinflußt werden. Gut heilende Wunden sind hingegen bis zum Abschluß der Wundheilung in Ruhe zu lassen und bedürfen in den seltensten Fällen einer Narbenbehandlung. Während bei der klassischen Massage möglichst in einer relaxierten Position behandelt wird, sollte es bei der Narbenmassage durch eine möglichst starke Anspannunng des Muskels zu einer klaren Abgrenzung zwischen kontraktilen Strukturen und dem Narbengewebe kommen. Um eine gute Fixation an der Narbe zu ermöglichen, wird die Haut von Fett und Salbenrückständen gründlich gereinigt. In hartnäckigen Fällen ist es sogar zweckmäßig, den Kontakt zwischen der Hand des Behandlers und der Haut des Patienten noch zu vermehren, indem die Fingerkuppen mit Sprühkleber (z.B. Leukospray) oder Verbandklebemittel (Mastix) befeuchtet werden. Die einzelnen Grifftechniken der Narbenmassage wurden von Thomsen in vier Gruppen eingeteilt:
– *1. Gruppe:* Griffe, welche die Narbe nicht quer, sondern auf Zug beanspruchen, die sog. Schiebetechnik (Abb. 1.**21**).

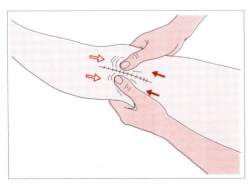

Abb. 1.**21** Schiebegriffe in Längsrichtung der Narbe (nach Thomsen)

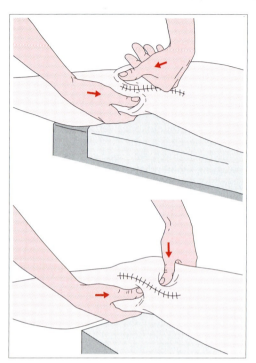

Abb. 1.**22 a** u. **b** Querverschiebende Grifftechniken der Narbenmassage (nach Thomsen)

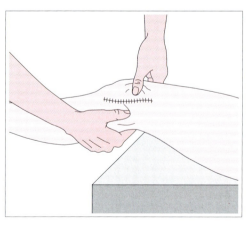

Abb. 1.**23** Das seitliche quere Verziehen der Haut (nach Thomsen)

1.8 Spezialmassagen

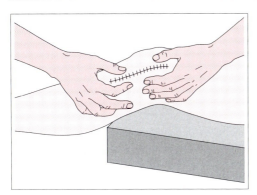

Abb. 1.**24** Abhebetechnik (nach Thomsen)

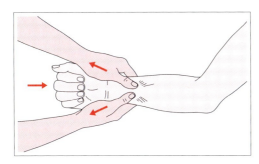

Abb. 1.**25** Innere Narbenmassage (nach Thomsen)

- *2. Gruppe:* Griffe, die quer zur Längsrichtung der Narbe einen Zug ausüben (Abb. 1.**22a** u. **b**).
- *3. Gruppe:* Die quere seitliche Verziehung (Abb. 1.**23**).
- *4. Gruppe:* Das Abheben der Haut (Abb. 1.**24**).

Die innere Narbenmassage wird eingesetzt, wenn beispielsweise die Beugesehnen der Finger mit der Haut verwachsen sind (Abb. 1.**25**).

Komplettiert wird die Narbenmassage durch Verbände mit fetten, gewebeerweichenden Salben.

• • • • Atmungsaktive Massage, Atemmassage

Zusammenhänge zwischen Atmung und Grifftechniken der klassischen Massage sind in der physiotherapeutischen Praxis im allgemeinen bekannt. So wird die sekretolytische Wirkung von Vibrationen und Tapotements mit Drainagelagerungen und anderen physiotherapeutischen Techniken verbunden. Verschiedene Ärzte und Atemtherapeuten, wie der Münchner Ludwig Schmidt (1896 – 1963), haben die Verbindung zwischen gestörter Atemmechanik, hypertoner Muskulatur und gestörter Entspannungsfähigkeit erkannt und aus diesen Erfahrungen heraus die Atemmassage entwickelt. Sie ist eine systematische Behandlung mit dem Ziel, die gestörte Atemfunktion zu normalisieren. Die atmungsaktive Massage führt den Patienten in eine sehr tiefe Entspannung und seelische Gelöstheit, die spätestens bei der 3. bis 4. Behandlung optimal entwickelt sein sollte.

Folgende Behandlungsinhalte werden aufgezeigt:
- Eutonisierung der Atem- und Atemhilfsmuskulatur. Sie ist Voraussetzung für eine möglichst ökonomische Atembewegung.
- Normotonisierung von Haut- und Unterhautbindegewebe. Spannungserhöhungen haben einen negativen reflektorischen Einfluß auf die Atmungsorgane.
- Anwendung von aggressiven Massagereizen (Schmerzreizen), um eine nervös-reflektorische Steuerung in Gang zu setzen und somit willkürlich eine Veränderung der Atembewegung zu provozieren (Brüne 1983).

Indikation: für atmungsaktivierende Massagen sind nach Blum (1987):
- neurovegetative Regulationsstörungen,
- Schlafstörungen,
- funktionell bedingte Herzstörungen,
- Migräne,
- funktionell bedingte Durchblutungs- und Blutverteilungsstörungen,
- Nachlassen der allgemeinen Leistungsfähigkeit,
- psychische Überlastung und Folgen des Stresses,
- Asthma bronchiale,
- chronische Bronchitis (nicht Spätstadium) und andere obstruktive Lungenerkrankungen,
- falsche Atemtechnik,
- Rehabilitation bei Angina pectoris und nach Herzinfarkt,
- Konzentrationsschwäche,
- Angstzustände,
- neurovegetativ und psychisch stimulierte Formen von Muskelhartspann und Myogelosen,
- Übertraining, Wettkampfvorbereitung von Leistungssportlern.

•••• Reflexzonenmassage am Fuß nach Ingham und Fitzgerald

Die Fußreflexzonenlehre geht auf den amerikanischen Laryngologen W. M. H. Fitzgerald zurück. Er stellte bei seinen Patienten fest, daß sie bei Schmerzen in seinem Arbeitsbereich die Fingerbeeren gegen die Kanten des Operationsstuhls preßten, um den Schmerz durch Gegenschmerz zu bekämpfen. Seine Beobachtungen versuchte er in ein System zu bringen und stellte fest, von welchen Körperpunkten und Schleimhautbezirken des Hals-Nasen-Rachen-Raumes Schmerzen an anderen Körperteilen besonders wirksam beseitigt oder verhindert werden können. 1917 wurden seine Erfahrungen veröffentlicht. Die Zonen nach Fitzgerald sind im Gegensatz zur segmentalen Gliederung Längszonen, und zwar fünf auf jeder Körperhälfte. Nach den Vorstellungen Fitzgeralds stört eine Erkrankung immer alle anderen Organe und Körperteile, die innerhalb einer solchen Längszone liegen.

Nach Hentschel (1987) kann die „Fußreflexzonen-Massage" keinen Anspruch auf wissenschaftliche Anerkennung erheben: „Es gibt keinerlei rationale Gesichtspunkte für die von ihren Anhängern vertretene Behauptung, daß die gesamte Körpertopographie an genau lokalisierte Stellen des Fußbereiches widerspiegelt und daß von diesen Arealen bestimmte innere Organe auf dem Reflexweg beeinflußt werden können."

Mit den Fußreflexzonen hat sich eigentlich erst die Masseurin Eunice D. Ingham, Schülerin des amerikanischen Naturheilarztes I. S. Riley, befaßt. Dabei fand sie heraus, daß jede Körperregion einer umschriebenen Zone am Fuß zugeordnet werden kann, wobei der Fuß, wie bei den Körperzonen Fitzgeralds, in fünf Längszonen eingeteilt wird.

Spezifisch für die Reflexzonenbehandlung am Fuß ist eine eigene Gewebedrucktechnik, die mit dem Daumen ausgeführt wird. Richtiges Beugen und Strecken des Daumens wird zu einer wellenförmigen rhythmischen Bewegung, deren „Ebbe-Flut-Effekt" den am Fuß häufig gestauten oder mangelhaften Gewebetonus zu normalisieren hilft (Marquardt 1976).

Bei akuten Schmerzen wird die Grifftechnik mehr sedierend eingesetzt. Dies wird durch 2- bis 3 minütigen gleichmäßigen Druck in der belasteten Zone ohne Auf- und Abbewegung erreicht (s. Akupressur).

Indikationen:
– Schmerzen verschiedenster Genese, z. B. Gastritis, Migräne, Menstruationsbeschwerden, Neuralgien;
– funktionelle Organstörungen, z. B. Durchblutungsstörungen, Obstipationen, Amenorrhö, Dismenorrhö, Herzbeschwerden.

1.8.2 Apparative Massagen

•••• Bürstenmassage

Während in der Literatur zwischen den beiden Weltkriegen die Bürstenmassage meist in Verbindung mit hydrotherapeutischen Maßnahmen propagiert wurde (Bürstenbäder), sind diese Verfahren in den letzten 30 Jahren mehr und mehr von den Trockenbürstungen verdrängt worden. Mit einer Hautmassagebürste, einem Massagehandschuh aus Sisal oder Polyamid, ersatzweise auch mit einem groben Frottiertuch, wird der gesamte Körper mit Bürstungen längs, quer und kreisförmig zur Körperfläche bearbeitet. Man fängt am rechten Bein an, bürstet von distal nach proximal, anschließend kommt das linke Bein an die Reihe. Es folgen der rechte und der linke Arm, dann die Rückseite des Körperstammes. Die Bauchregion wird vorsichtig spiralförmig von außen nach innen im Uhrzeigersinn gebürstet, rechte und linke Brustregion bilden den Abschluß.

Die Bürstenmassage ist ein Verfahren, das der Patient nach einer Einführung selbständig ausführen sollte (Gesundheitserziehung). Es ist zu beachten, daß bei täglicher Anwendung die Haut allmählich gegen den Reiz abstumpft. Deshalb ist es ratsam, nur an einigen Tagen der Woche diese Maßnahmen durchzuführen oder ab und zu einige Tage Pause dazwischenzuschalten.

Allgemein wertet man die Trockenbürstung als wirksame Methode zur Erzeugung einer deutlichen Hyperämie mit reflektorischer Auswirkung auch auf tieferliegende Organe. Es wird die Reaktionsfähigkeit der Haut verbessert. Eine Wirkung auf das vegetative Nervensystem wird von mehreren Autoren (z. B. Rulffs 1979) beschrieben. Die starke mechanische Stimulation der Hautrezeptoren erklärt die analgetischen Effekte (s. Gate-control-Theorie).

Indikationen:
- Besserung der peripheren Kreislaufregulation,
- Behandlung von Symptomen aus dem Komplex der vegetativen Dystonie,
- unterstützende Maßnahmen bei degenerativen Gelenkerkrankungen, degenerativen Wirbelsäulensyndromen, nichtentzündlichem Weichteilrheumatismus,
- Minderdurchblutung bei Sudeck-Syndrom Stadium II,
- Aktivierung der Hautfunktion und Hautdurchblutung.

• • • • Unterwasserdruckstrahlmassage (UWM)

Die Unterwassermassage, auch Unterwasserdruckstrahlmassage, ist ein Behandlungsverfahren, bei welchem der Massagereiz durch einen Wasserstrahl mit einem Druck von maximal 3,0 bar appliziert wird. Zur Abgabe der UWM wird der entkleidete Patient in einer geräumigen Wanne (Mindestkapazität 600 l) in Längs-, Schmetterlings- oder Pilzform gelagert. Behandlungen im Bewegungsbecken als Vorbereitung für eine Physiotherapie sind ebenfalls möglich. Die Druckerzeugung des Wasserstrahls erfolgt in einem stufenlos regulierbaren Pumpenaggregat, die meisten Anlagen arbeiten im Umwälzverfahren. Der Behandler verabreicht den Massagestrahl über einen flexiblen Schlauch, an dessen Spitze verschiedene Düsenaufsätze fixiert werden können (Brausedüse, Weichstrahldüse, Rotationsdüse). Je nach Düsenquerschnitt und Wassersdruck wirkt der Reiz mehr oberflächig, deplethorisch oder mehr hyperämisierend, gewebelockernd. Gegebenenfalls kann die UWM auch im Bereich der Bauchregion im Sinne der Kolonmassage verabreicht werden.

Neben der rein mechanischen Wirkung des Behandlungsstrahls beeinflussen die physikalischen Faktoren des Vollbades den Organismus des Patienten. Über die Wassertemperatur kann je nach Indikation Wärme zugeführt oder entzogen werden. Bei guter Konstitution und dementsprechender Indikationsstellung kann die Wassertemperatur bis zu 39 °C betragen. Wärme bewirkt eine Mehrdurchblutung, Muskelentspannung, Stoffwechselaktivierung und eine verbesserte Elastizität von Bindegewebsstrukturen.

Eine scheinbare Gewichtsreduzierung durch die Auftriebskraft des Wassers wird über das „archimedische Prinzip" erklärt. Strasburger hat diese Gewichtsverhältnisse in Zahlen ausgedrückt. Nach seinen Angaben wiegt ein 70 kg schwerer Mann im indifferenten Vollbad nur noch rund 2,5 kg. Dazu muß man allerdings das Gewicht des aus dem Wasser ragenden Kopfes rechnen, so daß ein Gesamtgewicht von etwa 7 kg (also ca. 10 % des wirklichen Körpergewichtes) zu veranschlagen ist (Gillert 1988). Dies erklärt den niedrigen Ruhetonus und die entspannende Wirkung bei einer Behandlung im Wasser.

Der hydrostatische Druck komprimiert die oberflächigen Gefäße, dadurch kommt es zu einer Verschiebung von 200 – 400 ml Blut aus der Peripherie in den Thorax (Dilatation von Herzhöhlen und großen Pulmonalgefäßen). Strasburger (zit. in Gillert 1988) stellte im indifferenten Vollbad eine Reduzierung des Brustumfanges von 1,0 – 3,5 cm fest, die Brustkorbwand wird etwa mit 8 kp belastet. Der Bauchumfang reduziert sich um zwischen 2,5 und 6,5 cm. Diese Bedingungen können von Patienten mit Herz-Kreislauf-Labilität oftmals nicht ausreichend kompensiert werden, und aus diesem Grunde ist die Unterwasserbehandlung für solche Patienten kontraindiziert.

Eine Sonderform der UWM ist die Hitzemassage oder Hitzedusche. Hier wird heißes Wasser in das Umwälzsystem gebracht, folglich steigt die Temperatur des Massagestrahls auf maximal 45 °C. Durch den ständigen Zulauf von heißem Wasser während der Massagebehandlung würde die Temperatur des Badewassers ins Unerträgliche steigen, wenn nicht mittels einer Kühleinrichtung entsprechend kaltes Wasser nachlaufen könnte.

• • • • Saugglockenvakuummassage

Saugglockenvakuummassage oder Saugwellenmassage gehören zu den Standardmethoden in der Sportmedizin. Dieses Prinzip wurde bereits im Mittelalter vom Bader in den altdeutschen Badestuben in Form des Schröpfens als Heilmethode angewandt. Hierzu gießt man Alkohol in einen Napf aus Glas (Schröpfglocke), zündet ihn an, und nach Abbrennen der Flüssigkeit setzt man das heiße Schröpfglas auf die Haut. Das durch die Wärme verursachte Vakuum löst eine kräftige Saugwirkung aus, wodurch an der behandelten Körperregion eine starke Hyperämie ausgelöst wird. Bei der Saugwellenmassage hingegen wird der Unterdruck entweder durch ein elektrisches Vakuumgerät oder mit einer Handpumpe erzeugt. Die Saugglocke besteht aus Plexiglas; zur Behandlung von Gelenken und knochennahen Gewebepartien können anschmiegsame Gummiglocken eingesetzt werden.

Die Saugwellentherapie, kurz Saugwelle genannt, wird stationär, mit pulsierendem oder konstantem Druck oder auch in Form einer gleitenden Massage appliziert (Abb. 1.26). Normalerweise wird mit einem Unterdruck von 120 – 150 mmHg gearbeitet. Um das Gleiten der Saugglocke auf der Haut zu erleichtern, ist die Anwendung von Ölen und anderen Gleitmitteln notwendig.

Die Saugwellenmassage bewirkt eine enorme Durchblutungs- und Stoffwechselsteigerung der angesprochenen Gewebe. Sie ist weiterhin

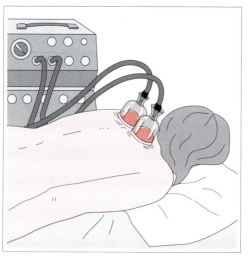

Abb. 1.**26** Stationäre Saugwellenmassage mittels zweier Plexiglasglocken im Schulterblattbereich. Der Unterdruck wird über ein elektrisches Vakuumgerät erzeugt

eine mechanische Intervallbehandlung durch wechselnde Dehn- und Entspannungsreize in Haut, Unterhaut, Faszien-, Muskel-, Sehnen- und Kapsel-Band-Gewebe. Die Wirkung der Vakuumbehandlung kann in keiner Weise durch die Handmassage erreicht werden (Deuser 1978). Der Lymphstrom wird beschleunigt, der Abtransport extrazellulärer Flüssigkeit begünstigt; Drainagewirkungen ähnlich der Lymphdrainage werden von Schoberth (1977) beschrieben.

Bei Erkrankungen innerer Organe kann die Saugwelle im Sinne der Reflexzonentherapie (kutiviszeraler Reflexbogen) eingesetzt werden. Von leichten, fast flüchtigen Kapillarerweiterungen über die Petechienbildung bis zu Hämatomen verschiedenster Intensität lassen sich unter der Saugglocke sehr fein abgestufte Hautreize setzen. Die Hämatombildung kann nicht selten eine unspezifische Umstimmungsreaktion hervorrufen (Schoberth 1977).

Indikationen:
- hypertone Muskulatur,
- hartnäckige Myogelosen und muskelrheumatische Beschwerden,
- örtliche Flüssigkeitsansammlungen im Gewebe,
- Verwachsungen, Adhäsionen, Narbenbehandlung,
- Beseitigung von Verletzungsrückständen,
- Behandlung von Segmentzonen bei inneren Erkrankungen (z.B. Bronchitis, Asthma bronchiale).

• • • • Stäbchenmassage nach Deuser

Der Sportmasseur Heinrich Schult übernahm die Stäbchenmassage 1936 bei den olympischen Spielen in Berlin von japanischen Berufskollegen und gab seine Erfahrungen an Erich Deuser weiter. Deuser hat die Stäbchenmassage langjährig erprobt und weiterenwickelt. Spezielle Techniken wurden von ihm erarbeitet und beschrieben.

Die Stäbchenmassage ist kein eigenes Therapieprinzip, es handelt sich bei diesem Verfahren vielmehr um spezielle Strich- und Friktionstechniken, die zweifellos auch ohne Hilfsmittel, nur mit der Fingerkuppe, durchgeführt werden können. Doch ist infolge der starken Druckwirkung bald mit einer Ermüdung des Behandlers und damit mit einem Verlust der Effektivität zu rechnen (Schoberth 1987). Die Stäbchenmassage ist kein Ersatz für die klassische Massagebehandlung, sondern stellt eine sinnvolle Ergänzung dar. Eine „Nur-Stäbchenmassage" darf es nicht geben. Es muß immer eine von Hand ausgeführte Massage, tastend, diagnostizierend und sondierend damit verbunden sein (Deuser).

Während der Massage mit dem Stäbchen darf die Sensibilität für die Behandlung nicht verlorengehen, deshalb muß die Fingerkuppe bzw. die Fingerbeere mit dem Instrument eine Einheit bilden (Abb. **1.27**).

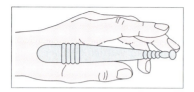

Abb. 1.**27** Halten des Massagestäbchens

Intensität und Therapiereaktion hängen weitestgehend von der Druckwirkung und der Stellung des Stäbchens ab. Je steiler die Stellung des Stäbchens, um so größer ist die Tiefenwirkung. Das japanische Massagestäbchen kann dabei in jede Richtung geführt werden, d. h., ziehende, kreisende oder schiebende Bewegungen sind gleichermaßen möglich.

Bei gezielter lokaler Stäbchenmassage an stark behaarten Körperstellen ist es ratsam, diese vor der Behandlung zu rasieren; dadurch vermeidet man mögliche Haarwurzelreizung und Haarbalgentzündungen. Über die sparsame Anwendung von Massageölen kann ebenfalls eine Reduzierung der Hautbelastung erreicht werden. Das typische Indikationsfeld der Stäbchenmassage ist der chronische, oftmals therapieresistente Befund. Bei akuten Symptomen darf dieses Hilfsmittel nicht angewendet werden.

Indikationen:
- alte, hartnäckige Verletzungsfolgen,
- Beseitigung von alten Hämatomresten,
- chronischer Muskelrheumatismus, Myogelosen, Triggerpunkte,
- Peritendinitis achillae,
- degenerative Prozesse an Sehnen, Bändern oder Kapselstrukturen,
- Nachbehandlung von Muskelverletzungen,
- Narbenbehandlung,
- Verklebungen, Adhäsionen im Gewebe.

1.9 Bindegewebsmassage

(nach H. Teirich-Leube)

H. Göhring

Die Bindegewebsmassage ist eine *Reflexzonentherapie* und wurde von Elisabeth Dicke 1929 während einer eigenen Angiopathie an sich selbst gefunden und von ihr empirisch entwickelt. Hede Teirich-Leube hat sie später in die heute bestehende Form gebracht.

Beide fanden bei Erkrankungen der inneren Organe und Organsysteme im zugehörigen Segment erhöhte Spannungen im interstitiellen Bindegewebe in drei Verschiebeschichten: zwischen Kutis und Subkutis, Subkutis und Faszie und zwischen Körper- und Extremitätenfaszie. Diese erhöht gespannten Gewebeabschnitte werden als Bindegewebszonen bezeichnet.

1.9.1 Untersuchung der Bindegewebszonen

Die Untersuchung erfolgt durch Sehen, Fragen und Tasten. Dieser in seiner Art sehr subjektive Befund kann jedoch lediglich einen Hinweis auf den Ort von Organstörungen, nicht aber auf die Art der jeweils vorliegenden Erkrankung geben.

Während die Haut- und Muskelzonen häufig spontane „Gefühle" auslösen – die Hautzonen eine Überempfindlichkeit gegen Berührung, Druck, Kälte und Wärme, die Muskelzonen „rheumatoide" Beschwerden –, sind die Bindegewebszonen nur durch die *Untersuchung der Verhaftung* (Spannung) der Verschiebeschichten festzustellen.

In der oberflächlichen Verschiebeschicht zwischen Kutis und Subkutis sind die Bindegewebszonen nur bei akutem Krankheitsgeschehen ausgeprägt und können mit der „Hauttechnik" festgestellt werden. Mit Besserung des Krankheitsbildes verschwinden sie aus dieser Schicht und verlagern sich in die tiefe Verschiebeschicht zwischen Subkutis und Faszie, wo sie nun wie die Muskel- und Periostzonen noch mehr oder weniger lange bestehen bleiben. Bei erneuter Verschlechterung des Krankheitszustandes treten sie wiederum in der oberflächlichen Verschiebeschicht in Erscheinung. Bei *chronischen* Störungen und Beschwerden bilden sich die Bindegewebszonen von Anfang an in der tiefen Verschiebeschicht. Hier finden sie sich auch bei einer angeborenen *Disposition* für bestimmte Störungen.

Wie jeder Mensch einen bestimmten Habitus hat und bei starker leptosomer und pyknischer Prägung im laufe des Lebens oder unter besonderer Belastung Störungen und Beschwerden bekommen *kann,* aber nicht muß, so hat auch fast jeder Mensch aufgrund einer ererbten Disposition Bindegewebszonen, deren zugehörige Organe, Gefäße und Nerven gesund und beschwerdefrei sind. Diese Bindegewebszonen werden als „klinisch stumm" bezeichnet, müssen aber als Ausdruck eines „schwachen Punktes im vegetativen Nervensystem gewertet werden. Die Bindegewebszonen sind daher auch für die Durchführung einer Bindegewebsmassage keineswegs belanglos, sondern von gleicher Bedeutung wie die mit Störungen und Beschwerden verbundenen Bindegewebszonen. Das beruht darauf, daß sich die Bindegewebszonen zwar in ganz bestimmten, in ihrer nervös-reflektorischen Zuordnung zu den inneren Organen bekannten Gewebeabschnitten ausbilden, aber nicht nur mit diesen, sondern auch untereinander in nervös-reflektorischer Beziehung stehen.

Die Zonen stellen sich entweder als *Quellung* oder als *Einziehung* dar. Der Gewebebefund ist nur im Sitzen möglich, während die Bindegewebsmassage im Sitzen und Liegen ausgeführt werden kann. Wichtig ist gut aufgerichtetes Sitzen auf einer harten Fläche. Beim Sitzen auf einem Stuhl werden die Beine rechtwinklig angestellt, beim Sitzen auf einem Tisch liegen die Oberschenkel bis zur Kniekehle auf, und die Füße stehen auf einem niedrigen Schemel. Der Rumpf muß bis über das Gesäß herunter entkleidet sein, damit die Reliefveränderungen über dem Gesäß, den Hüften und auf dem Kreuzbein richtig erkennbar sind. Die aufgerichtete Rumpfhaltung erfolgt durch Beckenflexion mit dem M. ilipsoas ohne Anspannunng der Rückenmuskeln. Schultergürtel und Arme werden ebenfalls locker gehalten, damit die Reliefveränderung zwischen den Schulterblättern erkennbar ist. Die Bindegewebszone wird nach ihrer Organzuordnung bezeichnet. Man kann keine Diagnose damit erstellen, sondern man erhält nur einen Hinweis auf den Ort der Erkrankung oder Störung. Die Änderung der Gewebespannung entsteht durch einen kutiviszeralen Reflex. Die festgestellten Bindegewebszonen werden in ein Rückenschema (Abb. 1.**28**) entsprechend der auf Abb. 1.**29**

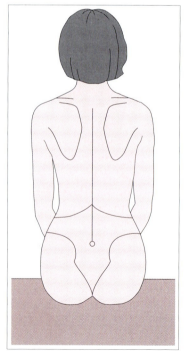

Abb. 1.**28** Rückenschema für das Einzeichnen von Bindegewebszonen

1.9 Bindegewebsmassage

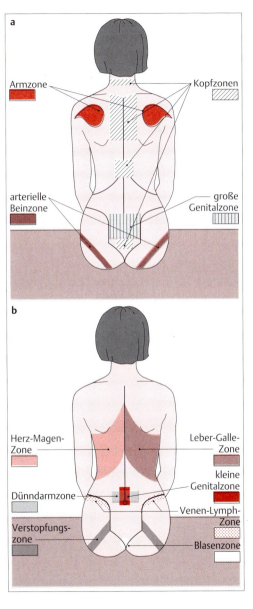

Abb. 1.**29 a** Schematische Darstellung der Bindegewebszonen

Abb. 1.**29 b** Schema der sichtbaren Bindegewebszonen

angegebenen Art eingetragen und nach dem Erfragen bezeichnet. Ferner wird durch eine Umkreisung angegeben, ob die Bindegewebszonen „klinisch stumm" sind, d. h. die zugehörigen Organe, Gefäße und Nerven keinerlei Störungen und Beschwerden aufweisen.

Sicht- und Fragebefund

Blasenzone

Etwa fünfmarkstückgroße Einziehung am oberen Ende der Analfalte. Wir finden diese Zone bei und nach Blasenentzündungen, bei reizempfindlicher Blase, Brennen beim Wasserlassen, bei häufig kalten Füßen.

Verstopfungszone

5–8 cm breites, eingezogenes Band, das vom mittleren Drittel des Kreuzbeins auf den Trochanter zuläuft.

Diese Zone finden wir bei Verstofpung, Neigung zu Blähungen, Darmpolypen und Hämorrhoiden.

Venen-Lymph-Zone der Beine

Ein etwa 5 cm breites, vom mittleren Drittel des Kreuzbeins parallel zu den Darmbeinkämmen nach außen ein- und beidseitig verlaufendes Band.

Diese Zone ist bei Krampfadern und ihren Begleitbeschwerden, nächtlichen Fuß- und Wadenkrämpfen, Parästhesien, Neigung zu Knöchelschwellungen bei statischer Belastung, Hitze, vor der Periode, bei Frakturdystrophie u. a. vorhanden. Betreffen die Störungen beide Beine, so ist die Zone über beiden Hüften ausgeprägt.

Kleine Genitalzone

Flächige Einziehung auf dem oberen Drittel des Kreuzbeins in Höhe der Sakroiliakalgelenke.

Schmerzhafte Regelblutung, verkürzte Intervalle zwischen den Monatsblutungen, Rücken- und Unterleibsbeschwerden während der Menstruation, Zwischenblutungen. Bei Männern ist die Einziehung vielfach in gleicher Weise ausgeprägt. Sie steht in Zusammenhang mit Störungen und Erkrankungen der Hoden.

Große Genitalzone

Großflächige Einziehung über dem Kreuzbein und dem dorsalen Teil der Darmbeinkämme.

Es besteht die Neigung zu verlängerten Intervallen zwischen den Monatsblutungen und zu verlängerter Blutungsdauer sowie die Neigung zu sekundärer Amenorrhö bei ungewohnter psychischer und physischer

Belastung. Bei Männern steht diese Zone im Zusammenhang mit Störungen und Erkrankungen der Prostata.

Dünndarmzone

Flächige Einziehung oberhalb des Kreuzbeins, teilweise sich mit der kleinen Genitalzone deckend.

Neigung zu Durchfällen, Entzündungen im Bereich des Darmes, Appendizitis, Kolitis.

Arterielle Beinzone

Breitflächige Einziehung im Bereich des Gesäßes, so daß der Patient bei starker Ausprägung der Zonen nur noch auf dem analfaltennahen Abschnitt des Gesäßes sitzt.

Störungen der arteriellen Durchblutung der Beine, Krämpfe, schlechtheilende Wunden, Störungen der Hauttrophik.

Leber-Gallen-Zone

Breitflächige Einziehung über der rechten hinteren Brustkorbseite, häufig mit verstärkten Einziehungen innerhalb der Zone, sog. Maximalpunkten.

Die Leberzone ist ausgeprägt bei und nach Hepatitis, es besteht die Neigung zu Völlegefühl und Druck im rechten Oberbauch nach dem Essen. Alkohol wird schlecht vertragen.

Bei der Gallenzone besteht eine Abneigung gegen fette Speisen, Unverträglichkeit von Kaffee und künstlichen Orangensäften sowie eine Disposition zur Bildung von Gallensteinen.

Herzzone

Breitflächige Einziehung über der linken hinteren Brustkorbseite und dem linken Schulterblatt (häufig mit Maximalpunkten).

Als Beschwerden kommen sämtliche Störungen des Herzens und des Kreislaufs in Frage, z.B. Herzstiche, Herzklopfen, Herzunruhe, Atembeklemmungen, retrosternales Druckgefühl, Schwindel bei Umlagerung, alle Anzeichen der Herzinsuffizienz.

Magenzone

Sie deckt sich zum Teil mit der Herzzone bis auf den über dem Schulterblatt unterhalb der Spina scapulae gelegenen Gewebeabschnitt, der oft in typischer Weise eingezogen ist.

Diese Zone ist ausgeprägt bei Gastritis, Magenulkus, funktionellen Magenbeschwerden. Die Patienten leiden unter Nüchternschmerz, Sodbrennen, Aufstoßen und zeigen eine Abneigung gegen alle schwer verdaulichen Nahrungsmittel, wie z.B. Fleisch, Kohl, Hülsenfrüchte, harte Eier, Nüsse.

Kopfzonen

Flächige Einziehungen zwischen den Schulterblättern, im unteren Drittel des Kreuzbeins über der Blasenzone sowie als ringförmig verlaufende Einziehung über dem M. trapezius am Übergang von Nacken und Hals. Die Einziehung paravertebral über den unteren Rippen ist nicht so häufig sichtbar.

Die Beschwerden am Kopf sind mannigfaltig: Kopfschmerzen, Wetterfühligkeit, Schwindel, Sehstörungen, Ohrensausen, Ohrenschmerzen, Entzündungen der Nebenhöhlen, defektes Gebiß, Halsentzündungen.

Armzonen

Flächige Einziehung auf dem Schulterblatt und über dem hinteren Abschnitt des M. deltoideus.

Kalte Hände, dicke Finger morgens beim Aufwachen, Absterben der Finger, nach Verletzungen und bei Rheuma.

Bei Störungen von Lungen/Bronchien, Pankreas und Nieren finden sich erhöhte Gewebespannungen direkt über dem betroffenen Organ, da die vegetative Versorgung segmental darüber verläuft.

Tastbefund

Das Tasten geschieht
- durch *flächiges Verschieben* der Subkutis gegen die Körperfaszie an seitengleichen Gewebeabschnitten auf der rechten und linken Seite auf Gesäß, Hüften und Kreuzbein sowie paravertebral im lumbalen Rückenbereich und auf den Schulterblättern: Auf Gesäß und Hüften werden der 2.–4. Finger beider Hände etwa 2–3 cm lateral vom Kreuzbeinrand und den Sakroiliakalgelenken und unterhalb der Darmbeinkämme fest aufgesetzt und die Subkutis im rechten Winkel zu den jeweiligen Knochenrändern hin und weg bewegt. Auf dem Kreuzbein, über den lumbalen Rückenabschnitten und auf den Schulterblättern erfolgt die Verschiebung in kleinen kraniokaudalen Schüben auf sich entsprechenden Abschnitten rechts und links;
- durch das *Abheben einer Hautfalte* auf der rechten und linken Brustkorbseite: An sich entsprechenden Stellen über den unteren Brustkorbabschnitten etwa am lateralen Rand des M. erector trunci wird mit Daumen und Zeigefinger (Daumen unten, Zeigefinger oben) eine Unterhautfalte gefaßt und elastisch von der Körperfaszie weggezogen. Um jede Quetschung des Gewebes zu vermeiden, werden zunächst die Daumen und Zeigefinger mit ihren seitlichen Abschnitten, nicht mit den Fingerkuppen, mit festem Druck in einer Entfernung von etwa 5 cm auf das Gewebe aufgelegt. Dann wird die Subkutis zusammengeschoben und – bei nicht zu starker Spannung – die Falte

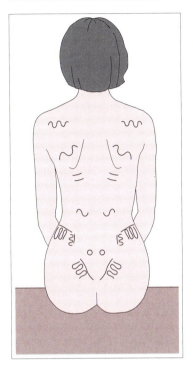

Abb. 1.**30** Schema des flächigen Verschiebens und des Abhebens einer Hautfalte

gefaßt und im rechten Winkel von der Faszie weggezogen und dabei ihre Verhaftung und Seitenverschiedenheiten geprüft. Jede festere Verhaftung bedeutet das Vorhandensein einer Bindegewebszone. Bei zu fester Verhaftung genügt zur Beurteilung allein das Zusammenschieben des Gewebes.

Abb. 1.**30** zeigt die Gewebeabschnitte und Verschieberichtungen der flächigen Tastung und die für die „Hautfaltenmethode" geeigneten Gewebeabschnitte auf dem Brustkorb.

1.9.2 Die nervös-reflektorische Beziehung der Bindegewebszonen untereinander

Diese tritt in der Weise in Erscheinung, daß bei Arbeitsgängen in kaudalen Rumpfabschnitten auch kranial liegende Bindegewebszonen mitreagieren können, ohne daß in ihrem Bereich gearbeitet wird. Dieses Mitreagieren nicht bearbeiteter Bindegewebszonen tritt in *Irritierungen* der Körperdecke sowie in *Organreaktionen* in Erscheinung.

Hieraus ergibt sich für die Bindegewebsmassage die Grundregel, mit der Behandlung im Bereich der am meisten kaudal gelegenen Bindegewebszonen zu beginnen, wenn auch die augenblicklichen Störungen mit anderen, weiter kranial gelegenen Bindegewebszonen einhergehen.

Von entscheidender Bedeutung für die weitere Entwicklung der Bindegewebsmasssage war ferner die Erkenntnis, daß die oberflächliche und die tiefe Verschiebeschicht am Rücken nicht die gleiche nervös-reflektorische Zuordnung zu den inneren Organen, Gefäßen und Nerven haben:

- In der *oberflächlichen* Verschiebeschicht zwischen Kutis und Subkutis sind die nervös-reflektorischen Reaktionen im Verlauf des ganzen Segmentbandes einheitlich. Das beruht darauf, daß sich in die vegetativen Wandnervennetze der Hautgefäße, die in 4 – 5 arteriellen und 5 venösen Netzen in der Kutis dicht unter der Epidermis schichtweise übereinanderliegen, auch Endnetze vegetativer Fasern der Spinalnerven mischen. Die Wirkung der Bindegewebsmassage bleibt daher nicht in dem bei der Behandlung getroffenen peripheren Gefäßwandnervensystem begrenzt, sondern erreicht immer auch die segmentalen Rückenmarkanschlüsse.
- In der *tiefen* Verschiebeschicht zwischen Subkutis und Faszie dagegen verlaufen die nervös-reflektorischen Reaktionswege *nicht* mit dem Gefäßwandnervensystem der Hautgefäße, sondern entsprechen der nervös-reflektorischen Zuordnung der unter der Körperfaszie gelegenen autochthonen und nichtautochthonen Rückenmuskulatur, und zwar:

* die paravertebralen, über dem M. erector trunci gelegenen Gewebeabschnitte entsprechen dessen segmentaler Zuordnung zum Rückenmark, die etwa gleich ist wie die Zuordnung der Segmente der oberflächlichen Verschiebeschicht und der Hautsegmente,
* die lateralen, über dem M. latissimus dorsi und dem Schultergürtel gelegenen Gewebeabschnitte entsprechen in ihrer nervös-reflektorischen Zuordnung diesem von der Armanlage stammenden und im Zervikalmark angeschlossenen System.

In Abb. 1.**31** sind auf der rechten Seite die Reaktionswege in der oberflächlichen Verschiebeschicht sowie über dem paravertebralen Gewebe der tiefen Verschiebeschicht eingezeichnet, auf der linken Seite die Reaktionswege in der tiefen Verschiebeschicht über den lateralen Rückenabschnitten, die von kaudal nach kranial verlaufen.

Für die Erarbeitung der Reaktionen der Bindegewebsmassage und ihre theoretische Erklärung waren die Gedankengänge von W. Scheidt über die nervös-reflektorischen Beziehungen zwischen den inneren Organen und dem Bewegungsapparat, die er in seinen Arbeiten „Die Bindegewebsmassage nach Leube-Dicke im Spiegel der Leitwerklehre" (1952)

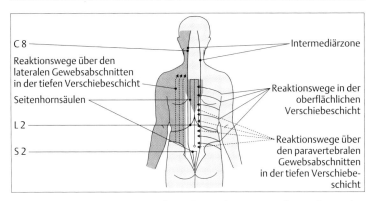

Abb. 1.**31** Schematische Darstellung der Reaktionswege der Bindegewebsmassage in der oberflächlichen und tiefen Verschiebeschicht

und „Die menschlichen Inbilder" (1954) anschaulich dargestellt hat, sehr fruchtbar. Er führt darin aus, daß die vegetativen Anschlüsse der inneren Organe in den von C8 bis L2 und von S2 bis Terminalmark liegenden *Seitenhornsäulen* liegen, während die Gewebe des Bewegungsapparates in den das ganze Rückenmark durchziehenden *Intermediärzonen* angeschlossen sind. Segmentgleiche Anschlüsse der inneren Organe und des Bewegungsapparates bestehen also nur zwischen C8 und L2 und S2 bis zum Terminalmark (Abb. 1.**32**).

Nur in diesen Segmenten können also Reflexzonen im engeren Sinn im Bewegungsapparat durch eine Querverlagerung von Seitenhornstörungen – Scheidt spricht von „synneurischen Störungen" – in die Intermediärzonen „synneurischer Ausgleich" entstehen. Nach Scheidt haben die *Grenzsegmente* der Seitenhornsäulen C8, L2 und S2 eine besondere Bedeutung, da sich hier auch eine Längsverteilung synneurischer Störungen gewissermaßen „stauen" kann und dann der synneurische Ausgleich durch eine Querverlagerung in die Intermediärzonen erfolgen muß. Damit entsteht in diesen eine synneurische Störung, die nun ihrerseits einen synneurischen Ausgleich durch eine Längsverlagerung in den das ganze Rückenmark durchziehenden Intermediärzonen versucht, da der Organismus ständig das Bestreben hat, auftretende Störungen zu zerstreuen und wirkungslos zu machen. Die Möglichkeit, daß sich synneurische Störungen – jedes gestörte Organ und jede Störung im Bewegungsapparat geht mit einer Störung seiner vegetativen Anschaltung im Rückenmark einher – sowohl im Segment auf der gleichen Seite – von einer Seite auf die andere – in der Längsrichtung nach oben und unten verlagern können, macht die *Entstehung viszeroviszeraler Reflexe* und das *Miteinanderreagieren* der Bindegewebszonen verständlich.

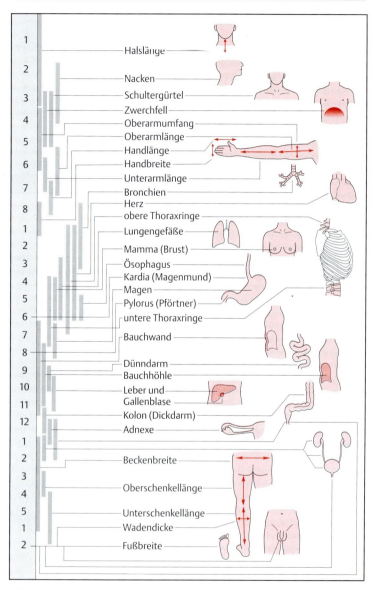

Abb. 1.**32** Segmentanschlüsse der wichtigsten Organe und Körperteile im Rückenmark: im Halsbereich (C1–8), im Thorakalbereich (Th1–12), im Lumbalbereich (L1–5), im Sakralbereich (S1–2) (nach Scheidt)

Die Bedeutung der Grenzsegmente C8, L2 und S2, die Scheidt als „Übergangssegment" bezeichnet, kann durch die Erfahrungen der Bindegewebsmassage bestätigt und unterstrichen werden. Das untere Grenzsegment von L2 und das obere Grenzsegment von S2 waren schon beim Beginn der Bindegewebsmassage erkannt worden, da bei der Bindegewebsmassage im Bereich des Brustkorbs auch die lumbalen und sakralen Bindegewebszonen in die Behandlung einzubeziehen waren, weil sonst Fehlreaktionen auftraten. Das obere Übergangssegment C8 konnte erst mit der Erkenntnis der nervös-reflektorischen Zuordnung des lateralen Rückengewebes in der tiefen Verschiebeschicht Bedeutung erlangen. Da im Bereich von C1 bis C8 keine Seitenhornsäulen liegen und damit auch keine vegetativen Organanschlüsse möglich sind, ist durch die Bindegewebsmassage in der tiefen Verschiebeschicht über den lateralen Rückenabschnitten keine direkte Verlagerung synneurischer Störungen von den Intermediärzonen in die Seitenhornsäulen möglich. Umgekehrt können aber in den Intermediärzonen des Halsbereichs „indirekte" Reflexzonen entstehen, wenn eine Verlagerung von Störungen aus den Seitenhornsäulen von C8 in den Intermediärzonen nach kranial erfolgt. Solche Vorgänge führen nach den Erfahrungen der Bindegewebsmassage häufig zu Schulter-Arm-Beschwerden, deren Behandlung dann nicht am Ort der Beschwerden, sondern auf der Grundlage des Gewebebefundes in den kaudalen Bindegewebszonen beginnen muß. Periphere Störungen im Bereich der Arme aber können durch exakte Technik in der tiefen Verschiebeschicht direkt beeinflußt werden, die Arbeitsgänge beginnen dann über den kaudalen Abschnitten des M. latissimus dorsi.

1.9.3 Wirkung der Bindegewebsmassage

Über die genauen Abläufe im Körper während und nach der Bindegewebsmassage bestehen bis heute nur Theorien, die bis jetzt durch keine Untersuchung gesichert sind. Eine besondere Rolle bei der vegetativen Umstimmung scheint dem körpereigenen Mediatorenstoff *Histamin* zuzukommen. Jedoch ist auch über das Histamin bisher nur wenig bekannt.

Histamin, das durch Dekarboxylierung aus Histidin gebildet wird, wird in den metachromatischen Granula der Mastzellen, meist gebunden an Heparin, gespeichert. Während einer anaphylaktischen Reaktion werden die Mastzellen degranuliert, teilweise gehen sie zugrunde. Die pro Mastzelle freigesetzte Menge wird mit etwa 10^{-5} µg Histamin angegeben. Histamin bewirkt eine rasche Kontraktion der glatten Muskulatur, eine Vasodilatation, eine Erhöhung der Kapillarpermeabilität (Durchblutungsgefühl) und Blutdruckabfall. Dies führt dann sofort zu einer Ausschüttung von Katecholaminen aus den Speichern. Katecholamine können auf physikalischem, chemischem oder neuralem Wege aus den

Granula im Nebennierenmark freigesetzt werden. Somit wäre die vegetative Umstimmung teilweise erklärbar. Tatsächlich aber erleben wir oft, daß die Umstimmung nicht in der gewünschten Weise erfolgt. Die Anwendung der Bindegewebsmassage ist daher in den letzten Jahren zugunsten einer gezielten medikamentösen Behandlung in den Hintergrund getreten, da durch genaue Dosierung die Wirkung kalkulierbar wird.

1.9.4 Reaktionen bei der Bindegewebsmassage

Die Reaktionen können in drei Gruppen gegliedert werden:
- Empfindungen des Patienten bei der Bindegewebsmassage,
- Hautreaktionen,
- Auswirkungen auf Organe und Gefäße.

Empfindungen des Patienten bei der Bindegewebsmassage

Der Patient muß bei der Ausführung des therapeutischen Zuges ein helles und klares Ritzen, Schneiden, Stechen oder Brennen empfinden. Dieses Schneidegefühl besagt, daß der Zug im Gewebe in der therapeutisch wirksamen Weise ausgeführt worden ist. Es ist sehr wichtig, daß der Patient über diesen Zusammenhang informiert wird. Gelegentlich tritt statt des Schneidens ein dumpfer Druck oder ein Mischgefühl von Schneiden und Drücken auf. Dies ist als Fehlreaktion zu werten und muß sofort geändert werden.

Technik:
- Ort der Striche überprüfen.
- Eigene Technik überprüfen.
- Ziehen des letzten zusammenfassenden Striches.
- Anhaken des für dieses Gebiet zuständigen Reizpunktes.

Reizpunkte sind:
- Trochanter major,
- Trigonum lumbale,
- Fossa jugularis,
- Mohrenheim-Grube,
- Adduktorenschlitz,
- M. soleus.

Es können auch in fernliegenden Bezirken sowie in inneren Organen Irritierungen auftreten, wobei sich der Patient meist unbewußt an dieser Stelle kratzt:
- in der Körperdecke als Juckreiz, Stich, Lufthauch, Muskelspannung;
- in den inneren Organen als Herzbeklemmung, Atemnot, Magen- und Bauchbeschwerden, Blasendruck, dumpfer Kopfdruck.

Hautreaktionen

Es tritt zunächst eine Hautrötung *(Dermographia rubra)* auf. Bei vielen Patienten kann sich noch zusätzlich eine Quaddelbildung *(Dermographia elevata)* entwickeln. In diesen Quaddeln findet sich vermehrt Histamin, ähnlich wie bei einem Insektenstich. Sie halten unterschiedlich lange an.

Selten sind auch subkutane Blutungen zu beobachten. Es handelt sich um eine Gerinnungsstörung, die mit richtiger Einstellung der Medikamente wieder zu beheben ist.

Auswirkungen auf Organe und Gefäße

Es handelt sich um sympathische und parasympathische Vorgänge, die sich gegenseitig bedingen und voneinander abhängig sind. Zwei Reaktionsphasen zeichnen sich ab:
- sympathische Frühreaktionen,
- parasympathische Spätreaktionen.

Sympathische Frühreaktionen

Diese Reaktionen treten während der Behandlung auf:
- spontane Schweißbildung,
- segmental begrenzte Piloarreaktion (Gänsehaut),
- warme Hände und Füße.

Umgekehrte Reaktionen sind ebenfalls möglich:
- Herzdruck,
- dumpfe Kopfschmerzen,
- schwere Beine,
- Parästhesien in den Extremitäten,
- Blasendruckgefühl,
- kalte Hände und Füße,
- Übelkeit,
- Neigung zu Kollaps.

Zur Beseitigung dieser Beschwerden zieht man sofort den Becken- und Brustkorbgang (S. 75 u. 76): Durch überschießende Vagusaktivität kann es zu Übelkeit kommen. Da unterhalb des Magens ein größeres Vagusgeflecht verläuft, wirkt ein warmes Getränk beruhigend. Die Behandlung wird abgebrochen, der Patient legt sich hin und bekommt etwas Warmes zu trinken.

Parasympathische Spätreaktionen

Diese Reaktionen treten erst ca. 1 – 2 Stunden nach der Behandlung auf:
- angenehme Entspannung,
- leichte Müdigkeit,

- unüberwindliche Müdigkeit,
- wohlige Wärme am ganzen Körper,
- vermehrte Blasen und Darmtätigkeit,
- Heißhunger.

Tageszeit der Behandlung

Diese Spätreaktionen bestimmen die Tageszeit der Behandlung. Der Behandlungstermin muß so gelegt werden, daß der Patient danach ruhen kann und keine Verpflichtungen mehr vor sich hat.

1.9.5 Ausführung der Bindegewebsmassage

Die Ausführung der Bindegewebsmassage ist als „flächige Technik" und als „Strichtechnik" in den verschiedenen Verschiebeschichten der Unterhaut und im interstitiellen Bindegewebe möglich.

• • • • Flächige Bindegewebsmassage

Diese Behandlung erfolgt in *Seitenlage*. Das untere Bein liegt locker gebeugt, das obere leicht gestreckt. Die Subkutis wird im dorsalen Bereich des Trochanter major über dem Ansatz des M. glutaeus maximus – am Kreuzbeinrand und am Sakroiliakalgelenk über dem Ursprung des M. glutaeus maximus – über dem M. latissimus dorsi bis herauf zum unteren Schulterblattwinkel – über dem M. erector trunci auf dem Kreuzbein und dem Rücken bis etwa in Höhe des unteren Schulterblattwinkels *flächig jeweils bis zur Verschiebungsgrenze* verschoben. Die Arbeit auf dem Schulterblatt kann meistens entfallen und wird nur bei sehr erhöht gespanntem Gewebe ausgeführt.

Die flächige Bindegewebsmassage besteht aus drei Arbeitsphasen:
- *Ansetzen der Finger* beider Hände etwa 5 – 8 cm von den genannten Gewebeabschnitten entfernt und Heranholen der Subkutis.
- *Ansetzen der Daumen* mit den Außenseiten über den genannten Gewebeabschnitten.
- *Verschieben der Subkutis* im rechten Winkel an den jeweiligen Gewebeabschnitten bis zur Verschiebungsgrenze. Diese ist erreicht, wenn die Daumen in tangentialer Richtung festsitzen. Während dieser Daumenarbeit geben die Finger das herangeholte Unterhautgewebe etwas frei.

Das Verschieben der Subkutis erfolgt in dicht nebeneinanderliegenden Arbeitsgängen (am Trochanter major 10 – 12, am Kreuzbeinrand 10 – 12, am Sakroiliakalgelenk 6 – 8 Arbeitsgänge), wobei die Finger bei 2 – 4 Arbeitsgängen der Daumen am gleichen Platz angesetzt bleiben können. Die Verschiebungswege hängen von der Verhaftung des Gewebes ab und betragen am Trochanter major 3 – 5 cm, ebenso am Kreuzbeinrand, während der Verschiebungsweg am Sakroiliakalgelenk und über dem M. latissimus dorsi größer ist und über dem letzteren die Daumen u. U. gleitend weiterschieben können. Besondere Sorgfalt erfordert die Arbeit über dem M. erector trunci, wo die Daumen dicht bei den Dornfortsätzen einzusetzen sind und die mit den Fingern herangeholte Unterhautfalte über den Muskelwulst gewissermaßen hinübergehoben werden muß. Jedes Quetschen ist hier besonders streng zu vermeiden! Die Arbeitsgänge der Daumen erfolgen so dicht wie möglich nebeneinander und in gleicher Weise auch auf dem Kreuzbein, und zwar auf der rechten und linken Seite, d. h. der jeweils oberen Seite gesondert, da auch hier Unterschiede der Spannungen beider Seiten vorhanden sein können (Abb. 1.**33**, 1.**34 a – d**).

Der Schwerpunkt der Arbeit liegt über den *kaudalen* Gewebeabschnitten. Wenn über dem Brustkorb das gleitende Verschieben möglich ist, kann unter dem Gesichtspunkt des therapeutischen Effektes auf die Arbeitsgänge verzichtet werden.

Die flächige Bindegewebsmassage bewährt sich vor allem in den ersten Behandlungen bei *pyknischem Gewebe*. Hier ist ihre technische Ausführung leichter als die der Strichtechnik, solange die Spannung in der tiefen Verschiebeschicht sehr erhöht ist. Bei der flächigen Bindegewebsmassage ist auch in diesen Fällen die Gefahr überschießender oder falscher Reaktionen wesentlich geringer als bei der Strichtechnik.

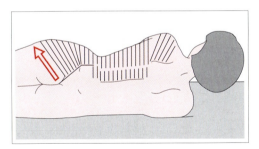

Abb. 1.**33** Schema der flächigen Bindegewebsmassage am Rücken. Arbeitsgänge am Rücken

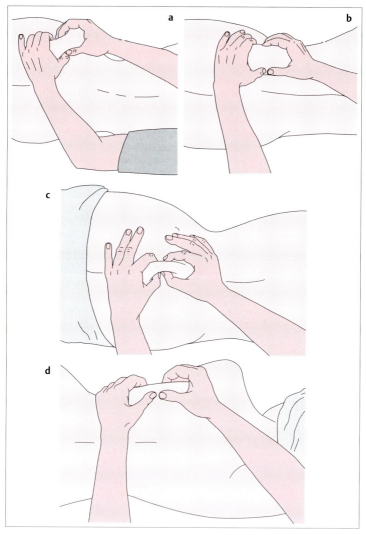

Abb. 1.**34a–d** Flächige Bindegewebsmassage.
a u. **b** Technik am Kreuzbeinrand,
c Technik auf dem Kreuzbein,
d Technik auf dem Brustkorb

1.9 Bindegewebsmassage

• • • • Strichtechnik

Hauttechnik

Darunter werden die Arbeitsgänge in der oberflächlichen Verschiebeschicht zwischen Kutis und Subkutis verstanden. Durch *ziehendes Streichen* mit der Kuppe des flach aufgesetzten 3. oder 4. Fingers wird die *Kutis gegen die Subkutis verschoben.* Bei stärkerer Verhaftung schiebt sich

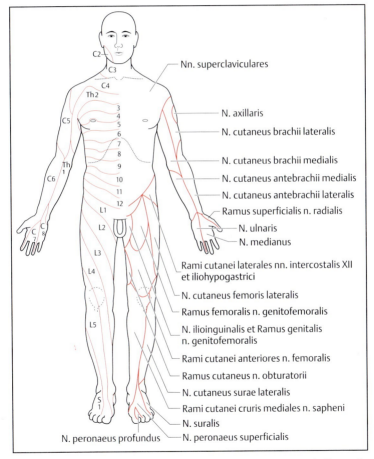

Abb. 1.**35 a**   Sensible Versorgung der Haut (ventral). Rechte Körperhälfte: Radikuläre Areale, Linke Körperhälfte: Areale der peripheren Nerven (nach Scheidt)

vor dem ziehenden Finger die *Hautfelderung* deutlich zusammen. Dieses Bild erinnert an zerknittertes Seidenpapier. Die Arbeitsgänge werden in der Richtung der Spaltlinien der Kutis und damit auch im Verlauf der Segmente in der oberflächlichen Verschiebeschicht (Abb. 1.**35a** u. **b**) ausgeführt. Sie beginnen über den *kaudalen* Gewebeabschnitten des Beckens und Rückens und werden allmählich nach *kranial* aufwärts arbeitend gemacht. Während beim Säugling und Kleinkind überhaupt *nur*

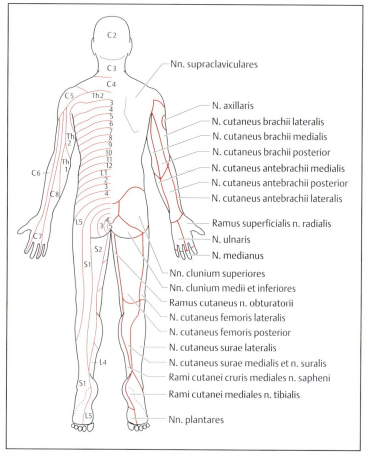

Abb. 1.**35b** Sensible Versorgung der Haut (dorsal). Linke Körperhälfte: radikuläre Areale. Rechte Körperhälfte: Areale der peripheren Nerven

diese Technik möglich ist, kommt sie beim Erwachsenen nur bei besonderen Krankheitszuständen am Rumpf zur Anwendung. An den Extremitäten wird sie auch in Verbindung mit der Unterhaut- und Faszientechnik angewendet und hier ebenfalls in der Richtung der Spaltlinien und der Segmentverläufe ausgeführt. Bei der Hauttechnik am Rücken wird dieser rund gehalten, damit die Arbeitsgänge auch wirklich in der oberflächlichen Verschiebeschicht bleiben und nicht innerhalb der Subkutis oder auch in der tiefen Verschiebeschicht erfolgen, wodurch die nervös-reflektorischen Wirkungen verschieden werden und Fehlreaktionen eintreten können. Die Behandlung ist im Sitzen und im Liegen in gleicher Weise möglich.

Die Hauttechnik besteht aus zwei Arbeitsphasen:
- Ansetzen des Fingers,
- fortlaufendes Ziehen.

Unterhauttechnik

Darunter werden die Arbeitsgänge in der tiefen Verschiebeschicht verstanden. Mit den in einem Winkel von etwa 60 Grad aufgesetzten Fingerkuppen wird die *Subkutis gegen die Faszie* in sehr kurzen Arbeitsgängen bei sehr erhöhter Spannung und in längeren, auch fortlaufenden Arbeitsgängen bei geringerer Spannung ebenfalls etwa im Verlauf der Spaltlinien der Kutis verschoben. Die Subkutis wölbt sich dabei vor dem ziehenden Finger als *kleine Welle* vor, während die oberflächliche Verschiebeschicht unbeeinflußt bleibt und die Hautfelderung nicht zusammengeschoben wird. An Stellen, an denen die Subkutis mit der Faszie sehr fest verhaftet ist, spürt der Finger stärkeren Widerstand und kann nur langsam oder auch nicht mehr weiterziehen. Die Subkutis wölbt sich nicht mehr vor dem Finger vor, sondern wird als mehr oder weniger breite Fläche – brettartig – verschoben.

Die Unterhauttechnik besteht aus drei Arbeitsphasen:
- Ansetzen des Fingers (mit durch die Subkutis hindurch wirkendem Druck),
- Verschieben der Subkutis bis zur Verschiebungsgrenze,
- therapeutischer Zug (Schneidegefühl).

Faszientechnik

Die Unterhauttechnik wird durch die Faszientechnik unterstützt, die aus dem Anhaken geeigneter Muskelränder besteht. Sie hat zwei Arbeitsphasen:
- Ansetzen des Fingers (mit durch die Subkutis hindurch wirkendem Druck und deutlichem Fühlen des Muskelrandes),

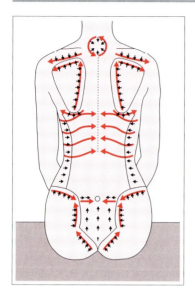

Abb. 1.**36** Arbeitsgänge am Rücken (der „große Aufbau")

- therapeutischer Zug durch Anhaken des Muskelrandes (starkes Schneidegefühl).

Die Faszientechnik erfolgt z. B. am Rand des M. latissimus dorsi oberhalb des Darmbeinkammes, am Rand des aufsteigenden Teiles des M. trapezius, am Rand des M. rectus abdominis, an den Muskelrändern im Bereich der Achselhöhlen und an den Extremitäten. Die Technik ist nicht schwierig, sofern die Muskelränder sicher getastet werden. Der therapeutische Zug kann immer nur sehr kurz sein, da eine regelrechte Verschiebung der Muskelränder nicht möglich ist. Das Schneidegefühl ist meistens außerordentlich stark, so daß das Anhaken immer nur sehr langsam erfolgen darf und u. U. der Patient auf den zu erwartenden „Schnitt" vorbereitet sein sollte.

In Abb. 1.**36** sind die Arbeitsgänge der Unterhaut- und Faszientechnik im Bereich des Rumpfes angegeben, durch die das „Arbeiten im Gewebe" am sichersten zu erlernen ist und Irritierungen und Fehlreaktionen in erträglichen Grenzen bleiben.

1.9 Bindegewebsmassage

Arbeitsgänge im Bereich des Rückens (Abb. 1.**36**)

Der große Aufbau

Alle Anhakstriche werden immer rechtwinklig auf den benannten Teil zu gesetzt.

Der Patient sitzt oder liegt in Seitlage.

1. Anhaken des Kreuzbeinrandes.
Die Arbeitsgänge beginnen an der Analfalte und werden dicht nebeneinander bis zum Iliosakralgelenk gesetzt.

2. Zusammenfassender Strich.
In Längsrichtung ausgeführter Strich, von Teirich-Leube auch als Ausgleichsstrich bezeichnet. Anhakstriche an Knochenrändern und in Gelenkhöhlen werden immer zusammengefaßt.

3. Anhaken des Iliosakralgelenks.
Die Arbeitsgänge werden dicht hintereinander bis zum oberen Rand des Iliosakralgelenks ausgeführt.

4. Zusammenfassender Strich.

5. Versetzte Striche auf dem Kreuzbein.
Die Arbeitsgänge werden von kaudal nach kranial ausgeführt.

6. Anhaken des Darmbeinkammes.
Die Arbeitsgänge beginnen lateral vom Iliosakralgelenk und werden dicht nebeneinander bis zur Spina iliaca anterior superior gesetzt.

7. Zusammenfassender Strich.

8. Anhaken des 5. LWK.
Es werden zwei oder drei kleine Schübe auf den LWK zu gesetzt.

9. Zusammenfassender Strich.

10. Ziehen des Beckengangs.
Von der Spina iliaca anterior superior wird durchgehend bis zum 5. LWK gezogen. Der Beckengang ist der *Hauptausgleichstrich* beim Auftreten von Irritationen.

11. Anhaken des Randes des M. latissimus dorsi.
Zur Feststellung des Muskelrandes legt der Patient die Hand auf den Kopf. Der Ellenbogen wird gegen Widerstand seitlich heruntergedrückt. Dabei springt der Muskelrand sichtbar oder fühlbar heraus. Die dicht übereinandergesetzten Striche gehen vom Beckenrand bis zur Achselhöhle.

12. Anhaken des unteren Schulterblattwinkels.
Es ist sicherer, von medial nach lateral zu arbeiten, um nicht versehentlich in die Kopfzone zu kommen.

13. Zusammenfassender Strich.

14. Ziehen der Interkostalräume.
Die Arbeitsgänge erfolgen vom seitlichen Axillarlot über den M. erector trunci bis an die Wirbelsäule heran. Dem Strich am unteren Brustkorbrand kommt eine besondere Bedeutung zu: Er gilt neben dem Bekkengang als *Hauptausgleichstrich* und kann später bis oder ab dem Schwertfortsatz gezogen werden.

15. Der paravertebrale Längsgang.
Dieser Arbeitsgang wird ab dem 5. LWK bis in Höhe des 7. HWK gezogen. Bei Patienten, die zu Kopfschmerzen neigen, wird das Gebiet zwischen den Scapulae ausgespart oder sehr vorsichtig und schubweise durchzogen. Da dieser Strich häufig Irritationen auslöst, ist es sinnvoll, ihn als Lernender zunächst wegzulassen, bis die Technik wirklich gut beherrscht wird.

16. Anhaken des medialen Schulterblattrandes.
Hierbei wird das Gewebe auf dem Schulterblatt so verschoben, daß der therapeutische Zug beim Hinübergleiten über den Knochenrand erfolgt.

17. Zusammenfassender Strich.
Der Strich wird von kaudal nach kranial gezogen.

18. Anhaken der Schulterblattgräte
- von kaudal,
- von kranial.

19. Zusammenfassende Striche.

20. Sternförmiges Umhaken des 7. HWK.
Diese Arbeitsgänge richten sich sternförmig auf den 7. HWK.

21. Zusammenfassender Strich.
Diese Strichfolge, auch „großer Aufbau" genannt, wird zunächst in den ersten Behandlungssitzungen durchgeführt, bevor sich schließlich die Arbeitsgänge in der Peripherie entsprechend der Diagnose anschließen.

Arbeitsgänge am Bauch (Abb. 1.**37**)

Der Patient liegt auf dem Rücken.

1. Anhaken des unteren Brustkorbrandes.
Die Striche werden ab dem Axillarlot bis zum Schwertfortsatz von kranial nach kaudal auf den Brustkorbrand zu gesetzt.

2. Zusammenfassender Strich.
Dieser Strich ist die Fortsetzung des Brustkorbgangs.

1.9 Bindegewebsmassage

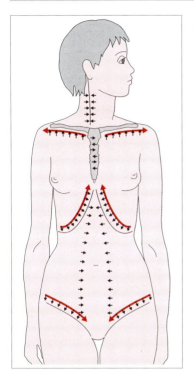

Abb. 1.**37** Arbeitsgänge an Bauch und Thorax

3. Anhaken des Randes des M. rectus abdominis.
Die Arbeitsgänge werden vom Schwertfortsatz bis zum Haaransatz des Mons pubis gesetzt.

4. Anhaken der Crista iliaca.
Diese Striche werden ab der Spina iliaca anterior superior bis zur Symphyse gesetzt.

5. Zusammenfassender Strich.
Falls Narben auf dem Bauch vorhanden sind, werden diese, um sie als Störfelder auszuschließen, sternförmig umhakt.

Arbeitsgänge am Thorax (Abb. 1.**37**)

Der Patient liegt auf dem Rücken.

1. Anhaken des unteren Brustkorbrandes (s. oben).
2. Zusammenfassender Strich.

3. Anhaken des Manubrium sterni.
Die Arbeitsgänge ziehen vom Schwertfortsatz nach kranial. Sie werden rechtwinklig auf die Ränder des Brustbeins gesetzt.

4. Versetzte Striche auf den lateralen Thoraxabschnitten.
Ab der Crista iliaca werden die Striche zwischen vorderem und hinterem Axillarlot versetzt gezogen bis zur Achselhöhle. Dieser Arbeitsgang kann auch schon in den großen Aufbau im Sitzen einbezogen werden.

5. Anhaken der Klavikula.
Das Anhaken erfolgt von kaudal. Von medial nach lateral werden dichte Arbeitsgänge gesetzt.

6. Zusammenfassender Strich.

7. Anhaken der Ränder des M. sternocleidomastoideus.
Die Striche werden am lateralen und medialen Rand ab dem Ansatz an der Klavikula und am Sternum bis hinter das Ohr gesetzt.

Arbeitsgänge am Kopf (Abb. 1.**38**)

Der Patient liegt auf dem Rücken. Es ist günstig, nach dem großen Aufbau zunächst noch die Striche am Thorax davorzusetzen.

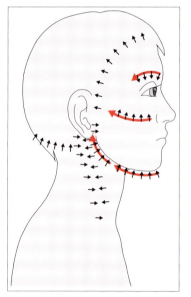

Abb. 1.**38** Arbeitsgänge am Kopf

1. Anhaken des Unterkiefers.
Die Striche werden von der Mitte des Kinns bis an das Ohr gesetzt.

2. Zusammenfassender Strich.

3. Anhaken des Haaransatzes.
Bei Glatzen ist es der Rand der Kopfschwarte, die von Ohr zu Ohr angehakt wird.

4. Zusammenfassender Strich.

5. Anhaken der Jochbeine (Os zygomaticum).
Die Arbeitsgänge werden von medial nach lateral auf das Ohr zu gesetzt.

6. Zusammenfassender Strich.

7. Anhaken der Augenbraue.
Dieser Strich wird von kranial nach kaudal an die Augenbraue herangezogen. Augen schließen lassen!

8. Zusammenfassender Strich nach lateral.

9. Anhaken des Os occipitale.
Die Striche werden von Ohr zu Ohr in kranialer Zugrichtung gesetzt.

Arbeitsgänge am Arm (Abb. 1.**39a** u. **b**)

Voraus gehen der große Aufbau und die versetzten Striche über den lateralen Thoraxabschnitt. Der Patient liegt auf dem Rücken oder sitzt.

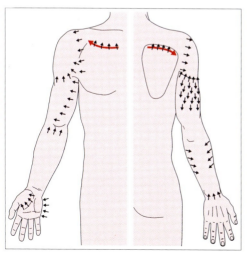

Abb. 1.**39a** u. **b**
Arbeitsgänge am Arm, von ventral und dorsal

1. Anhaken des dorsalen und ventralen Deltarandes.
Die Arbeitsgänge werden von der Spina scapulae und von der Klavikula bis zur Tuberositas deltoidea humeri gesetzt.

2. Anhaken der Achselhöhle (Abb. 1.**40**).

3. Zusammenfassender Strich.

4. Anhaken des Winkels zwischen Klavikula und Spina scapulae.
Dies ist ein Reizpunkt. Das Schneidegefühl wird nach ein- bis zweimaligem Anhaken deutlicher.

5. Anhaken des medialen Randes des M. biceps brachii.
Es wird der Länge des Muskelbauches entsprechend von proximal nach distal gearbeitet.

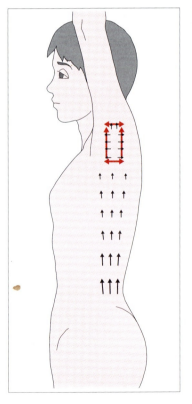

Abb. 1.**40** Arbeitsgänge in der Achselhöhle und auf den lateralen Thoraxabschnitten

6. Versetzte Striche über dem M. triceps brachii.
Über die gesamte Fläche des M. triceps werden die Striche auf das Olekranon zu gesetzt.

7. Anhaken der Ellenbeuge mit Bewegungsausschlag.
Der therapeutische Zug wird bei gebeugtem Arm am Unterarm angesetzt. Mit dem Ausstrecken des Armes muß das Schneidegefühl einsetzen.

8. Anhaken des lateralen Randes der Ulna.
Die Arbeitsgänge ziehen sich vom Ellenbogen zum Handgelenk.

9. Anhaken der Extensorengruppe am Unterarm.
Die Striche werden nur an die Muskelränder, nicht an die Sehne gesetzt.

10. Anhaken des Handgelenks mit Bewegungsausschlag.
Diese Striche können rund um das Handgelenk ausgeführt werden: Bei Zug an der Dorsalseite wird volarflektiert, bei Zug an der Volarseite wird dorsalextendiert, und bei Zug an der Seite wird ab- bzw. adduziert.

11. Anhaken der Palmaraponeurose.
Die Striche werden vom Handgelenk bis zum Grundgelenk des kleinen Fingers gesetzt.

12. Anhaken des Daumenballens.

13. Anhaken der Fingergrundgelenke mit Bewegungsausschlag.
Die Striche folgen demselben Prinzip wie am Handgelenk und am Ellenbogen.

Arbeitsgänge am Bein (Abb. 1.**41 a** u. **b**)

Es ist ausreichend, vorher den kleinen Aufbau, der mit dem Beckengang endet, durchzuführen. Der Patient liegt auf der Seite.

1. Ziehen vom Iliosakralgelenk zum Trochanter major.
Von der Ecke des Iliosakralgelenks wird in kleinen Schüben auf den Trochanter zu gestrichen. Der Strich soll die Verbindung vom Stamm (Rükken) zu den Beinen herstellen.

2. Sternförmiges Umhaken des Trochanter major.

3. Zusammenfassender Strich.

4. Anhaken der Glutäalfalte.
Ab etwa der Mitte des Oberschenkels wird bis zum Trochanter major nach kranial zu angehakt.

5. Anhaken des Randes des Tractus iliotibialis.
Da sich in der Mitte des Oberschenkels die Spaltlinien ändern, ist es günstig, von der Mitte nach kranial zu arbeiten und danach erst von der Mitte nach kaudal.

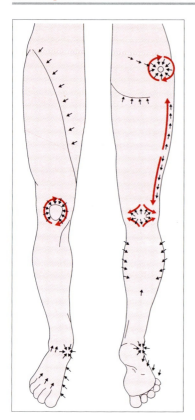

Abb. 1.**41 a** u. **b** Arbeitsgänge am Bein, von ventral und dorsal

6. Zusammenfassender Strich.
Auch hier wird von der Mitte nach kranial und dann nach kaudal gezogen.

Der Patient liegt jetzt auf dem Rücken mit unterlagerten Knien.

7. Anhaken des medialen Randes des M. sartorius.
Es wird von der Spina iliaca anterior superior bis zum Pes anserinus gearbeitet. Ist die Leistenbeuge sehr empfindlich, wird etwa eine Handbreit unterhalb der Spina iliaca anterior superior angefangen.

8. Anhaken der Kniescheibe.
Die Striche werden sternförmig auf die Kniescheibe zu gesetzt.

9. Zusammenfassender Strich.

10. Anhaken des Adduktorenschlitzes.
Dies ist der Reizpunkt für Ober- und Unterschenkel und wird nur bei Bedarf 2- bis 3mal angehakt.

11. Anhaken der Kniekehlenraute.

12. Zusammenfassender Strich.

13. Anhaken der Ränder des M. gastrocnemius.
Der Strich wird auch „Geigengriff" genannt, da die arbeitende Hand den gebeugten Unterschenkel wie einen Geigenhals umfaßt, um den therapeutischen Zug zu setzen.

14. Anhaken des Ansatzes der Gastroknemiusköpfe auf dem M. soleus.
Der Strich wird nach kranial gesetzt.

15. Anhaken des oberen Sprunggelenks mit Bewegungsausschlag.
Bei dorsalextendiertem Fuß werden die Finger auf dem Fußrücken angesetzt. Der therapeutische Zug setzt mit der Plantarflexion des Fußes ein.

16. Anhaken der Maleolen.

17. Anhaken der Plantaraponeurose.
Die Striche werden von der Ferse zu den Fußzehengrundgelenken gesetzt, und zwar vom Fußrücken auf die Fußsohle zu.

18. Anhaken der Zehengrundgelenke mit Bewegungsschlag.
Die Technik erfolgt wie unter Punkt 15.

Die vorstehenden Ausführungen können nur Anregungen für die Erarbeitung der Grundtechnik und Wirkungsweise der Bindegewebsmassage geben. Für die weitere technische und therapeutische Erarbeitung der Methode und besonders für die zweckmäßige Fingerhandführung muß auf den „Grundriß der Bindegewebsmassage" von H. Teirich-Leube verwiesen werden.

2 Gruppenbehandlung in der Physiotherapie

E. Braun[*]

2.1 Einführung

In der täglichen Praxis der physiotherapeutischen Arbeit spielt die Gruppenbehandlung eine wichtige Rolle.

Es ist jedoch schwierig, allgemeine Richtlinien der Gruppenbehandlung zu vermitteln. Während nämlich das Ziel der meisten anderen physiotherapeutischen Fachgebiete in erster Linie die körperliche (funktionale) Wiederherstellung des Patienten ist, die durch spezifische Behandlungsmethoden und Techniken erreicht wird, hat die Gruppenbehandlung zusätzlich das Ziel, den Patienten in seinem emotionalen und sozialen Erleben anzusprechen und zu fördern. Dazu bedarf es entsprechender psychologischer und soziologischer Kenntnisse und Erfahrungen des Physiotherapeuten, die er stark situationsgebunden anwenden muß. Es kann deshalb nicht wie für andere Bereiche in Kürze eine allgemein verbindliche Technik der Gruppenbehandlung beschrieben werden, sondern es wird versucht, ein Konzept der Gruppenbehandlung in der Physiotherapie zu entwerfen. Dabei werden zunächst Unterschiede und Gemeinsamkeiten von Einzel- und Gruppenbehandlungen aufgezeigt und gegenübergestellt.

2.1.1 Kennzeichen der Einzelbehandlung

Die Verordnung einer „Einzeltherapie" bedeutet im Idealfall, daß ein Patient über längere Zeit von *einem* Physiotherapeuten betreut wird. Dieser nimmt den Befund auf, legt den Behandlungsplan fest, behandelt den Patienten, überprüft zwischenzeitlich den Befund am Behandlungsergebnis und schließt zu gegebener Zeit die Behandlung ab. Hierdurch entsteht eine zeitlich begrenzte Zweierbeziehung mit der Ausbildung eines festen Kommunikationssystems. Gegenseitige Erwartungen und Forderungen bilden sich aus.

Die Kommunikation untereinander kann differenziert aufeinander abgestimmt und der Kontakt individuell gestaltet werden. Der Patient hat

---

[*] Ich danke Frau Dr. H. Schewe für die sorgfältige Durchsicht meines Manuskriptes.

die Möglichkeit, zum Physiotherapeuten eine tragende therapeutische Beziehung aufzubauen. Dies ist in einer Krankheitsphase, in der Einzelbehandlung indiziert ist, oft sehr wichtig.

In dieser Situation wird die Übernahme von typischem Rollenverhalten begünstigt. Dies kann z.B. so aussehen, daß sich der Patient unselbständiger und hilfloser verhält, als er in Wirklichkeit ist, oder auch der Physiotherapeut kann sich führender und dominanter verhalten, als es notwendig wäre.

Ein gewisses Maß an Abhängigkeit und Ausgeliefertsein – vom Physiotherapeuten und Patienten gleichermaßen – kann im Laufe der Behandlungszeit entstehen.

Der Physiotherapeut kennt den Patienten sehr genau, ist informiert über dessen soziales Umfeld, vor allem über seine Krankheit, und alles, was damit zusammenhängt. Entsprechende Informationen über den Physiotherapeuten hat der Patient nicht, sind ihm auch nicht zugänglich. Der Physiotherapeut wird in der Regel wenig Persönliches von sich mitteilen, z.B. über seine Krankheiten, seine häuslichen Verhältnisse, sein Arbeitsverhältnis usw. Der Therapeut weiß also mehr über den Patienten als dieser von ihm.

Die Einzeltherapie strebt eine individuelle Abstimmung der physiotherapeutischen Maßnahmen zwischen Befund und Befinden des Patienten und dem jeweiligen speziellen Behandlungsziel an.

In der Regel wird der Patient täglich bzw. mehrmals in der Woche behandelt.

2.1.2 Kennzeichen der Gruppenbehandlung

Gruppenbewegungstherapie in der Physiotherapie bedeutet physiotherapeutische, bewegungstherapeutische Arbeit mit mehreren Patienten zur gleichen Zeit, geleitet von einem oder zwei Physiotherapeuten als Gruppenleiter.

Voraussetzung für eine Gruppenbehandlung ist, daß Diagnose und Befund des Patienten eine Teilnahme an der Gruppenbewegungstherapie zulassen oder sie sogar erforderlich machen. Notwendig ist aber auch die Bereitschaft des Patienten zur Gruppenarbeit.

Durch das Gruppengeschehen entsteht ein Beziehungsgeflecht. Die Interaktion ist gruppenbezogen. Es kommt zum Austausch von Meinungen, Ansichten und Erkenntnissen zwischen mehr als zwei Personen. Ebenso kommt es zum „Austausch" von emotionalen Befindlichkeiten bzw. von Affekten innerhalb der Gruppe.

Die Abhängigkeit des Patienten von „seinem" Therapeuten kann abgebaut oder vermindert werden. Der Informationsvorsprung des Physiotherapeuten gegenüber den Patienten tritt nicht so sehr in Erscheinung wie in der Einzelbehandlung. Während der Gruppenarbeit erlebt der Physiotherapeut den Patienten in der Interaktion mit anderen Gruppenmitgliedern.

Das Übungsangebot in der Gruppe ist gruppenorientiert; das bedeutet, daß es nicht individuell auf den einzelnen Patienten abgestimmt ist. Der Gruppenleiter nimmt wahr, wie der Patient mit einem nicht auf ihn persönlich abgestimmten Programm zurechtkommt.

Die Gruppenbewegungstherapie findet in der Regel ein- bis dreimal wöchentlich statt.

Die Wertigkeit und Effektivität der jeweiligen Therapieform wird nicht durch das quantitative Verhältnis (Ausmaß an individueller Zuwendung) von Therapeut zu Patient bestimmt, sondern durch die verschiedenen Möglichkeiten, die die eine bzw. die andere Form der Behandlung bieten.

2.2 Bewegungstherapie in der Gruppe

2.2.1 Was ist eine Gruppe?

Im allgemeinen spricht man dann von einer Gruppe, wenn mindestens zwei Personen miteinander in Interaktion treten. Es muß sich dabei um eine zielgerichtete Aktivität handeln. Zwischen den beteiligten Personen muß ein Mindestmaß an „Sympathie" vorhanden sein. Die einzelnen Mitglieder der Gruppe erwerben unterschiedliche Rollen und Aufgaben.

Damit aus mehreren Menschen, die sich an einem Ort befinden, eine Gruppe wird, muß sich ein bestimmter Prozeß abspielen.

Die zukünftigen Gruppenmitglieder müssen, wenn auch nur in geringem Ausmaß, eine gewisse gemeinsame Motivation, ein gemeinsames Merkmal, ein gemeinsames Interesse o. ä. aufbringen. Dies setzt, sofern überhaupt ein Interesse zur „Gruppenbildung" vorhanden ist, allmählich Wechselbeziehungen in Gang.

Durch dieses Interaktionsgeschehen entwickelt sich ein Gruppenleben, in dessen Verlauf bestimmte gruppendynamische Gesetzmäßigkeiten zu beobachten sind.

2.2.2 Faktoren im Gruppenprozeß

Im Verlauf des Gruppenlebens kristallisiert sich ein gemeinsames Ziel der Gruppenmitglieder heraus. Dieses Ziel kann deutlich erkennbar oder diffus sein. Die einzelnen Aktivitäten der Gruppe steuern auf das Ziel hin oder von ihm weg.

Mit der Zeit entsteht bei den Mitgliedern ein Gefühl der Zugehörigkeit zur Gruppe. Alle diese Faktoren führen zum sog. Wir-Gefühl, einem Netz gegenseitiger Anziehung. Durch diese Vorgänge werden mannigfaltige Beziehungen hergestellt; es werden persönliche und „Gruppenerfahrungen" gesammelt. Persönliche Grenzen können erlebt, eingehalten oder verändert werden. Auch die Grenzen, die einer Gruppe gesetzt sind, werden erfahren. In der Gruppe entstehen für ihre Mitglieder gültige Regeln, Normen und Werte.

Ein weiterer Faktor im Gruppenprozeß betrifft die Organisation der Gruppe. Diese Organisation ist durch die Übernahme von bestimmten Aufgaben oder Rollen durch die einzelnen Gruppenmitglieder gekennzeichnet. Man muß hier zwischen formellen und informellen Gruppen unterscheiden. In einer formellen Gruppe (Arbeitsgruppe, Stationsgruppe o. ä.) ist die Struktur dadurch in gewisser Weise vorgegeben, daß bestimmte Personen formal bestimmte Funktionen (etwa Gruppenleiter, Stations-Physiotherapeuten, Leitende Physiotherapeuten o. ä.) zu erfüllen haben. In solchen Gruppen ist eine weitere Strukturierung stark von dem „Führungsstil" des Gruppenleiters abhängig.

Zusammenfassung der Faktoren im Gruppenprozeß:
– Herauskristallisieren eines gemeinsamen Ziels,
– Aktivität im Hinblick auf das Ziel,
– Entstehen eines Beziehungsgeflechts,
– Bildung von Normen und Werten,
– Rollenübernahme.

• • • • Die physiotherapeutische (bewegungstherapeutische) Gruppe

Da die allgemeine Definition der Gruppe (s. oben) die Einzelbehandlung in der Physiotherapie charakterisiert, spricht man in diesem Bereich erst dann von einer Gruppe, wenn mehr als zwei Patienten gleichzeitig mit einem Physiotherapeuten zusammenarbeiten. Inhalt und Ziel der Gruppenarbeit ist die gemeinsame Bewegungstherapie, über die eine Verbesserung des funktionellen Befundes und ein sozialer Effekt erreicht werden sollen.

Es handelt sich hier um eine formelle Gruppe, da die Aufgabe des Therapeuten vorgegeben ist. Der Therapeut übernimmt die Rolle des „Fachmannes" auf dem bewegungstherapeutischen Gebiet; er macht Übungsvorschläge und -angebote, gibt Korrekturen, Hinweise und Hilfen. Eine weitere Aufgabe kann darin bestehen, durch therapeutische Zurückhaltung dem Patienten zu mehr Selbständigkeit zu verhelfen, seine sozialen Beziehungen zu stärken und Einsicht in leib-seelisches Geschehen zu entwickeln.

Die Wahl des Führungsstils und die Persönlichkeit des Physiotherapeuten prägen das Gruppenleben. Dieses wiederum hat Rückwirkungen auf das Verhalten und die Reaktionen des Therapeuten.

Einige gruppendynamische Faktoren, die für die physiotherapeutische Gruppenarbeit von besonderer Bedeutung sind, sollen etwas genauer betrachtet werden.

•••• Kommunikation – Interaktion

Kommunikation (Verständigung, Übermittlung von Information, Mitteilung) und Interaktion (Wechselbeziehung zwischen aufeinander ansprechenden Partnern) können verbal und averbal ablaufen. Verbal erfolgen sie durch die menschliche Sprache, averbal durch die Ausdrucksvorgänge des Körpers wie Mimik, Gestik, Stimme, Körperhaltung und vegetative Reaktionen. Die letzteren können kaum bewußt gesteuert werden. Sie haben aber eine starke Wirkung. Sie können wie die Sprache bewußt zur Mitteilung eingesetzt werden. Man spricht deshalb auch von Körpersprache. Durch sie können Informationen gegeben und aufgenommen werden, die nicht verbalisiert werden (können).

Jeder Mensch teilt sich auf diese Art anderen mit. Der Partner nimmt diese Mitteilungen auf und reagiert darauf in seiner Weise. So kommt es zur Interaktion zwischen Menschen wie den Mitgliedern von Gruppen. Das Verhalten eines Gruppenmitgliedes ist auf diese Weise immer in seinem Bezug zur Gesamtgruppe zu sehen.

Durch die Häufigkeit (aktiver) Interaktionen kann die Struktur einer Gruppe stark beeinflußt werden. Hierzu wurde u. a. festgestellt, daß sich Gruppenmitglieder zunächst an die aktivsten Mitglieder wenden, dann erst an andere und/oder die Gesamtgruppe (Maisonneuve 1973). Dieses Phänomen sollte vom physiotherapeutischen Gruppenleiter beachtet werden. Die Patienten neigen dazu, vorzugsweise mit dem Leiter zu kommunizieren. Das Ziel der Gruppenarbeit ist aber gerade das Herstellen von Beziehungen zwischen den Patienten.

Sobald die Gruppenmitglieder sich nicht mehr fremd sind, sich aktiv miteinander befassen, wächst das Ausmaß der Sympathie untereinander. Gleichzeitig wird aber auch die Möglichkeit zur Aggression und deren Ausmaß größer.

Kommunikation besteht auch in der Fähigkeit, die Mitteilungen anderer aufzunehmen und auf sie zu achten. Dies und besonders auch das Zuhören erfordern ein gewisses Maß an Bereitschaft und Zeit. Beides sollte vom Gruppenleiter aufgebracht werden. Auch die anderen Gruppenmitglieder sollten mit der Zeit fähig werden, sich dem anderen zuzuwenden und ihm aufmerksam zuzuhören.

• • • • Rollenbildung in Gruppen

Der Begriff „Rolle" umschreibt das Verhaltensmuster eines Individuums im Zusammenhang mit dem Platz, den es dadurch in einer Gruppe einnimmt.

Es gibt einige typische Rollen, die bewußt verteilt, angestrebt oder schließlich übernommen werden, z. B. die Rolle des Leiters oder des Organisators. Weiter kann es den geben, „der immer alles prima macht", den, der immer zu spät kommt, den, der die anderen mit allem Nötigen versorgt, den, der stets müde oder stets lustig ist, den, „der nicht so gut dran ist", den Gruppenclown und andere Rollen mehr.

Der Gruppenleiter hat durch seinen Führungsstil nicht nur auf die Kommunikationsweise der Gruppe, sondern auch auf die weitere Rollenbildung in der Gruppe Einfluß. Das Wissen um die Bedingungen der Übernahme von Rollen kann zum Verständnis und zur „Vorhersehbarkeit" des Verhaltens eines Gruppenmitglieds beitragen und dadurch z. B. auch die freiwillige Übernahme negativ besetzter Rollen einzelner Gruppenmitglieder bremsen oder verhindern helfen.

Das einzelne Gruppenmitglied übernimmt eine bestimmte Rolle – oft provoziert durch den Gruppenprozeß – meist unbewußt aus seiner psychischen Verfassung heraus und behält sie in der Regel bei, wenn nicht interveniert wird.

Der Physiotherapeut sollte (kann) versuchen, den Sinn der Rollenübernahme eines Patienten zu verstehen, und abwägen, ob er ihn darin bestärken oder auf eine Änderung hinwirken soll. Die Gruppenmitglieder können dazu angehalten werden, ihre Rolle in der Gruppe wahrzunehmen und zu verstehen. Vorübergehender Rollentausch (eventuell in Spielszenen oder Neuverteilung von Aufgaben) hilft dem einzelnen, die Rolle eines anderen besser zu verstehen, aber auch, die Wirkung seiner eigenen Rolle objektiver zu sehen.

• • • • Sozialer Effekt der Gruppe

Schon allein das Zusammensein mit anderen genügt, um das Verhalten eines Menschen zu beeinflussen. Dieser Effekt kommt bei Patienten mit psychischen Störungen, die an Gruppentherapie jedweder Art teilnehmen, besonders stark zum Tragen. In der physiotherapeutischen Gruppenbehandlung ist gerade in diesem Bereich ein Ziel der Gruppenbewegungstherapie zu sehen. Der soziale Effekt wird besonders deutlich hervortreten, wenn die Gruppenbewegungstherapie auf die Einzelbehandlung folgt bzw. alternierend dazu stattfindet.

Gruppenatmosphäre

Die Atmosphäre, die Stimmung, die sich in der Gruppe entwickelt, ist ein entscheidender Faktor, der zum Gelingen von Gruppenarbeit beiträgt. Der Patient soll sich angenommen und verstanden fühlen, so wie er ist.

Von der Gruppe als solcher und auch vom Leiter kann ein Gefühl von Geborgenheit und Schutz ausgehen. In der bewegungstherapeutischen Gruppe ist dies wichtig, da die Patienten mit ihren funktionellen, körperlichen Defiziten nur in einer Atmosphäre des gegenseitigen Vertrauens eine sachliche Arbeitsbasis finden können. Die Atmosphäre in der Gruppe wird von jedem einzelnen Mitglied geprägt und mitgestaltet, alle Faktoren des Gruppenlebens spielen mit hinein.

Der Gruppenleiter hat durch die Wahl seines Führungsstils und die Ausstrahlung seiner Persönlichkeit sowie durch die Modellwirkung seines Verhaltens einen großen Einfluß auf die Entwicklung der Atmosphäre in der Gruppe.

Wir-Gefühl

Die Entstehung dieses kollektiven Erlebens der Gruppe wurde bereits erwähnt. Die Mitglieder fühlen sich im großen und ganzen solidarisch miteinander. Wichtig ist, daß eine Gruppe mit starkem Wir-Gefühl höhere Belastungen aushalten kann. Trotz des Wir-Gefühls soll sich jeder noch als Individuum in der Gruppe fühlen. Das Erleben des Wir-Gefühls kann besonders für einen ansonsten einsam und isoliert lebenden Teilnehmer (Behinderte, alte Menschen) sehr wichtig sein, wenn er erlebt, daß er als Gruppenmitglied und auch die Gruppe als Ganzes wieder an Bedeutung und Wert gewinnt.

Gruppendruck

Während des Bestehens einer Gruppe entstehen stets gewisse Normen und Werte (Regeln, Abkommen, Übereinkünfte – s. oben). Das Ausmaß ist je nach der Art der Gruppe unterschiedlich und hängt von vielen intra- und interpersonellen Faktoren ab. Diese sich entwickelnden Regeln und Normen oder auch die Moral der Gruppe können einen gewissen Druck auf die Mitglieder erzeugen, die nicht sofort diese Gegebenheiten akzeptieren.

Andererseits kann aber auch Druck von einem sehr starken Gruppenmitglied auf die übrige Gruppe ausgehen, wenn dieses versucht, seine Bedürfnisse durchzusetzen, ohne die Individualität und Bedürfnislage der anderen Gruppenmitglieder zu berücksichtigen. Setzt es sich durch, wird die Gruppe unter seiner Leitung neu strukturiert. Setzt es sich nicht durch und ist es auch nicht bereit, die Regeln der Gruppe zu akzeptieren, wird es zum Außenseiter.

Die Gruppe hat dann die Chance, durch die Integration des Außenseiters eigene Werte und Maßstäbe zu hinterfragen und zu erneuern. Es ist aber auch möglich, den Außenseiter an den Rand oder gar aus der Gruppe herauszudrängen.

Hier kann nun die Frage nach der Gruppenfähigkeit eines Patienten gestellt werden. Battegay (1974) hat festgestellt, daß „nur diejenigen Menschen kommunikations- und gruppenfähig sind, die zu einem Mindestmaß an Übereinstimmung und Identifikation bereit sind". Die Beurteilung der Gruppenfähigkeit eines Patienten ist eine sehr schwierige Aufgabe. Besonders im Fachgebiet der Psychiatrie wird der Bewegungstherapeut oft vor diese Frage gestellt.

Der Gruppendruck muß nicht zwingend etwas Negatives sein. Er ist es dann, wenn die einzelnen Mitglieder nicht ein Gefühl von Freiheit der eigenen Entscheidung bzw. Respektierung der eigenen Meinung oder Persönlichkeit erleben.

• • • • Faktoren im Gruppenprozeß, an einem Beispiel erläutert

Gruppenbehandlung für beinamputierte Patienten (Ober- und Unterschenkelamputationen)

Die Gruppe wird eingerichtet mit folgendem Ziel: Der Patient soll einen funktionellen Gang mit Hilfe der Prothese und weiterer benötigter Hilfsmittel beherrschen.

Das Ziel ist formuliert. Es muß nun mit dem Patienten in der Gruppe besprochen und der Weg zum Ziel erläutert werden. Wenn die Patienten stark interessiert sind und aktiv mitarbeiten, bewegt sich die Gruppe auf dieses Ziel zu (Aktivität). Die Rollenübernahme und -ausgestaltung wird sich im Laufe des Gruppenprozesses entwickeln. Es kommt zur Herausbildung eines neuen Wertsystems: z.B. wieder gehen zu können, stolz darauf zu sein, das Gehen mit der Prothese erlernt zu haben (Bildung von Werten).

Die Patienten werden sich im Laufe der Zeit näherkommen und kennenlernen. Das Zusammensein mit „Leidensgenossen" hilft die eigene Behinderung besser zu verkraften, besonders dann, wenn in der Gruppe eine Atmosphäre der gegenseitigen Akzeptierung und Sympathie entstanden ist (sozialer Effekt, Wir-Gefühl).

2.2.3 Ebenen im Gruppenprozeß

Das Geschehen in der physiotherapeutischen Behandlungsgruppe läuft auf zwei verschiedenen Ebenen ab. Dies sind:
– funktionale Ebene,
– sozioemotionale Ebene.

Die Beachtung dieser beiden Ebenen ist für das Gelingen der Gruppenarbeit von großer Bedeutung.

Die Inhalte und Beziehungen (Interaktionen) innerhalb der Gruppe werden zwangsläufig diese beiden Ebenen berühren, ganz gleich, ob dies vom Gruppenleiter berücksichtigt wird oder nicht. Die isolierte Darstellung beider Ebenen soll die Vorgänge des Gruppenlebens transparenter machen. Dem Gruppenleiter soll damit ermöglicht werden, seine Handlungen, Reaktionen und sein Erleben im Hinblick auch auf diese beiden Ebenen zu hinterfragen.

Der Gruppenleiter muß stets beide Ebenen bedenken, er wird nie die eine Ebene betreten, ohne die andere zu berühren.

•••• Funktionale Ebene

Bei der funktionalen Ebene geht es um das Anstreben eines physiotherapeutischen Behandlungsziels im Sinne einer Funktionsverbesserung, z. B. das Erlernen neuer Bewegungsabläufe, Einüben spezieller Atemformen, Leistungssteigerung (Kraft, Ausdauer, Koordination, Rhythmus, Schnelligkeit).

Dazu gehören: Erheben des funktionellen Befundes der einzelnen Patienten, Überlegungen zur Verbesserung der Funktionen, Auswahl von entsprechenden Übungen und notwendigen Erklärungen und Anweisungen, schließlich die Ausführung und Verbesserung der Übungssequenzen.

•••• Sozioemotionale Ebene

Bei der sozioemotionalen Ebene geht es um alle Interaktionen und sozialen Kontakte der Gruppenmitglieder untereinander sowie das emotionale Erleben des einzelnen in der Gruppe.

Sie betrifft auch in starkem Maße die Beziehungen der einzelnen zur Krankheit, zu Raum und Material, zu den anderen Teilnehmern und zum Therapeuten.

Die sozioemotionale Ebene „begleitet" alle noch so inhaltsbezogenen (sachlichen) Interaktionen in der Gruppe. Sie ist einfach vorhanden. Für den Therapeuten ist dies wichtig zu wissen, denn er hat die Möglichkeit, bewußt das Geschehen vermehrt auf die eine oder andere Ebene zu lenken.

Auch in einer mehr funktional ausgerichteten Bewegungstherapiegruppe können die Vorgänge auf der sozioemotionalen Ebene zum Hauptinhalt der Gruppenstunde werden, wenn z.B. ein Problem der Gesamtgruppe oder eines einzelnen die Weiterarbeit behindert oder auch wenn persönliche Probleme in bezug auf die Krankheit oder Bewegungsfähigkeit zum Thema gemacht werden und ein allgemeines Interesse der Gruppenteilnehmer an einer Diskussion darüber besteht. Wenn die Stimmung, die Atmosphäre in der Gruppe die gemeinsame Arbeit behindert, muß erst wieder eine Atmosphäre hergestellt werden, in der befriedigendes und effektives gemeinsames Arbeiten möglich ist.

2.2.4 Ziele der Gruppenbewegungstherapie

Die Ziele der Gruppenbewegungstherapie beziehen sich auf die funktionale und sozioemotionale Ebene. Die Bewegungstherapie in Gruppen spricht von ihrem Ansatz her den Menschen als Ganzes in seiner leibseelischen Einheit an, der in Kontakt zu seiner Umwelt steht. Deshalb ist eine Trennung zwischen den funktionalen und den sozioemotionalen Zielen in der Realität nicht immer zu finden, denn sie bedingen sich gegenseitig.

Das allgemeine Grobziel könnte folgendermaßen lauten: Der Patient soll sich nach einer Zeit der Eingewöhnung in der Gruppe wohlfühlen und an der Gruppenarbeit Freude haben.

Der Weg zu diesen Zielen ist als ein Prozeß zu verstehen, an dem der einzelne Teilnehmer, der Leiter und die Gruppe als Ganzes mitwirken. Alle Ziele müssen erarbeitet werden.

• • • • Funktionale Ziele

Diese betreffen den einzelnen in der Gruppe und richten sich aus an dem jeweiligen Befund, dem Krankheitsbild, der ärztlichen Anweisung und dem physiotherapeutischen Behandlungsplan.

Die Ziele sollten mit dem Patienten besprochen werden; der Patient muß wissen, zu welchem (Teil-)Ziel er kommen soll, damit er den Weg dorthin auch bewußt gehen kann. Die folgenden möglichen funktionalen Ziele stellen die Grobform dar, sie sind je nach konkreter Situation weiter zu ergänzen bzw. zu verändern.

Mögliche funktionale Ziele ohne Berücksichtigung spezifischer Diagnosen:

Der Patient soll:
- ein besseres Bewegungs- und Körpergefühl entwickeln,
- seine Muskulatur kräftiger einsetzen,
- seine Bewegungen kräftiger, ausdauernder, schneller, besser koordiniert ausführen,
- allgemeine und selektive Entspannung erreichen,
- neue Bewegungsabläufe ausführen,
- sie für den Gebrauch im Alltag verfügbar haben,
- angemessenen von unangemessenem Bewegungseinsatz unterscheiden,
- sein Bewegungsverhalten ökonomisch gestalten,
- mit seinen körperlichen Kräften und Möglichkeiten auskommen,
- Hilfsmittel richtig gebrauchen (Rollstuhl, Stock, Stützen, orthopädische Schuhe, Peronäusschiene usw.),
- sein „Hausprogramm" beherrschen und zu Hause ausführen.

•••• Sozioemotionale Ziele

Diese betreffen ebenfalls zunächst den einzelnen in der Gruppe. Sie richten sich aus an dessen jeweiliger persönlicher, körperlicher und psychischer Befindlichkeit. Das Verfolgen von Zielen auf der sozioemotionalen Ebene steht jedoch in direktem Zusammenhang mit dem Interaktionsgeschehen, dem Miteinander in der Gruppe.

Die sozioemotionalen Ziele werden z. Z. in vielen Gruppenformen nicht zum Inhalt der Arbeit erklärt. Durch das zwangsläufige Vorhandensein der sozioemotionalen Ebene müssen wir uns aber bei verantwortungsvoller und zufriedenstellender Gruppenarbeit bei allen Gruppenformen auch für diese Ebene und deren Ziele verantwortlich zeigen.

Mögliche sozioemotionale Ziele:

Der einzelne Patient soll
- das Gruppenangebot annehmen und auf sich wirken lassen,
- sich in die Gruppe hineinbegeben,
- mit neuem oder verändertem Verhältnis zu seinem Körper zurechtkommen,
- mit seiner Behinderung vertraut werden,
- sich nicht als einzig ausgewähltes Opfer der Krankheit empfinden,
- Lebensfreude im Umgang mit dem eigenen Körper (wieder-)entdecken,
- seine Wünsche, Forderungen, Vorstellungen in der Gruppe artikulieren, soweit sie das Gruppengeschehen betreffen,
- Verständnis dafür aufbringen, wenn andere dies tun,

- sich als Partner von anderen erleben,
- Kontakt zu anderen aufnehmen,
- sich nicht in Krankheit flüchten,
- für sich selbst verantwortlich sein,
- selbständig handeln,
- wissen, daß das Gruppengeschehen auf der Inhalts- und Beziehungsebene abläuft,
- neben dem Erreichen des funktionalen Ziels die Interaktion mit den anderen ebenfalls als wichtig erachten,
- sich mit Hinweisen, die Kommunikationsprobleme betreffen, auseinandersetzen,
- zu aufkommenden Gefühlen stehen, sie eventuell in die Gruppe bringen,
- anderen zuhören.

Die Gruppe insgesamt soll
- gegenseitiges Verständnis und Vertrauen aufbringen,
- individuelle Eigenheiten eines Mitgliedes annehmen,
- als Ganzes eine solidarische Gemeinschaft bilden,
- unter dem Motto arbeiten: jeder ist gleich viel wert,
- gemeinsame Lösungsstrategien finden,
- Unabhängigkeit vom Leiter zeigen.

2.3 Formen der Gruppenarbeit in der Physiotherapie

Hier wird der Frage nachgegangen, in welchen Bereichen unseres Tätigkeitsfeldes die Möglichkeit der Bewegungstherapie in Gruppen besteht.

Man kann hierbei verschiedene Formen von Gruppen unterscheiden, je nachdem, ob man eher ihre inhaltlichen oder ihre organisatorischen Merkmale charakterisieren will.

Einteilung der Gruppenformen:
- Gruppenformen, charakterisiert durch inhaltliche Aspekte. Die Benennung der Gruppe erfolgt aufgrund des therapeutischen Inhalts und Ziels, das sie verfolgt;
- Gruppenformen, charakterisiert nach organisatorischen Gesichtspunkten.

2.3.1 Gruppenformen, charakterisiert durch inhaltliche Aspekte

Bei Patienten, die aufgrund ihrer Störung schon sehr lange bzw. in ausreichendem Maße in Einzelbehandlung standen und nun wieder sowohl körperlich als auch seelisch soweit belastbar sind, daß die Einzelbehandlung abgeschlossen werden kann, besteht häufig die Notwendigkeit der Fortsetzung der Behandlung in anderem Rahmen. Hier kann die physiotherapeutische Gruppenarbeit einsetzen. Sie kann auch dem Bedürfnis des Patienten entgegenkommen, mit Hilfe der Physiotherapie/Bewegungstherapie weiter an seiner Bewegungsstörung (Bewegungsdefizit) zu arbeiten.

Durch die Gruppentherapie findet eine Steigerung der Anforderungen, die an den Patienten herangetragen werden, statt:
- Ablösung vom „eigenen" Physiotherapeuten,
- Wiedereingliederung in die Gemeinschaft anderer,
- Kontaktaufnahme zu anderen Patienten,
- Konfrontation mit der Krankheit anderer und auch mit der eigenen Behinderung im Zusammensein mit anderen,
- Übernahme von mehr Selbstverantwortlichkeit und Selbständigkeit, nicht zuletzt auch für den eigenen Körper,
- Förderung der Motivation durch Änderung des äußeren Rahmens.

Gleichzeitig findet aber auch ein Abbau der Einschränkungen gewöhnlicher Lebenserfahrungen statt, die während des Krankseins oftmals gemacht werden, durch:
- interpersonale Kommunikation,
- Steigerung der Beweglichkeit, motorisch und psychisch,
- Hebung des Aktivitätsausmaßes im weitesten Sinne.

Gruppentherapie als Ergänzung der einzeltherapeutischen Maßnahmen

Die Gruppenbewegungstherapie kann auch zusätzlich zu den einzeltherapeutischen Maßnahmen angesetzt werden. Das ist dann möglich, wenn der Patient von Diagnose und funktionellem Befund her noch eine gezielte Einzeltherapie benötigt, sich zur gleichen Zeit aber die Indikation für die Bewegungstherapie in der Gruppe entwickelt. Es kann die Notwendigkeit bestehen, weitere Ziele mit dem Patienten anzustreben, die in der Einzelarbeit nur unter großem Zeit- und ineffektivem Arbeitseinsatz zu leisten wären, sowie Ziele zu verfolgen, die mehr auf Interaktion, Kontaktaufnahme usw. hinauslaufen, die in der Zweiersituation gar nicht erreicht werden können.

Mögliche Inhalte der ergänzenden Gruppentherapie in der Physiotherapie:
- Einüben, Fördern von sozialen Kontakten,
- Teilnahme an speziellen Übungsgruppen (z.B. Wassertherapie, Sporttherapie, Gangschulung, Bogenschießen, Rollstuhltraining),
- Erlernen eines Hausprogramms,
- Üben und Einschleifen von bereits gelerntem Bewegungsverhalten,
- Einschleifen von großen Bewegungsabläufen, Gebrauchsbewegungen, z.B. Rollen, Hochkommen zum Sitzen,

- allgemeines Einwirken auf Kreislauf, Kraft und Ausdauer durch die Gruppenbewegungstherapie, wenn die selektive Einwirkung auf spezielle funktionelle Defizite noch in der Einzelbehandlung vorgenommen wird (z. B. bei einer Hemiparese die Greiffunktion der Hand in Einzeltherapie, im übrigen Gruppentherapie),
- Aufgreifen des Bewegungsdrangs und Spielbedürfnisses bei Kindern durch eine Gruppenstunde, dadurch kann die Motivation zur Einzelbehandlung erhalten werden.

• • • • Gruppentherapie bei Teilnehmern mit gleichem oder ähnlichem somatopsychischem Zustandsbild

Es handelt sich hierbei um Bewegungstherapiegruppen, die ärztlich indiziert, dosiert und kontrolliert sind und regelmäßig durchgeführt werden (Hüllemann 1978).

Die Bewegungstherapie in Gruppen wird hier bewußt als therapeutisches Medium benutzt. Sie ist die Methode aus dem Bereich der Physiotherapie, die adäquat auf das betreffende Zustandsbild einzugehen vermag. Bei der oben genannten Form der Bewegungstherapie in Gruppen werden bewußt die funktionale und sozioemotionale Ebene gleichwertig beschritten und in den Gesamtgruppenprozeß mit einbezogen.

Hierzu muß die Definition der sozioemotionalen Ebene etwas weiter differenziert werden. Nur wenn der Therapeut diese im folgenden beschriebene psychosomatische Sichtweise der Gruppentherapie bejahen kann, ist es ihm möglich, entsprechend therapeutisch zu arbeiten.

Erweiterung der Definition der sozioemotionalen Ebene

Vorausgesetzt wird die Erkenntnis, daß emotionale Faktoren organische Krankheiten hervorrufen und beeinflussen können.

Andererseits vermögen organische Störungen auch psychische Leiden auszulösen. Die sozioemotionale Ebene strebt eine psychosomatische Einflußnahme an, um dem Patienten bestimmte Erlebnismöglichkeiten zu eröffnen, z. B. Arbeit an der Möglichkeit von Selbstfindung und Selbstverwirklichung unter veränderten körperlichen Bedingungen. Es kann dem Patienten Raum gegeben werden zum Ausprobieren und Wiedererlernen von sozialem Umgang mit anderen; es kann die Fähigkeit erprobt werden, zwischen den Ansprüchen anderer und den eigenen zu unterscheiden sowie die bisher an den Körper gestellten Ansprüche den veränderten Fähigkeiten anzupassen. Durch den Kontakt mit den anderen Gruppenmitgliedern soll eine weitgehende Modifizierung des Erlebnisses der Einmaligkeit der eigenen Krankheit erreicht werden.

Es folgen nun Beispiele von Patienten- und/oder Diagnosegruppen, die unter der genannten Gruppenform einzuordnen sind.

•••• Gruppe mit koronaren Risikopatienten, Rehabilitationsgruppen nach Herzinfarkt

Der gruppendynamische bewegungstherapeutische Ansatz dient der Adaptation an die Alltagsbelastung dieser Patienten (Hüllemann 1978). Neben dem körperlichen Training und einer Reihe weiterer Rehabilitationsmaßnahmen soll durch die Bewegungstherapie in Gruppen folgendes erarbeitet werden:

Funktionelle Inhalte

- Verbesserung der Bewegungsökonomie und Bewegungskoordination,
- Erlernen von Entspannungsübungen und ihre selbständige Anwendung,
- körperliche Aktivierung.

Sozioemotionale Inhalte

- Veränderung des risikoreichen Lebensstils,
- Vorbeugen der infarktreaktiven Depression durch das Wecken von Selbstvertrauen,
- Lernen, mit den veränderten körperlichen Gegebenheiten umzugehen,
- Anstreben einer ausgeglichenen seelischen Verfassung.

„Die bewegungstherapeutisch orientierte Gruppentherapie ist eine praktikable Form der ärztlichen Dauerbetreuung. Die gruppendynamischen Effekte lassen sich ausgezeichnet für die Motivation zu einem gesundheitsgerechten Verhalten nutzen" (Hüllemann 1978).

Hier wird die ärztliche Betreuung erwähnt. Es bietet sich also an, darauf hinzuweisen, daß bei der oben genannten Gruppenform, also auch bei diesen „Koronargruppen", eine gute Zusammenarbeit zwischen Arzt und Physiotherapeut erforderlich ist.

•••• Gruppe von Patienten mit Asthma bronchiale

Da es sich hier um eine multifaktoriell, d.h. auch psychisch bedingte Krankheit handelt, besteht eine Indikation für die Behandlung in der Gruppe. Einzelbehandlung kann parallel dazu laufen oder vorausgegangen sein.

Funktionale Inhalte

- Atemtherapie,
- Schulen der Atmung,
- lernen, die Atemform in Partnerarbeit gegenseitig zu kontrollieren (dadurch kann Information über die Atmung und Atemfehlformen erworben werden),
- Aufklärung über die Atmungsvorgänge und Atmungsorgane in patientengerechter Weise,
- Erläutern und Üben des richtigen Verhaltens im Anfall.

Sozioemotionale Inhalte

- Bewußt den Zusammenhang zwischen Stimmung und Veränderung der Atemform erfassen; diese Patienten neigen dazu, ihre Gefühle abzuwehren, zur emotionalen Überempfindlichkeit sowie teilweise zu aggressiven und dominantem Verhalten (Bräutigam u. Christian 1986).
- Herstellen von Kontakten – Asthmatiker haben oft die Tendenz, sich zurückzuziehen; sie lernen in der Gruppe, Gefühle wahrzunehmen und zum Ausdruck zu bringen.

• • • • Geburtsvorbereitung in Gruppen

Funktionale Inhalte

- Allgemeine Informationen über Schwangerschaft, Geburt und Stillzeit,
- Vermitteln von konkreten Vorstellungen über anatomisch-physiologische Gegebenheiten bei Schwangerschaft und Geburt sowie Kenntnissen und Übungen zur Thromboseprophylaxe und Entstauung der Beine,
- spezifisches Muskeltraining und Einüben von gezielter Muskelentspannung,
- Erlernen der verschiedenen Atemformen, die während der Geburtsarbeit selbständig anzuwenden sind,
- Erlernen einer Entspannungstechnik, die ebenfalls während der Geburtsarbeit angewendet werden soll.

Sozioemotionale Inhalte

- Erarbeiten bewußter innerer Bereitschaft dem Geburtsereignis gegenüber,

- Vermindern der Angst durch hohen Grad an Informiertheit und durch die Sicherheit, sich mit den Atmungs- und Entspannungstechniken aktiv am Geburtsablauf beteiligen zu können (psychosomatische Geburtserleichterung).

Als weitere Beispiele für die hier behandelte Gruppenform seien noch bewegungstherapeutische Gruppen für Patienten mit gleichem oder ähnlichem somatopsychischen Zustandsbild aufgezählt in den Fachbereichen:
- Neurologie: Gruppen für Patienten mit Parkinson, multipler Sklerose, Hemiplegie oder Querschnittlähmung.
- Orthopädie: Gruppen für Patienten mit Haltungsschwächen, Haltungsfehlern, Wirbelsäulenabweichungen und -erkrankungen, rheumatoider Arthritis; Gehschule und Versehrtengruppen.
- Pädiatrie: Gruppen für Kinder mit minimaler zerebraler Dysfunktion, juveniler chronischer Polyarthritis, Haltungsfehlern.
- Chirurgie: Gruppen für Extremitätenverletzte und -amputierte; Frauen nach Mammaamputation.
- Psychiatrie: In diesem Fachgebiet liegt der bewegungstherapeutische Schwerpunkt auf der Gruppenbehandlung. (Siehe hierzu ausführlich Band 11.)

•••• Bewegungsgruppen ohne medizinisches/physiotherapeutisches Behandlungsziel

Diese Gruppenform steht für all jene Gruppen, die in erster Linie auf freiwilliger Basis der Teilnahme beruhen. Sie können als zusätzliches Angebot zum therapeutischen Gruppenprogramm gelten, z. B. an Krankenhäusern, Rehabilitationskliniken, Kurkliniken, freier Praxis. Auch als Personalgymnastik – angeboten von der Physiotherapieabteilung – sind sie denkbar. Ihre Kennzeichen sind:
- Teilnehmer kommen freiwillig.
- Inhalt der Gruppenarbeit liegt – jedenfalls dem Thema nach – fest.
- Der Leiter hat die Funktion des Lehrenden, Vermittlers, Organisators.
- Sozioemotionale Aspekte kommen zum Tragen.
- Hauptziel der Gruppe: Vermittlung von Bewegungsfreude und körperliche Betätigung.

Beispiele für Inhalte dieser Gruppenarbeit: Jazzgymnastik, Volkstanz, Skigymnastik, allgemeine Gymnastik, Sportgruppen.

In der Regel werden diese Gruppen gerne von solchen Kollegen geleitet, die Spaß an der Gruppenarbeit haben und das Angebot, das sie machen, von anderen Ausbildungsgängen her beherrschen.

2.3.2 Gruppenformen, charakterisiert nach organisatorischen Gesichtspunkten

•••• Teilnehmerkreis

Je nach der Zusammensetzung des Teilnehmerkreises an der Gruppenstunde ist eine Unterscheidung der Gruppenformen möglich.

Offene Gruppe

Es besteht keine „Verpflichtung", an der Gruppenarbeit teilzunehmen. Der Teilnehmerkreis kann deshalb jedesmal anders zusammengesetzt sein. Der Leiter weiß nie genau, wer kommt und wer nicht. Auch die Gruppengröße variiert. Es kann eine Grenze der Teilnehmerzahl nach oben und unten festgesetzt werden (z. B. ab 8 Personen kann die Gruppenarbeit stattfinden; mehr als 20 Personen sollten es nicht sein).

Geschlossene Gruppe

Der Teilnehmerkreis bleibt über einen bestimmten Zeitraum unverändert. Leiter und Gruppenmitglieder sind bei jeder Gruppenstunde die gleichen, es findet kein Wechsel in der Zusammensetzung statt.

Halboffene Gruppe

Die halboffene Gruppe ist eine Mischung zwischen der geschlossenen und der offenen Gruppe. Sie wird sicher am häufigsten praktiziert, da die Arbeit in der offenen Gruppe unbefriedigend sein kann und die Organisation einer geschlossenen Gruppe sicher nicht immer einfach ist. Die halboffene Gruppe sollte einen „Kern" von festen Mitgliedern haben, die über einen längeren Zeitraum an der Gruppenarbeit teilnehmen; die Fluktuation in der Gruppe sollte nicht zu groß sein. Durch die Konstanz des Gruppenleiters kann die Arbeit in der halboffenen Gruppe wesentlich erleichtert werden, d. h. die Gruppe arbeitsfähig bleiben.

Die Konsequenzen, die eine offene oder geschlossene Gruppe mit sich bringen, sind wesentlich und sollten beachtet werden. In Tab. 2.**1** sind einige Punkte gegenübergestellt, die dies verdeutlichen sollen. Die halboffene Gruppe ist zwischen den beiden Polen „offene" und „geschlossene" Gruppe einzuordnen, je nach dem Ausprägungsgrad der beschriebenen Merkmale in der konkreten Gruppensituation.

2.3 Formen der Gruppenarbeit in der Physiotherapie

Tabelle 2.1 Vor- und Nachteile der offenen und der geschlossenen Gruppe

Geschlossene Gruppe	Offene Gruppe
– gleichbleibende Teilnehmer, geringe Fluktuation	– wechselnde Teilnehmer, große Fluktuation
– meist höherer Informationsstand, Information kann gezielter eingeholt werden	– Informationsstand (kann) niedriger (sein)
– Teilnahme verbindlich	– Teilnahme weniger verbindlich
– Teilnehmer lernen sich untereinander und den Leiter kennen (Ruhe)	– es müssen stets neue Mitglieder kennengelernt und alte verabschiedet werden (Unruhe)
– Vertrauensbasis ist leichter/schneller gefunden	– Vertrauensbasis ist schwerer zu bilden
– Aufbauarbeit ist möglich	– Aufbauarbeit ist erschwert, Gruppe muß sich vielleicht jede Stunde erneut nach dem Schwächsten/Langsamsten/Ungeübtesten richten
– verbale Reflexion kann durch größere Vertrauensbasis leichter fallen	– verbale Reflexion fällt schwerer, weil Vertrautheit fehlt, oder leichter, da Anonymität vorherrschen kann
– mehr Einschränkung für alle Teilnehmer durch die Organisation	– mehr Freiraum für alle Teilnehmer, da der äußere Rahmen lockerer ist
– innerhalb des Gruppenprozesses mehr persönlicher Freiraum durch Vertrautheitsgrad in der Gruppe	– persönlicher Freiraum kann beengter erlebt werden durch Unruhe und weniger Vertrautheit

• • • • Teilnahmemodus

Bei der Planung und Leitung einer Gruppe ist es wesentlich zu beachten, unter welchen Bedingungen der Patient an der Gruppe teilnimmt. Es ist ratsam, den Teilnahmemodus mit Arzt und Patient zu besprechen. Falls dies nicht möglich ist, sollte sich der Leiter der Gruppe über den Teilnahmemodus der Patienten im klaren sein. Es ist für den Leiter und die Gesamtgruppe nicht unwesentlich, ob die Mitglieder motiviert sind, auf freiwilliger Basis teilnehmen oder nicht motivierten Patienten die Gruppentherapie verordnet wird.

Teilnahmemodi können sein:
- Mitglieder kommen auf freiwilliger Basis mit der Erklärung, eine bestimmte Zeit lang an der Gruppenarbeit teilzunehmen.
- Mitglieder werden von dem Physiotherapeuten/Arzt aufgefordert, an der Gruppe teilzunehmen, sie sind motiviert.
- Mitglieder werden „geschickt", es entspricht nicht ihrer augenblicklichen motivationalen Lage, an der Gruppenarbeit teilzunehmen.

Es gilt für den gruppenleitenden (-planenden) Physiotherapeuten sorgfältig abzuwägen zwischen den Bedingungen, die von außen (Institution, Arzt) an ihn herangetragen werden, und den Bedingungen, unter denen gruppentherapeutische Arbeit in der Bewegungstherapie von ihm für sinnvoll erachtet wird.

···· Zeit

Bei der Planung und Leitung der Gruppe sind folgende zeitliche Überlegungen anzustellen:
- die Häufigkeit der Gruppenstunden – wieviele Treffen pro Woche finden statt?
- Über welchen Zeitraum soll die Gruppe bestehen bleiben?
  - Laufzeit der Gruppe wird festgelegt,
  - Laufzeit der Gruppe bleibt offen.

2.3.3 Rahmenbedingungen der Gruppenbewegungstherapie

Die Rahmenbedingungen setzen sich aus äußeren Faktoren zusammen, die unmittelbar mit der Planung und Durchführung der Gruppenarbeit zu tun haben.

Institution

Welchen Stellenwert hat die Bewegungstherapie in Gruppen dort? Wird die Organisation der Gruppenarbeit unterstützt oder erschwert?

Zeitpunkt

Wann findet die Gruppenstunde statt? Handelt es sich für Patienten und Leiter um einen günstigen oder ungünstigen Zeitpunkt?

Gruppengröße

Ideal ist eine Gruppengröße von 8 – 12 Mitgliedern. Die ideale Zahl ist aber auch abhängig von Raumgröße, Geräten, Teilnehmern (Alter, Diagnose) und dem Inhalt der Gruppenarbeit.

Raum

Der Raum ist ein wichtiger Faktor der Gruppenbehandlung. Es kann nicht gesagt werden: „Schöner Raum – schöne Gruppe, schlechter Raum – schlechte Gruppe". Der Raum muß im Laufe der Gruppenarbeit oft erst richtig entdeckt werden. Es gibt einige Faktoren, die aus rein technischen Gründen beachtet werden müssen, die wir mit sogenannten Minimalforderungen bezeichnen können:
- Lüftung muß vorhanden sein, d. h. Fenster zum Öffnen.
- Der Fußboden muß geeignet sein für die Bewegungstherapie.
- Die Sicherheit des Raumes und der Geräte muß gewährleistet sein.
- Die Beleuchtung sollte verstellt werden können, damit eine gute Ausleuchtung möglich ist, grelles Licht gedämpft werden kann. Die Lampen sollten ausreichend vor fliegenden Bällen gesichert sein.
- Die Lage des Raumes; dieser Punkt findet in der Regel nur bei Neukonzeptionen von Physiotherapieabteilungen Interesse und soll deshalb hier nicht beachtet werden.

Der Zusammenhang zwischen Raumgröße und Gruppengröße darf nicht unterschätzt werden; es wurde festgestellt, daß die Konfliktbereitschaft mit der Zunahme von Quadratmetern abnimmt (Sjølund 1976).

Geräte und Zubehör

Es sollten in ausreichendem Maße Geräte und Zubehör vorhanden sein. Diese sollten sich in gebrauchsfähigem Zustand befinden.

Auch an die Anzahl der Geräte lassen sich „Minimalforderungen" anlegen: pro Mitglied und Leiter je ein Ball, Stab, Reifen, Seil, Hocker; drei kleine Bälle, zwei Keulen; dazu noch ein Tau, drei verschieden schwere Medizinbälle, ein Sportball.

Informationsbeschaffung

Vor und während der Gruppenlaufzeit ist es wichtig zu klären, wo der Leiter die Informationen über Patienten erhält bzw. weitergeben kann.

Ein hoher Informationsstand der Therapeuten ist ein wesentlicher Faktor für das Gelingen der Gruppenarbeit. Es empfiehlt sich, für diesen Zweck eine Vereinbarung zu treffen (z. B. Treffen im Physiotherapieraum, Stationsgespräche, Teilnahme des Arztes an der Bewegungstherapie mit nachfolgender Besprechung o. ä.).

Vorgespräch – Befundaufnahme

Es muß überlegt werden, wie der Patient in die Gruppenbewegungstherapie eingeführt wird. Kommt er zum Vorgespräch, in dem er die Arbeitsweise der Bewegungstherapie in der Gruppe erklärt bekommt, oder erscheint er einfach in der ersten Stunde und lernt den Ablauf auf diesem Weg kennen? Ist eine besondere Befundaufnahme notwendig?

Dokumentation

Die Dokumentation muß zwei Forderungen gerecht werden:
- Ökonomie – das Dokumentieren darf nicht zu viel Zeit in Anspruch nehmen,
- Übersichtlichkeit – die wesentlichen Punkte müssen kurz, prägnant und übersichtlich festgehalten werden.

Die Dokumentation kann sich entweder auf den einzelnen Patienten beziehen, oder sie kann inhaltsbezogen sein (den Gruppenablauf betreffend). Es muß infolgedessen genau geklärt werden (mit der Abteilung, dem Team, der Station oder dem behandelnden Arzt), welchem Zweck die Dokumentation dienen soll.

2.4 Zusammenstellen und Zusammensetzung einer Gruppe

Hier wird der Frage nachgegangen, mit welchen Überlegungen die Zusammenstellung einer Gruppe einhergehen kann; auch eine bereits bestehende Gruppe kann aufgrund dieser Überlegungen noch einmal betrachtet und dadurch vielleicht der Gruppenprozeß besser verstanden werden.
- *Inhalt der Gruppenarbeit.* Hierzu s. Ausführungen zu den einzelnen Gruppenformen, die funktionalen und sozioemotionalen Inhalte betreffend (S. 98).
- *Alter der Teilnehmer.* Es ist von Vorteil, auf einen homogenen Altersdurchschnitt zu achten; in vielen Fällen ist es dann einfacher, das Übungsangebot adäquat auszuwählen. Besonders bei Kindergruppen ist eine Einteilung der Gruppen gemäß dem Entwicklungsstand der Kinder notwendig.
- *Persönlichkeitsmerkmale.* Die Mitglieder kommen auf unterschiedlichsten Wegen und mit den verschiedensten Bedürfnissen und Vorstellungen zur Teilnahme. Es wurden jedoch drei Möglichkeiten der Unterscheidungen von Gruppenmitgliedern herausgefunden (Sjølund 1976):

- Ich-Orientierte,
- Aufgabenorientierte,

- ❖ Interaktionsorientierte.
  Es kann für den Gruppenleiter eine Hilfe sein, im Laufe des Gruppenprozesses das Geschehen unter Berücksichtigung dieser Beschreibung der Grundhaltung von Patienten zu betrachten.

Das *Ich-orientierte* Mitglied stellt sich selbst vor die Aufgabe in der Gruppe und die Interaktion mit den anderen, d. h., es muß sich alles um dieses Mitglied drehen, das meint, der/die Kränkste, Wichtigste, Beste o. ä. zu sein.

Beim *aufgabenorientierten* Mitglied steht die Aufgabe, der Inhalt im Vordergrund. Bei ihm kommt das Miteinander zu kurz; es will keine kostbare Zeit verlieren.

Beim *interaktionsorientierten* Mitglied steht die Aufgabe im Hintergrund, es schafft ein gutes Gemeinschaftsklima. Diesem Teilnehmer ist der Kontakt zu den anderen wesentlich wichtiger als die Bearbeitung der Gruppenaufgabe.

Ideal ist, wenn die einzelnen Mitglieder eine „gute Mischung" aus aufgaben- und interaktionsorientierter Haltung aufweisen oder wenn eine gleiche Anzahl von Aufgaben- sowie Interaktionsorientierten versammelt ist. Ich-orientierte Patienten sollten nicht so viele in der Gruppe sein, da die Arbeit mit ihnen sich oft schwierig gestaltet.

Bei der Gruppenplanung ist zu überlegen, wie der einzelne Patient von seiner Orientierung her eingeschätzt werden kann. Wie wird er sich verhalten? Besteht die Möglichkeit, mit ihm eine andere Einstellung zu erarbeiten, wenn die derzeitige für ihn und seine Teilnahme an der Gruppenbewegungstherapie ungünstig war?

2.5 Methodik der Gruppenarbeit in der Physiotherapie

Einige methodische Hinweise für die Gruppenbehandlung in der Physiotherapie sollen dem gruppenleitenden Physiotherapeuten Anhaltspunkte zur Durchführung der Gruppenbewegungstherapie geben.

Dies beinhaltet die Aufzählung und Erläuterung der Faktoren, die bei der Durchführung zum Tragen kommen. Es werden keine unterschiedlichen Wege zum Erarbeiten bestimmter Ziele dargestellt. Es soll deutlich werden, daß die Art und Weise des Vorgehens in der Gruppe zwar von bestimmten Prinzipien abhängig ist, aber ständig am aktuellen Zustand der Gruppe und der einzelnen überprüft und neu eingerichtet werden muß.

Die Methodik der Gruppenbehandlung setzt sich aus folgenden Punkten zusammen:
- Vorüberlegungen,
- Beginn der Stunde – Einstimmung,

- Gestaltung des Hauptthemas,
- Gestaltung des Endes,
- Verhalten des Gruppenleiters,
- Übungsangabe, Bewegungsvermittlung, Korrektur.

2.5.1 Vorüberlegungen – Überlegungen vor Beginn der Stunde

Die Überlegungen vor Beginn der Stunde dienen der Einstimmung des Leiters/Therapeuten auf die zu erwartende Gruppe und den konkreten Vorbereitungen auf die Gruppenarbeit. Gruppenleiter, die gerade mit der Arbeit in Gruppen beginnen, sollten sich diesem Punkt gründlich zuwenden.
- Es ist z. B. von Vorteil, sich zunächst auf sich selbst zu besinnen, sich über das eigene momentane Befinden klar zu werden. Aus welcher Situation heraus muß der Gruppenleiter vor die Gruppe treten (Hektik, Ärger, Ruhe, Mittagszeit)?
- Aus welcher Situation kommen die Teilnehmer zur Behandlung (von der Arbeit – bei ambulanten Gruppen; von einer anderen Therapie, nach der Besuchszeit)? Kann das Befinden einzelner oder der Gesamtgruppe eingeschätzt werden?
- Welches Konzept wird mit der Gruppe verfolgt?
- Um welche Gruppenform handelt es sich; wie ist die Altersverteilung in der Gruppe?
- Festlegen der Ziele für die heutige Stunde, entsprechende Übungsangebote auswählen.
- Konkrete Vorbereitungen treffen (Raum, Geräte, Musik usw.).

2.5.2 Beginn der Gruppenstunde

Der allererste Kontakt mit den Teilnehmern der Stunde sollte gekennzeichnet sein durch das Wahrnehmen der Gesamtsituation und der Atmosphäre, die in der Gruppe herrscht. Der Leiter sollte die verbale und nonverbale Kommunikation der Teilnehmer beobachten.

Es ist möglich, die Stunde „offiziell" gemeinsam zu beginnen; alle Beteiligten kommen zusammen und beginnen den Gruppenablauf zu gestalten. Dies kann geschehen, indem etwa kurz über das Befinden der einzelnen Gruppenmitglieder gesprochen wird. Es muß darauf geachtet werden, daß ein solcher Beginn nicht zum leeren Ritual wird, sondern eine Möglichkeit für Patienten und Therapeut darstellt, sich besser kennenzulernen und aufeinander einzustellen. Auf diese Weise wird es möglich sein, Konflikte, Schwierigkeiten und Störungen, die der einzelne mitbringt, anzusprechen. Je nach Art der „Störung" muß der Leiter entscheiden, ob die Gruppe der richtige Ort zur Lösung ist oder ob dem

Patienten ein Hinweis auf eine entsprechende Stelle oder Person gegeben werden kann.

Es ist auch möglich, Aktivitäten, die einzelne Patienten oder die Gesamtgruppe zeigen, aufzugreifen und diese zu Beginn zu „erklären". Das bedeutet, daß der Gruppenleiter an der konkreten Situation der Gruppe und deren emotionaler Ansprechbarkeit anknüpft. Es wird langsam die Verbindung hergestellt von der Anfangsbefindlichkeit der Gruppe zur funktionalen Ebene. Diese Steuerung, die der Gruppenleiter hier vornimmt, geschieht unter der Voraussetzung, daß die Anfangsaktivität nicht im völligen Widerspruch steht zu dem, was mit der betreffenden Gruppe erarbeitet werden soll (Kontraindikation).

Beispiel vom Beginn einer Gruppenstunde

Die Gruppe fängt an, mit bereitliegenden Bällen zu spielen: Der Gruppenleiter hatte im Hauptteil Ballgymnastik zur allgemeinen Lockerung und Dehnung der Muskulatur geplant, wollte zu Anfang jedoch kein Ballspiel machen. Die Gruppe entwickelt immer mehr Freude am Spiel, schließlich machen alle mit.

Der Leiter hat nun folgende Möglichkeiten:
- Er wartet ab, bis die Gruppe keine Lust mehr zum Ballspielen hat (das kann lange dauern und ist deshalb nicht zu empfehlen).
- Er unterbricht kurz und schlägt vor:

- noch 5 Minuten weiterzuspielen, dann etwas anders zu machen;
- bis zu einer bestimmten Punktzahl weiterzuspielen;
- das Ballspiel jetzt zu beenden und am Ende der Stunde noch ein Ballspiel anzuschließen.

- Er kann das Spiel auch verändern, wenn dadurch ein Trainingseffekt erzielt werden kann und er das Gefühl hat, die Gruppe geht auf diesen Vorschlag ein, ohne sich „überfahren" zu fühlen, z. B.:

- der Gymnastikball wird durch einen Medizinball oder Tennisball ersetzt;
- jeder bekommt einen Ball – wie geht es jetzt weiter?
- Neuregelung der Mannschaftsaufteilung;
- statt im Gehen und Laufen im Sitzen weiterspielen usw.

Der Gruppenleiter kann sein Einstimmungsangebot auch so auswählen, daß es als konkrete Vorbereitung auf den Hauptteil der Stunde dient. Bezogen auf das oben genannte Beispiel könnte das Einstimmungsangebot zum Beispiel dazu genützt werden, Ballgeschicklichkeit und Ballgefühl zu erwerben.

Der Therapeut muß am Stundenbeginn herausfinden, wie die Gruppe emotional erreichbar ist. Von dieser Basis aus können dann die konkreten funktionalen Ziele erarbeitet werden.

Meist muß auch am Anfang einer Stunde Motivierungsarbeit geleistet werden; auch bei grundsätzlich motivierten Teilnehmern ist die Einstimmung auf die gesamte Stunde ein wesentlicher Faktor, der den übrigen Gruppenablauf mitbestimmt.

Es gilt also, genau die Zielsetzung des Einstimmungsangebotes zu durchdenken:
- Soll aktiviert,
- beruhigt,
- auf den Hauptteil vorbereitet werden?
- Ist etwas aus der Vorstunde aufzugreifen,
- oder muß auf der sozioemotionalen Ebene erst die Basis zur Weiterarbeit geschaffen werden?

2.5.3 Gestaltung des Hauptthemas der Stunde

Im Hauptteil der Stunde werden die funktionalen Ziele bewußt erarbeitet. Der Leiter rückt dabei mehr in den Vordergrund, als dies zu Beginn und am Ende der Stunde der Fall ist.

Die Dominanz des Leiters durch die absolute Führung drückt sich folgendermaßen aus:
- alleinige Übungsangabe,
- Anbringen von Korrekturen,
- starker Aufforderungscharakter von Wortwahl und Stimme.

Trotzdem können stets auch Anregungen zur Steigerung der Selbständigkeit und Erlebnisfähigkeit der Patienten gegeben werden.

In der Regel legt der Leiter die Arbeitsziele schon vor der Stunde fest. Sie sollten dann nicht als Forderungen an die Gruppe herangetragen, sondern als Vorschlag mit der Erläuterung von Sinn und Ziel in die Gruppe gebracht werden (gruppenorientiert). Der Inhalt dieser Sequenz kann dann noch einmal unter Zuhilfenahme einer anderen Vorgehensweise wiederholt werden.

Dies kann geschehen, indem die Patienten aufgefordert werden, weitere Übungen anzugeben oder sich auszudenken. Es können Übungen wiederholt oder es kann das im einzelnen geübt werden, was noch Schwierigkeiten bereitet.

Der Hauptteil der Stunde kann ein in sich abgeschlossenes Gebilde sein, abgegrenzt von den Angeboten und Ereignissen des Beginns und des Endes. Es kann aber auch den Beginn und das Ende regelrecht einbeziehen, wodurch die gesamte Stunde ein einheitliches Ganzes bildet.

2.5.4 Gestaltung des Endes

Auch für das Ende der Stunde ist eine spezifische Zielsetzung zu wählen. Ganz allgemein kann gesagt werden, daß der Gruppenverlauf einen harmonischen Ausklang finden und der Teilnehmer mit einem „guten Gefühl" aus der Stunde gehen sollte.

Zielsetzung für den Ausklang einer Stunde könnten sein:
- Erfolgserlebnisse vermitteln,
- Wir-Gefühl fördern,
- Austoben ermöglichen,
- aktivieren,
- beruhigen,
- Spannungen auflösen,
- das Miteinanderreden ermöglichen.

Der Leiter kann das Angebot von sich aus der Gruppe vorschlagen oder mit der Gruppe gemeinsam auswählen. Dieser Prozeß der Entscheidungsfindung setzt voraus, daß sich die Gruppenmitglieder miteinander effektiv unterhalten können.

Hierbei muß der Leiter auf folgendes achten:
- Mit dem Gespräch so rechtzeitig beginnen, daß für die ausgewählte Aktivität noch genügend Zeit bleibt.
- Kommt die Gruppe zu intensivem Austausch von Meinungen und Gedanken, kann es wichtiger sein, das Gespräch weiterzuführen, als die Schlußaktivität unbedingt durchzuführen. Ein kleiner Hinweis an die Gruppe ist dennoch notwendig, damit sich alle der Veränderung der Situation bewußt werden.
- Der Leiter darf die Struktur und den Verlauf des Gesprächs nicht aus den Augen verlieren, auch wenn er sich verbal zurückhält. Er muß darauf achten, daß auch stille Patienten Gelegenheit erhalten, sich zu äußern.
- Beim Gespräch sollten sowohl sozioemotionale wie auch körperliche Anliegen besprochen werden können.

2.5.5 Verhalten des Gruppenleiters

In diesem Abschnitt soll in kurzer Form erläutert werden, welch vielfältige Verhaltensweisen vom Gruppenleiter gefordert werden. Die hier näher betrachteten Faktoren des Gruppenleiterverhaltens sind: der Führungsstil (die Art, die Gruppe zu lenken), die Aufgaben des Gruppenleiters, die Voraussetzungen, die ein Physiotherapeut zur bewegungstherapeutischen Gruppenarbeit mitbringen sollte. Das Gespräch in der Gruppe und einige Anmerkungen über Schwierigkeiten bei der Gruppenleitung bilden den Abschluß.

• • • • Führungsstil des Gruppenleiters

Bei der Gruppenbehandlung in der Physiotherapie ist der Physiotherapeut der Gruppenleiter.

Der für die Gruppenbewegungstherapie empfohlene Führungsstil ist der demokratische oder partnerschaftliche; dieser ist gruppenorientiert. (Der autoritäre und der Laissez-faire-Führungsstil werden an dieser Stelle nicht erläutert.)

Kennzeichen der gruppenorientierten Lenkung sind:
- Die Eingriffe des Leiters sind an der Gruppe orientiert.
- Die Eingriffe sind dem Stand der Gruppe angepaßt.
- Es entsteht kein Druck.
- Es herrscht ein Gefühl von Freiheit.
- Es entsteht ein Gefühl von Sicherheit.
- Es kommt zu einem Zustand von Gleichberechtigung.
- Es ist eine hohe Toleranzschwelle vorhanden.
- „Jeder ist gleich viel wert."

• • • • Aufgaben des Gruppenleiters

Der physiotherapeutische Gruppenleiter, der den Interessen der Gruppe zu dienen sucht, muß anregen, aktivieren, organisieren. Er muß versuchen, die Gruppe zusammenzuhalten, mit ihr auf ein gemeinsames Ziel hinarbeiten (Battegay 1974). Der Gruppenleiter lenkt die Gruppe, er bestimmt im wesentlichen die Struktur und die Atmosphäre, die in der Gruppe herrschen (im Zusammenhang mit all den anderen Faktoren des Gruppenprozesses).

Fördernd auf die gute Atmosphäre wirkt sich aus, wenn der Leiter ein Klima des gegenseitigen Sicheinfühlens und Akzeptierens schaffen kann.

Als Beispiel seien einige Aufgaben des Gruppenleiters zusammengefaßt:

Der Leiter
- wählt die Methode und den Führungsstil aus und wendet diese in der Gruppe an,
- wählt Übungsprogramme aus, demonstriert und erklärt sie,
- gibt Hilfen, wo es nötig ist,
- gibt taktile Unterstützung und korrigiert,
- regt zur freien Gestaltung von Übungsphasen an,
- läßt Freiraum, wo es geht,
- strukturiert klar, wenn es notwendig erscheint,
- versucht Spaß und Freude am Körper und der Bewegung zu vermitteln,

2.5 Methodik der Gruppenarbeit in der Physiotherapie

- gibt adäquate Informationen über anatomisch-physiologische Gegebenheiten weiter,
- motiviert,
- kennt und beachtet individuelle Unterschiede der Patienten.

Der Leiter ist Teilnehmer und Beobachter, er soll
- die eigene Position und das eigene Handeln kritisch im Auge haben,
- freundliches und annehmendes Verhalten zeigen,
- schwache Patienten stützen und schützen, wenn es nötig ist,
- gruppendynamische Gesetzmäßigkeiten beachten.

Zusammenfassung der Aufgaben des Gruppenleiters:
1. Die Berücksichtigung der Gruppe.
   Er nimmt Kontakt zu den Mitgliedern auf, erklärt die Gruppenregeln (z. B. Pünktlichkeit, Zahl der Treffen, Eigenverantwortlichkeit, das Anmelden von Störungen).
2. Die Organisation der Gruppe.
   Er gestaltet die Beziehungen zwischen sich und der Gruppe sowie zwischen den Gruppenmitgliedern untereinander (Gruppenatmosphäre).
3. Die Betonung der verschiedenen Therapieziele.
   Er motiviert, indem er die Bedeutung der „Arbeit" (funktionale Ziele, Inhaltsebenen) und deren Sinn und Ziel erklärt und hervorhebt.
4. Der soziale Takt.
   Er tadelt nicht, er schafft keine Sündenböcke; er merkt, was in der Gruppe vor sich geht, er glättet Konflikte. Wenn die Gruppenregeln zu starr oder zu ungünstig für alle oder einzelne Mitglieder sind, ist er zur Änderung bereit (Halpin 1945 und Sjølund 1976).

•••• Voraussetzungen, die ein Gruppenleiter mitbringen sollte

Der Leiter einer Gruppe sollte eine gute Wahrnehmungsfähigkeit für soziale und zwischenmenschliche Vorgänge haben. Er sollte in der Lage sein, Veränderungen in der Gruppenatmosphäre zu bemerken, und versuchen herauszufinden, auf welchen Faktor oder Vorgang sie zurückzuführen sind. Der physiotherapeutische Gruppenleiter sollte über ein gewisses Maß an Selbstwahrnehmungs- und Reflexionsfähigkeit sowie Sensibilität verfügen, um die Situation der Gruppe für sich selbst auszuloten und das eigene Erleben zu registrieren. Dies dient der adäquateren Erfassung des emotionalen Geschehens in der Gruppe und wird der Forderung gerecht, daß der Leiter sowohl Teilnehmer als auch Beobachter der Gruppe sein sollte.

Eine weitere Voraussetzung ist die Freude an der Gruppenarbeit und das Interesse am gruppendynamischen Geschehen. Auch die Fähigkeit, allein durch die Vermittlung von Bewegungsabläufen eine motivierende Wirkung auszulösen, ist wertvoll.

Eine Gefahr für das Gruppenleben und die Effektivität der Arbeit stellen Leiter dar, die die Gelegenheit zur Selbstdemonstration und narzißtischen „Zurschaustellung" nutzen und somit die Patienten als Zuschauer mißbrauchen.

•••• Gespräch in der Gruppe

Der Gruppenleiter ist in der Gruppe ständig mit dem Patienten im Gespräch. Bei der Übungsangabe zum Beispiel verhält er sich eher dominant, zu anderer Gelegenheit ist die Fähigkeit, zuhören zu können, von größerer Wichtigkeit. Dies schließt ein Mindestmaß an Gesprächsführung mit ein, die dazu verhelfen kann, das Gespräch in der Gruppe und mit dem einzelnen besser zu strukturieren.

Jeder hat sicher schon einmal erlebt, daß er das Gefühl hatte, sein Gesprächspartner möchte eigentlich etwas anderes zum Ausdruck bringen als das, was er mit seinen Worten sagt, oder einer kommt beim Sprechen vom „Hölzchen aufs Stöckchen" und es wird nicht klar, um was es ihm eigentlich geht. Hier muß der Leiter lenkend und klärend helfen (Minsel 1974, Rogers 1976).

Der Leiter sollte versuchen, drei Verhaltensmerkmale zu verwirklichen, die es dem Patienten ermöglichen, letztendlich sich selbst besser zu verstehen.

Nach Rogers (1976) sind dies:
- Das uneingeschränkte Akzeptieren und Wertschätzen des Patienten.
- Empathie, das bedeutet das einfühlende Verstehen des Patienten. Der Therapeut soll in der Lage sein, sich in die Situation des Patienten (hier: motorisch, psychisch, sozial, verbal und averbal) zu versetzen und dessen Befindlichkeit emotional nachzuvollziehen. Hierbei muß er sich gleichzeitig der Trennung zwischen seinen eigenen Empfindungen und denjenigen des Patienten bewußt sein.

- *Beispiel:* Der Therapeut kann sich emotional vorstellen, welche Ängste der Patient beim ersten Gehversuch mit der Unterschenkelprothese empfinden wird. Er teilt dies dem Patienten mit: „Vielleicht sind Sie jetzt etwas ängstlich, wenn wir mit der Gangschulung anfangen." Der Patient kann sich so verstanden und in seinen Ängsten akzeptiert fühlen. Äußerungen, die nicht im Sinne des empathischen Verstehens sind, wären etwa: „Nun stellen wir uns mal hin und sind ganz stolz", oder „Nur keine Angst, das geht bestimmt ganz prima, das haben schon viele vor Ihnen gelernt".

2.5 Methodik der Gruppenarbeit in der Physiotherapie

- Echtheit/Kongruenz; diese Fähigkeit steht in engem Zusammenhang mit der Empathie, und sie ist im Alltag wie in der Therapie sicher schwierig völlig zu verwirklichen. Anzustreben ist, daß es zu einer Einheitlichkeit kommt zwischen Emotionalität, Bewußtsein und Kommunikation.

Das Erleben (z. B.: ich erlebe die Gruppe in mehrere Lager gespalten), soll bewußt werden (ich stelle fest, daß hier eine Anzahl Teilnehmer ganz ins Gespräch vertieft ist, dort sitzt eine Anzahl Teilnehmer eher mißmutig und zurückgezogen). Diese bewußte Wahrnehmung des vorher gefühlsmäßig Erfaßten soll nun zum Ausdruck gebracht werden („ich erlebe die Gruppe heute so zweigeteilt, ich frage mich, woher das kommt"). Wenn der Therapeut in diesem Beispiel einfach zur „Tagesordnung" übergegangen wäre, seine Wahrnehmungen ignoriert hätte, dann hätte es sich um ein unechtes Verhalten gehandelt, da Gefühl, Bewußtsein und Kommunikation nicht einheitlich gewesen wären.

• • • • Schwierigkeiten bei der Leitung einer Gruppe

Alle Faktoren, die bisher aufgezählt wurden, können auch Schwierigkeiten verursachen. Eine allererste Hürde kann die Unerfahrenheit des Gruppenleiters sein. Es kann sich zu Anfang der Gruppenarbeit leicht das Gefühl einstellen, all diesen Anforderungen niemals gerecht werden zu können. Darum sei zu Anfang empfohlen:
- Gruppen klein halten,
- mit Kollegen zusammenarbeiten,
- jede Gruppenstunde nachbesprechen (auch bei versierten Leitern notwendig),
- inhaltlich gut vorbereiten,
- eigene Erfahrungen als Gruppenteilnehmer sammeln,
- lernen, daß aus Fehlern gelernt werden kann.

Es wird kaum jemals eine Gruppenstunde so verlaufen, daß nichts hätte anders oder besser gemacht werden können.

Eine weitere Schwierigkeit kann in der Unerfahrenheit der Patienten mit der gruppenorientierten Lenkung einer Gruppe zu finden sein. Die Gruppe muß dann erst langsam lernen, sich nicht als passive Konsumenten zu verstehen, sondern sich aktiv am Gruppengeschehen zu beteiligen.

2.5.6 Bewegungsvermittlung und Bewegungskorrektur in der Gruppe

Die Bewegungsvermittlung und -korrektur muß bei der Gruppenarbeit deutlich anders gehandhabt werden als bei der Arbeit mit einem einzelnen Patienten.

Die Angaben des Leiters sind zum großen Teil an die Gesamtgruppe gerichtet. Er muß meistens die Bewegungsabläufe mehrerer Patienten gleichzeitig beobachten.

Die Gruppenteilnehmer nehmen ihre eigenen Bewegungen und nebenbei, oder – nach Anregung durch den Leiter – auch gezielt, die der anderen Teilnehmer wahr. Dies kann genutzt werden, indem zum Beispiel die Aufforderung ergeht: „Schauen Sie, wie Ihr Nachbar den Ball auffängt, versuchen Sie es genauso (auf eine andere Art) zu machen."

Es kann notwendig sein, daß sich der Leiter (kurzzeitig) an einen einzelnen Patienten wendet, um diesem einen Bewegungsablauf zu vermitteln oder ihn zu korrigieren. Hierbei darf jedoch der Kontakt zu den anderen Teilnehmern nicht abbrechen.

Es besteht die Möglichkeit, die Gruppe darauf hinzuweisen, daß der Leiter jetzt bei Patient X verweilt und die Gruppe alleine weiterüben, sich ausruhen oder zuschauen soll. Bei diesen Vorschlägen muß der Leiter bedenken, wie diese sowohl auf den einzelnen Patienten als auch auf die Restgruppe wirken.

Es ist auch möglich, daß der Leiter weiter in verbalem Kontakt zur Gruppe bleibt, weiter seine Instruktionen erteilt, aber trotzdem durch räumliche Nähe zum „Einzelpatienten in der Gruppe" diesem zum Beispiel taktile Unterstützung gibt oder Hilfestellung leistet.

• • • • Übungsangabe/Bewegungsvermittlung in der Gruppe

In der Gruppe ist besonders darauf zu achten, daß der Leiter von allen Teilnehmern gehört und verstanden wird. Die Dosierung der Übungen soll allen Patienten gerecht werden. Starke Über- und Unterforderung sollte vermieden werden. Das kann u. a. geschehen, indem ein Teil der Patienten aufgefordert wird, sich zum Beispiel auszuruhen, während die anderen noch weiterüben. Es ist auch denkbar, daß verschiedene Untergruppen von unterschiedlich leistungsstarken Patienten (bzw. mit unterschiedlichen motorischen Defiziten) ein bestimmtes Übungsangebot selbständig ausführen. Der Leiter besucht hierbei die einzelnen Gruppen, um helfend, korrigierend oder bestätigend tätig zu werden.

● ● ● ● Korrektur in der Gruppe

Bei der verbalen Korrektur ist zu überlegen, ob die Gruppe insgesamt oder der einzelne Teilnehmer korrigiert werden soll. Auch wenn die Korrektur einen oder wenige Teilnehmer betrifft, ist es manchmal ratsam, die Korrektur doch an die Gesamtgruppe zu geben, um den einzelnen nicht herauszuheben (bloßzustellen) oder auch, um die Korrekturhinweise allen zugänglich zu machen.

Die Korrektur, wie das Bewegen überhaupt, erfolgt über das sensorische System. Also sollten zur Bewegungsvermittlung und -korrektur die Sinne des Patienten genutzt und geschult werden (Schewe 1979, Meinhof-Pirson u. Mitarb. 1979).

Die Berichtigung eines falschen oder unvollständigen Bewegungsablaufes sollte, wenn möglich, nicht nur eine von außen aufgesetzte Veränderung mit sich bringen, sondern dem Patienten die Möglichkeit der selbständigen Veränderung geben.

Der Leiter sollte
– als Partner, nicht als Besserwisser korrigieren,
– feststellen, was der Patient gut macht,
– den Patienten nicht mit anderen vergleichen,
– die Sache (d. h. Übung) korrigieren, nicht den Menschen.

2.6 Schlußbetrachtung

Gruppendynamische Gesetzmäßigkeiten und die Persönlichkeit des Leiters prägen die physiotherapeutische Gruppenarbeit. Die Arbeit des Physiotherapeuten mit mehreren bewegungsgestörten Menschen in einer Gruppe erfordert Sensibilität, Einfühlungsvermögen und nicht zuletzt Fachkompetenz in dem jeweiligen medizinischen Spezialgebiet.

Die Integration der Gruppenbehandlung in den klinischen Alltag ist noch keine Selbstverständlichkeit, zumal in der physiotherapeutischen Ausbildung und in den Praktika die Gruppenarbeit häufig zu kurz kommt. Es ist daher nicht verwunderlich, daß Schüler und Berufsanfänger oftmals ängstlich und hilflos vor Patientengruppen stehen. Sie versuchen, mit den Techniken der Einzelbehandlung dieser Aufgabe gerecht zu werden. Der Behandlungserfolg ist dementsprechend gering. Beim Schüler (Berufsanfänger) wie beim Patienten bleibt ein Gefühl der Unzufriedenheit zurück.

Schon bei Ausbildungsbeginn sollten daher Gruppenstunden beobachtet, geplant und durchgeführt werden, damit Selbstsicherheit, Selbstvertrauen sowie ein Repertoire an gruppenspezifischen Angeboten erworben werden können. Es erscheint daher erstrebenswert, das Phänomen „Gruppe" in seinen vielfältigen Erscheinungen im Rahmen der physiotherapeutischen Ausbildung stärker als bisher zu berücksichtigen.

3 Hygiene

B. Nußbaum

3.1 Einführung

Für die Disziplin Physiotherapie gewinnt die Krankenhaushygiene zunehmend an Bedeutung, denn die unterschiedlichen Arbeitsfelder schließen Intensiv- bzw. immunsupprimierte Patienten ebenso ein, wie Patienten, die frisch operiert sind oder an Harnwegs-, Wund- oder pulmonalen Infektionen bzw. an übertragbaren Infektionskrankheiten leiden. Die Kenntnis von Infektionswegen, Desinfektionsmaßnahmen und speziellen krankenhaushygienischen Maßnahmen ist daher für den Physiotherapeuten unabdingbar, um Patienten vor krankenhauserworbenen Infektionen zu schützen. Daher soll insbesondere für den klinischen Bereich der Physiotherapie ein Hygieneleitfaden vorgestellt werden.

Die Krankenhaushygiene gehört zur vorbeugenden (präventiven, prophylaktischen) Medizin. Der *präventive, kurative* (heilende) und *rehabilitative* (wiederherstellende) Bereich bilden die drei Standsäulen der Medizin. Erfolge der präventiven Medizin sind im Alltag sicher immer schwerer zu erkennen als Erfolge der kurativen und rehabilitativen Medizin, und somit ist die Motivation und das Engagement für präventive Maßnahmen der Krankenhaushygiene im allgemeinen geringer.

Es gibt allerdings inzwischen zahlreiche Untersuchungen, die beweisen, daß krankenhaushygienische Maßnahmen im Rahmen von Qualitätssicherungsprogrammen einen entscheidenden Faktor der Infektionsprävention darstellen und damit gleichzeitig zu erheblichen Kosteneinsparungen im Krankenhaus/Gesundheitswesen beitragen.

- *Ziel:* Ziel der Krankenhaushygiene ist es, den Patienten vor einer nosokomialen (krankenhauserworbenen) Infektion zu bewahren und das Personal vor berufsbedingten Infekten zu schützen.

Dabei bedeutet nosokomiale Infektion, oder die synonym verwendeten Begriffe der Krankenhausinfektion, Hospitalinfektion oder krankenhauserworbenen Infektionen, jede Infektion, die im Zusammenhang mit einem Krankenhausaufenthalt steht. Nosokomiale Infektion sagt zunächst nichts über die Art der Infektion aus oder über deren Entstehung, deren verursachenden Faktoren oder gar über Verursacher.

Da schon lange bekannt ist, daß nosokomiale Infektionen in einem gewissen Umfang durch einheitliche und standardisierte Maßnahmen vermeidbar sind, wurde 1976 von einer Expertenkommission des damaligen Bundesgesundheitsamtes (BGA) eine »Richtlinie für Krankenhaushygiene und Infektionsprävention" herausgegeben. Das mittlerweile in Robert-Koch-Institut umgenannte BGA aktualisiert und ergänzt laufend diese Richtlinie, die Anforderungen der Hygiene in Pflege, Diagnostik und Therapie, baulich-funktionelle Anforderungen sowie betrieblich-organisatorische Maßnahmen beschreibt. Diese Richtlinie stellt keine gesetzlich verbindliche Vorgabe dar, wird aber bei juristischen Auseinandersetzungen als »Stand der Technik" zur Rechtsprechung herangezogen.

Außerdem finden sich normative Angaben zur Krankenhaushygiene auch:
- im Bundesseuchengesetz (BSeuchG),
- in den Landeskrankenhausgesetzen,
- in der Unfallverhütungsvorschrift der Berufsgenossenschaft (BG) für Gesundheitsdienst und Wohlfahrtspflege,
- in den DIN-Normen,
- bei der Landesarbeitsgemeinschaft Abfall (LAGA)
- in den Richtlinien der Bundesärztekammer,
- im Sozialgesetzbuch und
- im Lebensmittelgesetz.

3.2 Verteilung der Aufgaben im Rahmen der Krankenhaushygiene

Der ärztliche Leiter ist verantwortlich für die Krankenhaushygiene im Gesamtbereich des Krankenhauses.

Der Verwaltungsleiter sorgt im Einvernehmen mit dem ärztlichen Leiter für die notwendigen personellen und sachetatmäßigen Voraussetzungen, die für die Durchführung krankenhaushygienischer Maßnahmen erforderlich sind.

Der Krankenhaushygieniker berät die Krankenhausärzte in allen Fragen der Krankenhaushygiene. Er hat Maßnahmen zur Erkennung, Verhütung und Bekämpfung von Krankenhausinfektionen vorzuschlagen bzw. durchzuführen. Für Häuser ab 800 Betten soll ein hauptamtlicher Krankenhaushygieniker bestellt sein.

Der hygienebeauftrage Arzt, je nach Größe des Hauses auch mehrere, muß ein erfahrener Arzt sein, der über Kenntnisse in Hygiene und Mikrobiologie verfügt. Er ist für die Erkennung, Verhütung und Bekämpfung von Krankenhausinfektionen zuständig und hat mit dem leitenden

Arzt entsprechende Gegenmaßnahmen einzuleiten. Er führt seine Aufgaben im Einvernehmen mit der Hygienefachkraft durch.

Die Hygienefachkraft ist eine erfahrene Krankenschwester/ein erfahrener Krankenpfleger mit einer einjährigen Weiterbildung. Sie arbeitet mit dem Krankenhaushygieniker und bzw. dem hygienebeauftragten Arzt zusammen und setzt Krankenhaushygiene u. a. durch Schulung, Begehungen, Beratung, Kontrollen, Fortbildung, Information vor Ort in die Praxis um. Für 300 Betten soll eine hauptamtliche Hygienefachkraft eingesetzt werden.

Die Hygienekommission ist die Einrichtung innerhalb des Krankenhauses, die quasi als Legislative der Krankenhaushygiene die Maßnahmen zur Erkennung, Verhütung und Bekämpfung von Krankenhausinfektionen festlegt. Sie setzt sich in der Regel aus folgenden Migliedern zusammen:
- ärztlicher Direktor,
- Verwaltungsdirektor,
- Pflegedienstleitung,
- Krankenhaushygieniker,
- hygienebeauftrager Arzt,
- Hygienefachkraft,
- technischer Leiter.

3.3 Nosokomiale Infektionen

Die Zahl der nosokomialen Infektionen beträgt in Deutschland ca. 4,5–9% bezogen auf alle stationären Krankenhauspatienten, d. h., daß pro Jahr 500 000 bis 800 000 Patienten eine Hospitalinfektion erleiden.

3.3.1 Arten der nosokomialen Infektion

- Harnwegsinfektionen,
- Wundinfektionen,
- pulmonale Infektionen,
- Septikämien.

Ca. 40 000 Patienten versterben pro Jahr an einer nosokomialen Infektion als Haupttodesursache oder als mitverantwortliche Todesursache. Die Infektionsraten an größeren Kliniken sind meist höher als an kleineren Krankenhäusern, was nicht durch schlechtere Hygiene, sondern durch die Patienten (meist mit schweren Grunderkrankungen, größeren risikoreicheren operativen und invasiv-diagnostischen Eingriffen) bedingt ist.

Harnwegsinfektionen sind die häufigsten nosokomialen Infektionen, gefolgt von Wundinfektionen, pulmonalen Infektionen, Septikämien und katheterinduzierten Lokalinfektionen. Bei bestimmten Patientengruppen kann sich diese Infektverteilung aber ändern, denn die Primärerkrankung hat Einfluß auf die Art der Hospitalinfektion. Auf einer chirurgischen Intensiv-Station können katheterinduzierte Lokalinfektionen die häufigsten nosokomialen Infektionen sein, da diese Patienten eine umfangreiche Infusionstherapie über Gefäßkatheter erhalten.

3.3.2 Entstehung von nosokomialen Infektionen

Nosokomiale Infektionen entstehen:
- durch die *exogene Infektion,* d. h. die Erreger von Infektionen werden von außen an oder in den Patienten eingebracht.
- durch die *endogene Infektion,* bei der der Patient selbst die Infektionsquelle darstellt. So werden viele Harnwegsinfekte durch die Darmflora des Patienten verursacht oder Atemwegsinfekte durch Verschleppung von Erregern aus der patienteneigenen Nasen-Rachen-Flora.

Die endogenen Infektionen sind auch der Grund, warum niemals alle nosokomialen Infektionen verhütet werden können. Während exogene Keimquellen – zumindest theoretisch – alle ausgeschaltet werden können, ist dies bei endogenen Quellen unmöglich.

Krankenhausinfektionen bedeuten für den Patienten vor allem persönliches Leid und Schmerzen, eventuell auch familiäre und berufliche Probleme; für das Krankenhaus und die Gesellschaft ökonomische, aber auch ökologische Belastungen.

Mit Einführung des Gesundheitsstrukturgesetzes (GSG), z. B. der Fallpauschalen, ist es in Zukunft für die Krankenhäuser von existentieller Bedeutung, vermeidbare nosokomiale Infektionen mit aller Konsequenz zu verhindern, da dadurch verursachte längere Liegezeiten prinzipiell zu Lasten des Hauses gehen.

3.3.3 Hauptursachen nosokomialer Infektionen

- Vernachlässigung hygienischer Maßnahmen und Regeln bei Behandlung und Pflege von Patienten,
- vermehrte Behandlung älterer und immungeschwächter Patienten,
- erweiterte Möglichkeiten der Intensivmedizin und Behandlungsmöglichkeiten Schwerstverletzter und Schwerstkranker,
- kompliziertere Eingriffe und höheres OP-Risiko,
- ungezielter und kritikloser Einsatz von Antibiotika,
- mangelnde Hygiene in den Ver- und Entsorgungsbereichen,

- mangelnde Hygiene in der Krankenhausküche,
- baulich-funktionelle Fehler.

Nosokomiale Infektionen erfordern daher unterschiedliche Ansätze zu ihrer Verhütung. Es wird also nie „die eine" Problemlösung für alle Hygienefragen geben.

Schwierigkeiten, die einer effektiven Infektionsprophylaxe entgegenstehen:
- Bequemlichkeit, Gleichgültigkeit, fixierte Gewohnheiten und Betriebsblindheit,
- mangelnde krankenhaushygienische Kenntnisse und fehlendes Erkennen von Hospitalinfektionen,
- negative Vorbilder, starre hierarchische Strukturen,
- Personalknappheit, d.h. berufliche Überlastung des Personals,
- Betriebs- und Sachkosten,
- überzogene Hygieneanforderungen, widersprüchliche Expertenmeinungen.

3.4 Mikrobiologie

Krankheitserreger können sein:
- Bakterien,
- Viren,
- Pilze,
- Protozoen (Einzeller) ⎫
- Helminthen (Würmer) ⎬ sie werden in diesem Beitrag nicht behandelt.
- Arthropoder (Gliederfüßler) ⎭

Die meisten Bakterien, Pilze und Protozoen stellen keine Gefahr für den Menschen dar, sie sind apathogen. Das Lebewesen „Mensch" benötigt für biologische Vorgänge sogar unbedingt Bakterien und Pilze. Gegenstand der medizinischen Mikrobiologie sind nur die als Krankheitserreger für den Menschen in Frage kommenden Mikroorganismen. Der überwiegende Teil dieser Mikroorganismen ist ubiquitär, d.h. überall vorkommend, so z.B. in der Luft, im Boden, im Wasser und in Nahrungsmitteln.

3.4.1 Bakterien

Bakterien sind meist einzellige 0,2 – 11 μm (Mikrometer = 1/1000 mm) große Organismen.

• • • • Grundformen

- Kugelform (Kokken): Staphylokokken, Streptokokken, Gonokokken, Meningokokken.
- Stäbchenform: Darmbakterien (E. coli), Tuberkelbakterien, Diphtheriebakterien, Tetanusclostridien.
- Schraubenform: Treponema pallidum (Lues).

Einige Bakterien besitzen *Geißeln* und können sich damit in feuchtem Milieu gut fortbewegen. Etliche Bakterien können *Sporen* bilden. Diese Sporen dienen nicht der Vermehrung, wie z. B. bei Pilzen, sondern sie sind Dauerformen.

Stirbt das betreffende Bakterium ab, so kann die mit einer sehr festen und widerstandsfähigen Hülle versehene Spore überleben und bei günstigen Lebensbedingungen wieder auskeimen. Sporen sind nur mit erhöhtem Aufwand abzutöten, z. B. durch Sterilisation.

Eine ganze Reihe von Bakterien bildet Giftstoffe (Toxine):
- *Ektotoxine* werden laufend von der Zelle gebildet und ausgeschieden, wie z. B. das Diphtherie-, Tetanustoxin.
- *Endotoxine* werden erst beim Zerfall der Bakterienwand frei, z. B. bei Typhus. Endotoxine verursachen häufig Fieber und können einen septischen Schock auslösen.

• • • • Vermehrung

Sie geschieht bei den Bakterien durch Querteilung. Bei günstigen Bedingungen, entsprechendem Milieu und optimaler Temperatur (meist zwischen 15 °C – 40 °C) teilt sich eine Bakterienzelle alle 15 – 20 Minuten. So werden aus einem Bakterium nach ca. 6 1/2 Stunden über 1 Million Bakterien! Bakterien lassen sich auf flüssigen und festen Nährböden anzüchten.

• • • • Infektionsauslösende Bakterien

Einige Bakterien, die für nosokomiale Infektionen von Bedeutung sind:

Staphylococcus aureus

- Haut-, Wund-, Verbrennungs-, Schleimhaut-, Harnwegs- und Lungeninfekte, Osteomyelitis.
- Erregerreservoir: Haut, Haare, Nasen-Rachenraum.
- Wird häufig mit den Händen übertragen.
- Multiresistente Staph. aureus stellen ein großes Therapieproblem dar.

Staphylococcus epidermidis

- Vor allem Fremdkörperinfektionen (z. B. Venenkatheter, Infektionen bei künstlichen Gelenken).
- Besonders anfällig sind Frühgeborene u. abwehrgeschwächte Patienten.

Streptococcus faecalis (Enterokokken)

- Harnwegs-, Wundinfektionen, Sepsis.

Escherichia coli (E. coli)

- Häufiger Erreger aller vom Darm ausgehenden Infektionen, Eiter, Harnwegsinfektions- und Sepsiserreger.

Pseudomonas aeruginosa

- Pathogen bei abwehrgeschwächten Patienten, Wundinfektionen.
- Typischer Wasserkeim, wächst sogar in destilliertem Wasser.

3.4.2 Viren

Viren sind wesentlich kleiner als Bakterien, sie können nur im Elektronenmikroskop sichtbar gemacht werden. Sie besitzen keinen eigenen Stoffwechsel, sondern sind bei ihrer Vermehrung auf lebende Zellen angewiesen, d. h. sie sind Zellparasiten und können daher nicht auf festen Nährböden oder flüssigen Nährmedien angezüchtet werden.

Durch Viren verursachte Erkrankungen sind:
- AIDS (acquired immune deficiency syndrome),
- Hepatitis A, B, C, D, E,
- Poliomyelitis (Kinderlähmung)
- Herpes zoster (Gürtelrose)
- Influenza (Grippe)

3.4.3 Pilze

Pilze, die als Krankheitserreger in Frage kommen, sind als Einzelzellen nicht mit bloßem Auge sichtbar, sie sind aber ca. 10 × so groß wie bakterielle Zellen.

• • • • Pilzinfektionen

Bei Pilzinfektionen unterscheidet man zwischen:
- oberflächlichen Mykosen, bei denen Haut, Haare und Nägel betroffen sind, und
- tiefen oder generalisierten Mykosen, bei denen verschiedene Organe betroffen sind.

Infektionsauslösende Pilze

Sproßpilze

Candida albicans.
- Pilzinfektionen des Genital-, Darm- und Respirationstraktes sowie der Haut und Nägel.
- Besonders betroffen sind Frühgeborene, abwehrgeschwächte Patienten, ältere Patienten, Patienten nach länger dauernder Steroid-(Cortison-) und Antibiotikatherapie.

Schimmelpilze

Aspergillus fumigatus.
- Meist Pneumonien bei abwehrgeschwächten Patienten.

3.4.4 Infektionswege

Die Kenntnis über Infektionswege ist die Grundvoraussetzung, um die erforderlichen Verhütungsmaßnahmen, wie z. B. Arbeitsabläufe, Desinfektionsmaßnahmen in der Praxis, sinnvoll, effektiv und situationsgerecht umzusetzen.

• • • • Kontakt-(Kreuz-)infektion

Bei der Kontakt-(Kreuz-)infektion werden die Erreger durch direkten Kontakt von einer Person auf eine andere, so z. B. von Patient zu Patient, von Besucher zu Patient und vor allem von Personal zu Patient übertragen.

Im Krankenhaus spielen die Hände des Personals (ärztlicher, pflegerischer, aber auch physiotherapeutischer Bereich) die wichtigste Rolle bei der Übertragung von Erregern nosokomialer Infektionen.

• • • • Schmierinfektionen

Hier werden die Erreger von einer Person zur anderen durch Übertragungsmedien wie z. B. mit Blut, Sekreten, Stuhl und Urin kontaminierte Gegenstände, Instrumente o. ä. übertragen.

• • • • Aerogene Infektion

Die Infektion wird ausgelöst
- durch Aerosole, verursacht beim Anniesen oder Anhusten; die Erreger gelangen auf die Augen-, Mund- und/oder Nasenschleimhaut,
- durch Mikroorganismen, die an Staubpartikel gebunden sind, z. B. Staph. aureus, Sporenbildner,
- durch kontaminierte Beatmungs- und Inhaliergeräte.

• • • • Alimentäre Infektion

Durch Infektionserreger, die über kontaminierte Nahrungsmittel, z. B. Salmonellen, oder kontaminiertes Wasser, z. B. Cholerabakterien, übertragen werden.

• • • • Perkutaner Übertragungsweg

Infektionen können auch perkutan
- durch Kanülenstichverletzung, z. B. bei AIDS, Hepatitis,
- durch Insektenstiche, z. B. bei Malaria,

übertragen werden.

■ *Ziel:* Ziel der krankenhaushygienischen Maßnahmen ist es, die Infektwege zu unterbrechen. Dies kann durch Desinfektion, aseptisches Arbeiten, Sterilisation, Isolierungsmaßnahmen geschehen.

Abb. 3.**1** zeigt Infektionswege (Infektionsnetz), bei denen deutlich wird, wie vielfältig die Übertragungsmöglichkeiten sein können.

Für die Mitarbeiter im Klinikalltag ist es allerdings oft schwierig, diesen Infektketten reale Bedeutung zu schenken, da es bei Fehlverhalten nicht immer zu Infekten kommen muß, und so die Meinung verfestigt werden kann "Es ist noch nie etwas passiert, obwohl dieses und jenes gemacht oder unterlassen wurde".

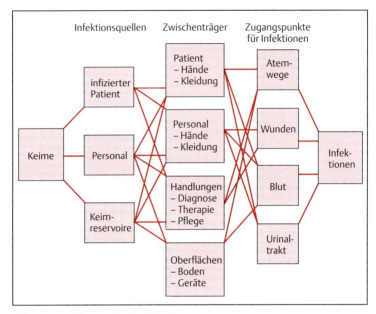

Abb. 3.**1** Infektnetz (nach Mildner)

3.4.5 Entstehung einer Infektion

Die Entstehung einer nosokomialen Infektion hängt u. a. von folgenden Kriterien ab:
- Anzahl der Erreger,
- Virulenz (Ansteckungsfähigkeit) der Erreger,
- Zugangspunkt der Erreger,
- körperlicher und seelischer Zustand des Patienten,
- geschwächte Immunabwehr des Patienten durch z. B. Alter des Patienten, Strahlen-, Zytostatikatherapie, große Operationen oder durch Medikamente wie z. B. Cortison.

Den unterschiedlichen patientenbezogenen Maßnahmen muß hinsichtlich ihrer Infektionsgefährdung eine abgestufte Wertigkeit beigemessen werden (Abb. 3.**2**).

Maßnahmen, die die Integrität („Schutzhülle") des Patienten durchbrechen, sind für den Patienten am gefahrträchtigsten.

Sie umfassen alle Eingriffe, die die Haut oder Schleimhäute durch Schnitt, Stich oder Punktion verletzen, aber auch das Einbringen von Ka-

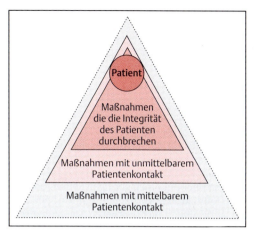

Abb. 3.**2** Bewertung der Faktoren für Infektketten bei Krankenhausinfektionen (nach Sonntag)

thetern oder Drainagen in normalerweise keimfreie Körperbereiche (Harnblase, Intubation). Bei diesen Maßnahmen sind alle hygienischen Vorgaben, wie Desinfektion, Sterilisation, aseptisches (steriles) Arbeiten, unbedingt und konsequent einzuhalten!

Maßnahmen mit unmittelbaren Patientenkontakt berühren den Patienten direkt, können auf diese Weise zur Keimverschleppung beitragen, wie z. B. Bettwäsche, Therapieliegen und -matten, Atemrohre, Schutzkleidung.

Auch hier sind die hygienischen Vorgaben unbedingt einzuhalten.

Maßnahmen mit mittelbarem Patientenkontakt sind für nosokomiale Infektionen von untergeordneter Bedeutung, wie z. B. Reinigung/Desinfektion von Fußböden, Mobiliar und Türklinken. Die Einhaltung/Durchführung dieser Maßnahmen gibt aber häufig Hinweise auf das allgemeine Hygieneniveau in diesem Bereich.

3.5 Desinfektion und Sterilisation

Desinfektion und Sterilisation kommen als Maßnahmen zur Infektionsverhütung im Krankenhaus herausragende Bedeutung zu. Jeder im klinischen Bereich Tätige sollte mit den Grundlagen der wichtigsten Methoden vertraut sein, um jederzeit die richtigen Maßnahmen anwenden zu können.

3.5.1 Desinfektion

▪ *Definition:* Desinfektion bedeutet, Krankheitserreger zu beseitigen oder so zu reduzieren, daß eine Infektion nicht mehr zustande kommen kann.

Desinfektion kann
- chemisch
- thermisch (mit Hitze)

stattfinden.

Chemische Desinfektionsmittel sollen in möglichst niedriger Konzentration rasch wirksam sein, durch Lagerung nicht an Wirkung verlieren und möglichst ungiftig oder unschädlich in der Gebrauchslösung sein. Desinfektionsmittel sollten keinen oder nur einen geringen Seifen- oder Eiweißfehler haben, d. h. beim Kontakt bzw. Vorhandensein von Seife oder Eiweiß (Blut, Plasma) ihre Wirksamkeit nicht verlieren. Die biologische Abbaubarkeit ist heute ebenfalls eine Forderung an chem. Desinfektionsmittel.

In der Klinik und Praxis sollten nur Desinfektionsmittel verwendet werden, die von der DGHM (Deutsche Gesellschaft für Hygiene und Mikrobiologie) als wirksam getestet und in eine Liste aufgenommen wurden (Gültig z. Z. Liste 94/95, mhp-Verlag-Wiesbaden).

Bei meldepflichtigen Infektionserkrankungen (BSeuchG) müssen ggf. Präparate, Konzentration, Einwirkzeit und Anwendungsverfahren laut Robert-Koch-Institut-Liste angewendet werden.

•••• Wichtigste chemische Desinfektionsmittel

Einige der wichtigsten chemischen Desinfektionsmittel werden in Tab. 3.**1** dargestellt.

•••• Desinfektionsarten

Je nach Anwendungszweck unterscheidet man:
- Händedesinfektion,
- Hautdesinfektion,
- Flächendesinfektion,
- Instrumentendesinfektion,
- Fäkaliendesinfektion,
- Wäschedesinfektion.

3.5 Desinfektion und Sterilisation

Tabelle 3.1 Wichtigste chemische Desinfektionsmittel

Chemisches Desinfektionsmittel	Wirkspektrum	Einsatzbereich	Biologische Abbaubarkeit	Sonstiges
Alkohol (Ethanol- u. -Propanol- oder Isopropanolalkohol)	– bakterizid – viruzid – fungizid (bakterien-, virus-, pilzabtötend) – nicht sporizid	– Händedesinfektion – Hautdesinfektion – Desinfektion von kleinen Flächen	gut	– wirksame Konzentration, je nach Alkoholart, liegt bei 60%–80% – Alkohol ist feuergefährlich (Vorschriften der Berufsgenossenschaft sind zu beachten)
Aldehyde (Formaldehyd, Glutardialdehyd u. Glyoxal)	– bakterizid – viruzid – fungizid – sporizid (bei entsprechender Einwirkzeit u. Konzentration)	– Flächendesinfektion – Instrumentendesinfektion	gut	– Die in Tierversuchen ermittelte kanzerogene Wirkung ist für den Menschen nicht nachgewiesen – auch bei langandauerndem Kontakt mit Aldehyden keine erhöhte Krebsgefahr – Die Geruchsschwelle von 0,05 ppm liegt weit unterhalb des MAK-Wertes von 0,5 ppm, weshalb eine Geruchsbelästigung nicht mit gesundheitlichen Schäden gleichgesetzt werden darf – ppm = Parts per million; 1 ppm = 1 ml pro m^3 – MAK = Maximale Arbeitsplatz-Konzentration gesundheitsschädlicher Stoffe (jeweils der reine Stoff, nicht als Bestandteil eines Gemisches), von denen angenommen wird, daß bei wöchentlich vierzigstündiger Einwirkung im allgemeinen keine Gesundheitsschädigung auftritt – Formaldehyd ist allergisierend

Fortsetzung S. 132

Tabelle 3.1 (Fortsetzung)

Chemisches Desinfektionsmittel	Wirkspektrum	Einsatzbereich	Biologische Abbaubarkeit	Sonstiges
Halogene (Jod, Chlor u. a.)				
a) Jod	– bakterizid – eingeschränkt viruzid – fungizid	– Hautdesinfektion		– Jod ist allergen
b) PVP-(Polyvinylpyrrolidon) Jodpräparate	– bakterizid – viruzid – fungizid	– Hautdesinfektion – Händedesinfektion – Schleimhautdesinfektion	mittel	– PVP-Jodpräparate haben nicht die hohe allergene Wirkung von Jod – PVP-Jodpräparate nicht anwenden in der Schwangerschaft, bei Neugeborenen, Säuglingen u. Schilddrüsenerkrankungen
Sauerstoffabspalter	– bakterizid – viruzid – fungizid – sporizid (je nach Präparatetyp u. Einwirkzeit)	– Flächendesinfektion – Instrumentendesinfektion	sehr gut	– Sauerstoffabspalter können auf Metalle korrosiv wirken
Phenole	– bakterizid – fungizid – nicht viruzid – nicht sporizid	– Flächendesinfektion – Instrumentendesinfektion – Ausscheidungsdesinfektion	schwer	– Phenole haben neben der Desinfektion einen sehr guten Reinigungseffekt
Quartäre Ammoniumverbindungen (Quats)	– eingeschränkt bakterizid – fungizid – nicht viruzid – nicht sporizid	– Flächendesinfektion – Instrumentendesinfektion – Wäschedesinfektion	mittel	– Quats werden wegen ihrer geringen Toxizität u. a. im Küchenbereich eingesetzt

Händedesinfektion

Hygienische Händedesinfektion

Die hygienische Händedesinfektion ist die wichtigste Maßnahme zur Verhütung von Krankenhausinfektionen. Sie dient sowohl dem Schutz des Patienten als auch dem eigenen Schutz. Erreicht wird mit der hygienischen Händedesinfektion eine gezielte Reduktion der transienten (Kontakt-) Hautflora. Durch die hygienische Händedesinfektion soll verhindert werden, daß bei der Behandlung und Pflege von Patienten Infektionserreger durch die Hände übertragen werden.

Eine hygienische Händedesinfektion soll von dem Physiotherapeuten angewendet werden:
- vor und nach Verbandwechseln,
- vor und nach Kontakt mit Eintrittsstellen von Kathetern, Drainagen u. ä.,
- nach Kontakt mit Blut, Sekreten oder Exkreten,
- vor Kontakt mit Patienten, die in besonderem Maße vor Infektionen geschützt werden müssen, z. B. Leukämie-, Bestrahlungs- und Intensivpatienten oder sonstige schwer erkrankte Patienten,
- nach Kontakt mit Patienten, von denen Infektionen ausgehen können, z. B. Harnwegs-, Wund- und Atemwegsinfektion, übertragbare Erkrankungen,
- nach Kontakt mit kontaminierten Flächen oder Gegenständen, z. B. Beatmungszubehör, Arbeitsflächen.

Auch beim Tragen von Schutzhandschuhen ist nach einer Kontamination unbedingt eine Händedesinfektion durchzuführen (evtl. Undichtigkeiten).

Anwendung:

Alkoholisches Händedesinfektionsmittel, ca. 3 ml = 2–3 Hübe aus Wandspender, in die trockene Hohlhand geben, auf beide Hände verteilen einschließlich Fingerzwischenräume und Unterarme, mindestens 30 Sekunden Einwirkzeit einhalten!

Beachte:
- Desinfektionsmittel nicht auf nasse Hände geben (Wirkverlust durch Verdünnungseffekt!).
- Eine sichtbare Verschmutzung der Hände, z. B. durch Blut, Stuhl, Urin, ist vor der Desinfektion mit einem Einmaltuch, das mit Desinfektionsmittel getränkt ist, zu entfernen. Erst nach der Händedesinfektion die Hände waschen.
- Die Mindesteinwirkzeit von 30 Sekunden reicht für die Inaktivierung einiger resistenter Erreger nicht aus. Bei Kontamination mit Tuber-

kelbakterien muß die hygienische Händedesinfektion zweimal hintereinander durchgeführt werden, d. h. 60 Sekunden!
- Bei Kontamination mit Hepatitis-B-Viren sind Händedesinfektionsmittel mit geprüfter Hepatitis-B-Wirksamkeit einzusetzen. Die Einwirkzeiten können je nach Präparat unterschiedlich sein, daher immer die Herstellerangaben beachten!
- Schmuck- und Eheringe beeinträchtigen die Wirkung der Händedesinfektion und können überdies durch verbleibende Desinfektionsmittelreste unter dem Schmuck zu Hautirritationen und Sensibilisierung führen, gleiches gilt für Armbanduhren und Armreifen/-bänder.
- In Bereichen mit erhöhter Infektgefährdung, z. B. Intensiv-Stationen, dürfen laut Unfallverhütungsvorschrift § 22 an Händen und Unterarmen keine Schmuckstücke, Uhren und Ringe getragen werden.

Chirurgische Händedesinfektion

Sie dient dem Schutz des Patienten und ist notwendig vor operativen Eingriffen, um die Kontakt- und Standortflora der Haut stark zu reduzieren. Da die chirurgische Händedesinfektion für den Bereich der Physiotherapie ohne Bedeutung ist, wird hierauf nicht weiter eingegangen.

Hautdesinfektion

Sie hat das Ziel, die Keimzahl auf der Haut möglichst stark zu senken, damit bei therapeutischen, diagnostischen und pflegerischen Maßnahmen, z. B. Operationen, Injektionen, keine Mikroorganismen in tiefere Gewebsabschnitte verlagert werden und dort Infektionen verursachen.

Die Hautdesinfektion wird in der Regel mit alkoholischen oder PVP-Jod-Präparaten durchgeführt. Bei alkoholischen Desinfektionsmitteln beträgt die Einwirkzeit 30 Sekunden. Die Hautdesinfektionsmittel müssen eine Arzneimittelzulassung haben.

Flächendesinfektion

Desinfektion von unbelebten Oberflächen wie z. B. Geräte, Inventar und Fußböden. Es ist zu unterscheiden zwischen:
a) allgemeiner desinfizierenden Reinigung
b) gezielter Flächendesinfektion
c) Raumdesinfektion

a) Allgemeine desinfizierende Reinigung

Hierunter ist die regelmäßige Behandlung (Wischen) von Oberflächen mit einem Flächendesinfektionsmittel im Rahmen der allgemeinen Hospitalismusprophylaxe zu verstehen, so z.B. von Behandlungsliegen, wenn der Patient Hautkontakt damit hatte. Die Einwirkzeit muß nicht abgewartet werden, sondern nach dem Abtrocknen kann die Fläche benutzt werden.

b) Gezielte Flächendesinfektion

Dies ist die gezielte Desinfektion bei sichtbarer Kontamination, z.B. mit Blut, Sekreten, Exkreten, und bei nicht sichtbarer Verschmutzung, aber wahrscheinlicher Kontamination, so z.B. bei Arbeitsflächen nach keimbelasteten Tätigkeiten (Umgang mit gebrauchten Trachealkanülen oder sonstigem Beatmungszubehör). Es soll verhindert werden, daß Infektionserreger von kontaminierten Flächen auf Patienten, Personal, Besucher oder Gegenstände übertragen werden.

Bei der gezielten Flächendesinfektion sind Konzentrationen im 1-Stunden-Wert zu nehmen, d.h. hier ist nach einer Stunde das optimale Desinfektionsergebnis erreicht. Je nach Ausmaß der Kontamination und Art des Erregers kann es notwendig sein, die Einwirkzeit voll einzuhalten, ehe die Fläche wieder genutzt wird. Bei übertragbaren Erkrankungen, z.B. Lungentuberkulose, Diphtherie, müssen Desinfektionspräparate, Konzentrationen und Einwirkzeiten nach der Liste des Robert-Koch-Instituts genommen werden.

Einwirkzeit: Die Einwirkzeit steht in Abhängigkeit zur Konzentration:

Niedrige Konzentration ↔ längere Einwirkzeit,

hohe Konzentration ↔ kurze Einwirkzeit.

In der DGHM-Liste sind für alle Flächendesinfektionsmittel der 1-Stunden- und der 4-Stunden-Wert angegeben. Bei Aldehyd-Mitteln beträgt der 1-Stunden-Wert 0,5%, der 4-Stunden-Wert 0,25%.

Umgang mit Flächendesinfektionsmitteln:
- Desinfektionsmittel können nicht mit einem Reiniger oder anderen Desinfektionsmitteln gemischt werden (unwirksame oder sogar giftige Lösungen können entstehen). Ausnahme: Von den Firmen angegebene Kombinationspräparate.
- Beim Umgang mit Desinfektionsmitteln immer Handschuhe tragen (Hautschäden!).
- Kein warmes Wasser zum Ansetzen der Desinfektionsmittel verwenden (Dämpfe!).
- Erst Wasser, dann Desinfektionsmittel einfüllen (sonst schäumt es über).
- Desinfektionsmittellösungen immer genau dosieren, sonst Unter- oder Überdosierung.

- Eimer mit Liter-Angabe verwenden, wenn keine maschinelle Dosierung im Gerät. Dosierung mittels Dosierpumpe oder Meßbecher, gegebenenfalls Dosiertabelle benutzen.
- Flächendesinfektionslösungen verlieren an Wirksamkeit, wenn sie verschmutzen. Daher sind sie bei Verschmutzung bzw. einmal täglich zu erneuern.
- Das Desinfektionsmittel darf nur mit frischen sauberen Lappen, Tüchern, Mops o. ä. aus dem Eimer entnommen werden.
- Alkoholische Flächendesinfektionsmittel sollten nicht gesprüht werden, da es hier zu einer unnötigen allergischen Sensibilisierung kommen kann und die Benetzung der Fläche u. U. nicht vollständig ist. Die Wischdesinfektion ist hier vorzuziehen, da sie für einen vollständigen Feuchtigkeitsfilm auf der Fläche sorgt.
- Desinfektionslösungen mit Datum beschriften.

c) Raumdesinfektion

Bei bestimmten Infektionserkrankungen, wie z. B. offene ansteckende Lungentuberkulose, Lassa-Fieber, kann der Amtsarzt eine Raumdesinfektion anordnen. Hier wird in geschlossenen und abgedichteten Räumen Formalin verdampft und eine Scheuer-Wischdesinfektion durchgeführt. Diese Desinfektion darf nur von speziell sachkundigen Desinfektoren durchgeführt werden.

Instrumentendesinfektion

Hiermit soll die Elimination bzw. weitgehende Reduktion von Krankheitserregern an Oberflächen und in Hohlräumen von Instrumenten, Atemschläuchen o. ä. erreicht werden. Es soll verhindert werden, daß beim Einsatz von Instrumenten o. ä. bei Patienten und Personal eine Infektion entsteht.

Möglichkeiten der Instrumentendesinfektion:
- chemisch
- thermisch bzw. chemothermisch

Chemische Instrumentendesinfektion

Vorgehen:
- Nach Gebrauch eventuelle organische Verschmutzung mit Zellstoff entfernen, in Instrumentendesinfektionslösung einlegen.
- Vollständig und blasenfrei einlegen, dies ist wichtig, da ohne Benetzung mit Desinfektionsmittel keine Entkeimung stattfindet.

- Nach Ablauf der Einwirkzeit (sie ist hier immer strikt einzuhalten) das Instrument o. ä. reinigen und mit Leitungswasser abspülen, um Desinfektionsmittelreste zu entfernen.
- Bei Inhalier- bzw. Beatmungszubehör ist sterile Spülflüssigkeit zu verwenden, da Leitungswasser nicht keimfrei ist und Erreger von Pneumonien enthalten kann, wie z. B. Pseudomonaden und Legionellen. Wird das Zubehör sterilisiert, kann mit normalem Leitungswasser gespült werden, da evtl. vorhandene Erreger abgetötet werden.
- Staubfreie, trockene Lagerung oder weitere Aufbereitung (z. B. Sterilisation) nach Bedarf.

Thermische bzw. chemothermische Instrumentendesinfektion

Hier werden die Instrumente o. ä. nach Gebrauch in eine spezielle Spülmaschine einsortiert und bei 93 °C (mit Reinigerzugabe) thermisch oder bei 60°–70 °C (mit Desinfektionsreiniger) chemothermisch aufbereitet. Die maschinelle Aufbereitung ist der manuellen Desinfektion vorzuziehen, da hier ein Standardverfahren vorliegt und der Personalschutz gewährleistet ist. Voraussetzung für eine zuverlässige maschinelle Aufbereitung ist eine regelmäßige technische Wartung und mikrobiolog. Überprüfung der Geräte. Ebenso muß auf die richtige Beladung der Maschine geachtet werden:
- Überladung → evtl. unzuverlässige Desinfektion durch Spülschatten
- Zu wenig Spülgut → Verschwendung von Energie, d. h. unnötige Umweltbelastung

Umgang mit Instrumentendesinfektionsmitteln

- Desinfektionsmittel können nicht mit einem Reiniger oder anderen Desinfektionsmitteln gemischt werden (unwirksame oder sogar giftige Lösungen können entstehen). Ausnahme: Von den Firmen angegebene Kombinationspräparate.
- Beim Umgang mit Desinfektionsmitteln immer Handschuhe tragen (Hautschäden!).
- Kein warmes Wasser zum Ansetzen der Desinfektionsmittel verwenden (Dämpfe!).
- Erst Wasser, dann Desinfektionsmittel einfüllen (sonst schäumt es über).
- Desinfektionsmittellösungen immer genau dosieren, sonst Unter- oder Überdosierung.
- Eimer mit Liter-Angabe verwenden, wenn keine maschinelle Dosierung über Gerät. Dosierung mittels Dosierpumpe oder Meßbecher, gegebenenfalls Dosiertabelle benutzen.

- Werden Instrumente etc. maschinell aufbereitet, trocken ablegen, nicht vorher in Desinfektionsmittellösung legen (sonst vermehrte Schaumbildung in der Maschine und unnötige Materialbeanspruchung).
- Instrumentendesinfektionslösungen sollten täglich erneuert werden. Gibt der Hersteller längere Standzeiten an, z.B. 14 Tage, so muß er dies durch entsprechende Gutachten belegen.
- Desinfektionslösungen mit Datum beschriften.

● ● ● ● Desinfektionsplan

Der Desinfektionsplan beinhaltet Angaben zur Desinfektion und Reinigung von Händen, Haut, Instrumenten, Geräten, Gegenständen und Räumen. Er muß den Bedürfnissen und Gegenständen der Station/Abteilung angepaßt sein, d.h. es gibt nicht einen, allgemein gültigen Desinfektionsplan im Krankenhaus. Die Vorgaben des Desinfektionsplanes sind für die Mitarbeiter verbindlich.

Nachstehend für den Bereich Physiotherapie ein Beispiel (Tab. 3.**2**).

3.5.2 Sterilisation

□ *Definition:* Abtöten oder Inaktivieren von Mikroorganismen, einschließlich Bakteriensporen. Sterilisation kann durch
- physikalische und
- chemische

Verfahren stattfinden.

● ● ● ● Physikalische Verfahren

Heißluftsterilisation

Nur für thermo-(hitze-)stabile Materialien geeignet. Einwirkzeit: 30 Minuten bei 180 °C. Da Bakterien gegen trockene Hitze sehr resistent sein und Verfahrens- und Bedienungsfehler nicht ausgeschlossen werden können, ist die Heißluftsterilisation im Krankenhaus nur für bestimmte Materialien und Bereiche einzusetzen.

Dampfsterilisation

Hier wird mit einem Vakuum-Dampfverfahren die Sterilisation erreicht. Dieses Verfahren ist vorzuziehen, da Mikroorganismen gegenüber feuchter Hitze empfindlicher sind. Die Dampfsterilisation ist daher im Krankenhaus das Verfahren 1. Wahl!

3.5 Desinfektion und Sterilisation

Tabelle 3.2 Desinfektionsplan für die Physiotherapie

Was	Wann	Womit/Konzentration	Wie	Einwirkzeit	Wer
Hygienische Händedesinfektion	– vor u. nach Verbandwechsel – vor u. nach Atemtherapie u. Kontakt mit Blut, Sekreten u. Exkreten	– Sagrosept/3 ml (gebrauchsfertig) – Promanum	Hände voll benetzen, einreiben bis Haut trocken ist	30 Sekunden	Physiotherapeut
Hände waschen	– bei Bedarf – bei Kontamination mit Blut etc. zunächst Desinfektion	Flüssigseife (gebrauchsfertig)	Hände waschen, mit Papierhandtuch abtrocknen		Physiotherapeut
Handpflege	bei Bedarf	Ph-5-Eucerin Trixo	Einreiben		
Spender für Seife, Handtücher etc.	vor Neuauffüllung	Haushaltsreiniger	Reinigung		Hauswirtschaftspersonal
Behandlungsliegen u. Matten	nach jedem Patienten, der Hautkontakt hatte	Meliseptol (gebrauchsfertig)	Wischdesinfektion	15 Minuten	Physiotherapeut
Holme, Behandlungsgeräte	– nach Arbeitsende – nach Arbeitsende – bei Verschmutzung	Hexaquart-S/1 % Hexaquart-S/1 % Meliseptol (gebrauchsfertig)	Wischdesinfektion	4 Stunden 4 Stunden 15 Minuten	Physiotherapeut Physiotherapeut Physiotherapeut

Fortsetzung S. 140

Tabelle 3.2 (Fortsetzung)

Was	Wann	Womit/Konzentration	Wie	Einwirkzeit	Wer
Trainingsgeräte	nach Arbeitsende	Reiniger	Reinigung		
Giebelrohre	täglich	Tegoment/1,5%	Desinfektion/Reinigung, danach mit Wasser abspülen; Sterilisieren mit 121 °C = Gummiprogramm	1 Stunde	Physiotherapeut
Schränke mit Therapiegeräten	vierteljährlich ausräumen	Haushaltsreiniger	Ausräumen, Reinigung		Physiotherapeut
Fußboden	täglich	Haushaltsreiniger	Reinigung		Hauswirtschaftspersonal
Sprühdesinfektion	Ausnahme! Nur wenn Wischdesinfektion nicht möglich	Meliseptol (mit brauner Spritzkappe; gebrauchsfertig)			

■ *Beachte*: Laut Unfallverhütungsvorschrift sind bei Desinfektionsmaßnahmen Handschuhe zu tragen.
□ *Anmerkung*: Bei Bedarf ist in allen Fällen sofort eine Desinfektion mit Hexaquart 1,5% durchzuführen.

Einwirkzeit: 15–20 Minuten bei 121 °C
Einwirkzeit: 5 Minuten bei 134 °C

Sterilisation mittels Strahlen

Hier werden γ-Strahlen zur Sterilisation eingesetzt, allerdings kann dieses Verfahren nur in speziellen Großanlagen durchgeführt werden. Es wird daher nur von der Industrie zur Sterilisation von Massengütern, wie z. B. Spritzen, Kanülen, Handschuhen, angewandt.

Sterilfiltration

Für Flüssigkeiten, z. B. Alkohol notwendig.

• • • • Chemische Verfahren

Hier wird die Sterilisation durch chemische Stoffe erreicht und ist für Materialien geeignet, die thermolabil, also hitzeempfindlich sind.

Ethylenoxid (EO)

Es ist ein explosives und kanzerogenes Gas und wird mit einer Temperatur von 55 °C eingesetzt. Beim Betrieb einer solchen Gassterilisation sind strikte Sicherheitsauflagen (Abluft, räumlich, organisatorisch und personell) zu beachten.

Nicht alle Materialien sind für die EO-Sterilisation geeignet. Es sind je nach Material (z. B. Kunststoff) längere Auslüftzeiten notwendig, bevor der Gegenstand beim Patienten eingesetzt werden kann.

Formaldehyd (FO)

Hier wird Formaldehyd mit einer Temperatur von 60–75 °C zur Sterilisation eingesetzt. Auch hier sind strikte Sicherheitsauflagen zu beachten.

Beide chemische Sterilisationsverfahren sollten immer, soweit möglich, durch die Dampfsterilisation ersetzt werden. Daher ist bei der Neuanschaffung von Geräten unbedingt darauf zu achten, daß die evtl. notwendige Sterilisation durch Autoklaven (Dampfsterilisation) erfolgen kann!

Plasma-Sterilisation

Dieses Verfahren vereinigt physikalische und chemische Gegebenheiten. Hier wird Wasserstoffperoxid durch ein hochenergetisches Feld in Plasma umgewandelt. Diese Anwendungsart hat den Vorteil des Niedrigtemperatureinsatzes und fehlender Toxizität. Da es ein vollkommen neues Verfahren ist, gibt es zur mikrobiologischen Überprüfung und der Wirkungsweise unter Experten noch offene Fragen. Das Plasmaverfahren wird wohl aber zukünftig für thermolabile Materialien das Verfahren der Wahl sein.

Hinweise zur Sterilisation

- Gegenstände, die sterilisiert werden, müssen vorher desinfiziert werden, denn Schmutz und hohe Keimzahlen beeinträchtigen die Sterilisationssicherheit.
- Die Verpackung muß in Sterilisationstüten, -folien oder Containern geschehen, die für das jeweilige Sterilisationsverfahren und Sterilisiergut geeignet sind.
- Auf der Verpackung muß das Sterilisierdatum vermerkt werden.
- Feuchtes Sterilgut ist zu reklamieren, da es als unsteril anzusehen ist.

In vielen Krankenhäusern sind Zentralsterilisationen vorhanden, in den Aufbereitung, Verpackung und Sterilisation durchgeführt werden.

Haltbarkeit von Sterilgut

Die Haltbarkeit von Sterilgut ist abhängig von der Lagerung (Tab. 3.3, Tab. 3.4). Dies gilt für hauseigen und industriell hergestelltes Gut und ist durch entsprechende DIN-Normen festgelegt.

Tabelle 3.3 Haltbarkeit von Sterilgut bei trockener, staubfreier Lagerung (in Schränken, geschlossenen Schubladen oder Kästen und unverletzter Packung)

Sterilgutverpackung	Lagerzeit
Trommel/Container	6 Wochen
Kreppverpackungen	6 Wochen
Tüten/Folien	
– Einfachverpackung	6 Wochen
– Zweifachverpackung	6 Monate
– Lagerverpackung (3fach)	5 Jahre

Tabelle 3.4 Haltbarkeit von Sterilgut bei ungeschützter Lagerung (auf Regalen, Verbandswagen, offenen Ablagen und unverletzter Verpackung)

Sterilgutverpackung	Lagerzeit
Trommel/Container	24 Stunden
Kreppverpackungen	24 Stunden
Tüten/Folien	
– Einfachverpackung	24 Stunden
– Zweifachverpackung	6 Wochen

Die kurzen Lagerzeiten von Sterilgut bei offener Lagerung bedeuten nicht, daß die eingepackten Gegenstände nach 24 Stunden unsteril sind, aber bei ungünstigen Bedingungen kann sich Staub ablagern und beim Öffnen das Instrument kontaminieren. Auch Feuchtigkeit oder unachtsame Handhabung können die sichere Sterilgutverpackung beschädigen. Daher sollte immer nur der Tagesbedarf offen und griffbereit lagern.

Generell ist zu sagen, daß die Lagerzeit von den Lagerbedingungen abhängig ist. Bei sehr günstigen Umständen können die Lagerzeiten verlängert werden. Dies muß allerdings durch die Krankenhaushygiene-Abteilung schriftlich festgelegt werden und darf nicht nach dem Ermessen der einzelnen Mitarbeiter gehandhabt werden.

3.6 Hygieneplan

Hygienepläne beinhalten den Desinfektionsplan und Angaben über notwendige Maßnahmen zur Verhütung von Keimübertragungen und Infektionen, wie z. B. Harnblasendrainage, Infusionstherapie, Atemtherapie, Verhalten im OP, Speiseversorgung, Abfallentsorgung.

Hygiene- und Desinfektionspläne sind durch die Unfallverhütungsvorschrift der Berufsgenossenschaft und die Richtlinie des Robert-Koch-Instituts vorgeschrieben.

Persönliche Hygiene

Die besten Hygienekonzepte sind wirkungslos, wenn die persönliche Hygiene nicht funktioniert. Hierzu gehören die Einhaltung der hygienischen Händedesinfektion, das Wissen und die Beherrschung der im jeweiligen Wirkungskreis erforderlichen Hygienemaßnahmen und die Gewährleistung der gewissenhaften Ausführung. Persönliche Hygiene beinhaltet aber auch die eigene Körper-, Haar- und Fingernagelpflege und Mundhygiene.

Nachlässigkeiten auf diesem Gebiet können den Patienten u.U. direkt schaden (ungepflegte Haare → Pilze, Staphylokokken, ungepflegte Hände → Keimreservoir) bzw. sein Wohlbefinden beeinträchtigen, z.B. Körper- oder Mundgeruch.

Berufskleidung

Sie ist die während des Dienstes im Krankenhaus getragene Kleidung, z.B. Kittel, Tracht. Sie muß sauber sein, d.h. ein regelmäßiger Wechsel muß erfolgen, und kann, wie z.B. ein Kittel, über der Privatkleidung getragen werden. Die Farbe der Berufskleidung ist nicht durch hygienische Vorgaben festgelegt, sondern richtet sich nach der allgemeinen Kleiderordnung einer Klinik.

Bereichskleidung

Dies ist Kleidung, die in besonders sensiblen Bereichen hausintern vorgeschrieben ist, z.B. Intensiv-Station, OP-Abteilung. Sie ist regelmäßig zu wechseln, möglichst täglich und bei Bedarf sofort. Hier darf keine Privatkleidung, z.B. T-Shirt, Pullover, Jacke, unter der Bereichskleidung getragen werden. Die Kleider/Kasacks sind kurzärmelig.

Schutzkleidung

Bei Tätigkeiten, bei denen Patient oder Personal vor Kontamination bzw. Infektionen zu schützen sind, z.B. aseptische Eingriffe, Umgang mit infektiösen Patienten und Materialien, sind über der Berufs- oder Bereichskleidung eine Schutzschürze oder ein Schutzkittel zu tragen. Nach der entsprechenden Tätigkeit ist die Schutzkleidung abzulegen, d.h. Mehrwegkleidung in die Wäsche, Einwegkleidung (möglichst vermeiden) in den Abfall.

Mund-Nasen-Schutz

Er dient der Rückhaltung von Keimen aus dem Respirationstrakt und dem Eigenschutz beim Umgang mit infektiösen Patienten und Materialien.

Schutzbrille

Sie dient dem Eigenschutz beim Umgang mit infektiösen Materialien, z.B. Blut, Trachealsekreten.

Schutzhandschuhe

Sie werden bei möglichem direkten Kontakt mit infiziertem Material oder mit infektiösen Exkreten, Sekreten, Blut o. ä. oder beim Verbandwechsel getragen. Handschuhe sind ein zusätzlicher Schutz und müssen sofort nach der entsprechenden Tätigkeit entsorgt werden.

Händewaschen

Es wird vor Arbeitsbeginn und nach Arbeitsende, nach längeren Pausen und bei sichtbarer Verschmutzung ohne gleichzeitige Infektionsgefahr durchgeführt.

Im klinischen Krankenhausbereich soll keine Stück-Seife verwendet werden, da es hier bei unzureichender Handhabung zu einer massiven Verkeimung kommen kann; daher wird in der Regel Flüssigseife aus Spendern verwendet. Gemeinschaftshandtücher sind im klinischen Bereich ebenfalls nicht statthaft, da es durch die Feuchtigkeit zu einer massiven Aufkeimung kommen kann; deshalb werden Papierhandtücher oder Stoffrollen-Handtücher eingesetzt.

Bei sichtbarer Verschmutzung mit Infektionsgefahr, z.B. durch Blut, Stuhl, wird die Verschmutzung zunächst mit Desinfektionsmittel getränkt. Tuch entfernen, dann hygienische Händedesinfektion, erst dann Händewaschen, gegebenenfalls nochmalige Desinfektion. Ein sofortiges Händewaschen würde die Waschbeckenumgebung, die Kleidung, Arme und Gesicht u.U. mit Krankheitserregern kontaminieren.

Händepflege

Sie soll regelmäßig und nach Bedarf vorgenommen werden, um die Haut zu schützen, denn rissige Haut ist ein Keimreservoir. Es soll Lotion oder Creme aus Tuben oder Spendern entnommen und sorgfältig eingerieben werden. Die Verwendung von Dosen etc. ist wegen hoher Kontaminationsgefahr abzulehnen.

Allergien

Latexallergie

Schutzhandschuhe bestehen aus Latex, Vinyl oder PVC. Beim Umgang mit Blut, Sekreten oder Fäkalien werden i.d. Regel Latexhandschuhe eingesetzt, da sie weniger umweltbelastend sind und aufgrund ihres Herstellungsverfahrens weniger Perforationen aufweisen.

Beim häufigen und langen Tragen von Latexhandschuhen können Hautirritationen und Allergien auftreten. Begünstigt werden Allergien durch zu langes Tragen, wenn durch Schweißfeuchtigkeit restliche Latexproteine aus dem Handschuh gelöst werden. Auslöser von Latexallergien sind nicht nur Latexhandschuhe, sondern auch andere latexhaltige Materialien, wie z. B. Katheter, Blutdruckmanschetten, Gummiunterlagen, Kaugummi etc.

Begünstigend für die Auslösung einer Latexallergie sind Veranlagungen wie Heuschnupfen, Neurodermitis und, besonders bei Kindern, mehrere große Operationen. Bei einer Latexallergie besteht meist eine Allergie (Kreuzallergie) gegen Banane, Avocado, Kiwi, Pfirsiche, Eßkastanien.

Formaldehydallergie

Sie wird u. U. provoziert, wenn beim Umgang mit Formaldehyd und Aldehyd-Desinfektionslösungen ohne Schutzhandschuhe gearbeitet wird oder unnötige Sprühdesinfektionen angewendet werden.

Begünstigt wird die Formaldehydallergie, wenn Heuschnupfen, Asthma, sehr trockene Haut, weiße Hautschrift (Dermographismus) und bereits andere Allergien bekannt sind. Bei einer Formaldehydallergie besteht meist eine Allergie gegen Nickel, der sich u. a. in Modeschmuck und Reißverschlüssen findet.

Sowohl bei der Latex- als auch bei der Aldehydallergie ist es wichtig, das Allergen zu meiden und außerdem eine gute Hautpflege durchzuführen, da hier eine Barriere gegen eindringende Schadstoffe geschaffen wird.

3.6.1 Infektionsprophylaxe in der Physiotherapie

•••• Apparative Atemtherapie

Um die Gefahr von Infektionen der Atemwege so gering wie möglich zu halten, ist unbedingt auf einen hygienisch einwandfreien Arbeitsablauf, eine korrekte Aufbereitung der Schlauchsysteme und Geräte und die sterile Zubereitung der Inhalationslösungen zu achten.

Bei Patienten mit Atemwegsinfektionen, z. B. Pneumonien, sind aus Personalschutzgründen geeignete Schutzmaßnahmen unerläßlich, z. B. Mund-Nasenschutz, Kittel. Vor Therapiebeginn und nach Therapieende muß unbedingt eine hygienische Händedesinfektion durchgeführt werden, ebenso bei Manipulationen am Schlauchsystem und beim Auffüllen von Verneblerflüssigkeit. Bei intubierten oder tracheotomierten Patienten sind (unsterile) Schutzhandschuhe zu tragen.

Als Verneblerflüssigkeiten (z.B. physiologische Kochsalzlösung 0,9% und/oder Medikamente) für Beatmungs- oder Inhaliergeräte (z.B. Bird, Pari-Gerät, Ultraschallvernebler) sind bevorzugt Einzelampullen zu verwenden. Falls dies nicht möglich ist und Mehrdosenbehältnisse (Stechampullen/Schraubflaschen) genommen werden müssen, sind diese mit Anbruch-Datum/-Uhrzeit zu versehen und im Kühlschrank zu lagern.
- Unkonservierte Lösungen, wie z.B. Tacholiquin, Mykolyticum Lappe, Emser-Salz-Lösung, sind innerhalb von 24 Stunden zu verwenden und müssen im Kühlschrank gelagert werden.
– Konservierte Lösungen, wie z.B. Sultanol-, Bisolvon-, Mucosolvan- und Bepanthen-Inhalat, sind nach Anbruch maximal 4 Wochen haltbar; Lagerung im Kühlschrank.

Zur konkreten Aufbereitung der Geräte und der Schlauchsysteme ist mit der Krankenhaushygiene eine Aufbereitungsanleitung zu erarbeiten, da bei der Vielzahl der Geräte und Verfahren kein allgemeines Vorgehen angegeben werden kann.

• • • • Patienten mit Blasenkatheter und Harnableitung

Hier muß der Physiotherapeut darauf achten, daß bei Übungen im Bett der Blasenkatheter und der Ableitungsschlauch zum Urinbeutel nicht abgeknickt bzw. abgeklemmt werden, da es sonst zum Harnstau kommt. Bei Patienten, die aus dem Bett gesetzt werden bzw. selbst mobil sind, muß darauf geachtet werden, daß der Urinbeutel nicht über Blasenniveau angehoben wird, da es hier bei nicht intaktem Anti-Reflux-Ventil zu einem Zurückfließen von Urin in die Blase kommt und dann ein Infektrisiko besteht bzw. es zum Harnstau kommt. Offene Systeme, die u.a. kein Anti-Reflux-Ventil haben, sind aus hygienischer Sicht nicht zu verwenden.

Nach Kontakt mit dem Urindrainagesystem ist eine hygienische Händedesinfektion vorzunehmen; dies gilt besonders, wenn der Patient eine Harnwegsinfektion hat.

• • • • Patienten mit Wundverbänden

Hier kann es vor/nach der Physiotherapie evtl. notwendig sein, den Verband zu erneuern oder abzudichten. Hierzu sind sterile Abdeckungen (sterile Kompressen, steriles Pflaster) zu nehmen. Vor und nach Manipulationen am Verband ist unbedingt eine hygienische Händedesinfektion durchzuführen.

Dampfbehandlung

Bei Wärmebehandlung mit Dampf, z. B. in Dampfstühlen, sind die verwendeten Tücher nach der Behandlung in die Wäsche zu geben. Die Behandlungseinheiten sind arbeitstäglich zu desinfizieren.

Elektrotherapie

Bei unsachgemäßer Aufbereitung der Elektrodenschwämmchen, Filzplatten und Leinenläppchen kann es zu einer massiven Verkeimung dieser Materialien kommen. So ist im klinischen Bereich die Aufbereitung dieser Artikel mit Seifenlösung nicht ausreichend. Elektrodenschwämme können z.B. in 70%igem Alkohol ausgedrückt und trocken aufbewahrt werden oder mit Sauerstoffabspaltern wie Sekusept-Pulver oder Dismozon pur (Einlegen, nach Einwirkzeit in klarem Wasser ausspülen). Sonstige Desinfektionsmittel sollen nur nach Rücksprache mit dem Hersteller verwendet werden, da eventuelle Rückstände über Ionen in die Haut eingeschleust werden können. Filzplatten/Leinenlappen können in der Wäscherei aufbereitet werden. Auf Einmalmaterial ist wegen der Abfallproblematik möglichst zu verzichten.

Massage

Massageöl und andere Hautpflege- und Einreibemittel müssen vor einer mikrobiellen Besiedlung geschützt werden, daher keine Dosen, sondern Portionierspender verwenden. Jeder Patient muß frische Wäschestücke erhalten, d.h. Massagebänke, Liegen, Nacken- und Knierollen sind mit einer frischen Papier- oder Textilauflage zu versehen. Im klinischen Bereich sollten Patientenlaken/-badetücher nicht in der Physiotherapie-Abteilung aufgehoben werden, da es hier beim Zusammenliegen im Stapel zu Keimübertragungen, z. B. Pilze, Staphylokokken, kommen kann.

Heilpackungen

Das mit der Anwendung von Heilpackungen beschäftigte Personal muß an Händen und Unterarmen frei von ansteckenden Hauterkrankungen sein, kleinere Verletzungen sind durch wasserdichte Pflaster o. ä. abzudecken. Dies gilt generell für den gesamten physikalischen Bereich. Vor jeder Anwendung ist eine hygienische Händedesinfektion durchzuführen.

Heilpackungen, wie Fango und Heublumensack, sind nach Auflegen auf den Patienten mit 1 – 2 Tüchern und darüber mit einer Decke abzudecken. Die Tücher sind nach jeder Anwendung, die Decken in 1- bis maximal 2wöchigem Turnus in die Wäsche zu geben.

Heilpackungen, die als Einmalartikel Anwendung finden, können nach dem Gebrauch mit dem A-Abfall (Hausmüll) entsorgt werden. Mehrwegartikel wie z. B. Fango-/Paraffinpackungen dürfen nur wiederverwendet werden, wenn sie mindestens 15 Minuten auf 130 °C erwärmt wurden.

•••• Badeabteilung

Die hygienischen Anforderungen an die Aufbereitung von Schwimm- und Badebeckenwasser sind durch gesetzliche und normative Vorgaben (Entwurf der Badewasserverordnung DIN 19643) verbindlich geregelt.

Es ist sicherzustellen, daß sämtliche technische Arbeiten in Zusammenhang mit der Aufbereitung von Schwimm- und Badebeckenwasser nur durch entsprechend geschultes und fortgebildetes Personal erfolgen. Beim Auffüllen von Wasseraufbereitungsmitteln sind die gesetzlichen Auflagen der Gefahrstoffverordnung zu berücksichtigen. Das medizinische Personal verfügt in der Regel nicht über die erforderliche Ausbildung und Sachkunde, um die genannten Arbeiten auszuführen.

Wasser in Schwimm- und Bewegungsbecken muß in hygienischer Hinsicht Trinkwasserqualität haben. Bei +20 °C und +36 °C dürfen coliforme Keime, Escherichia coli und Pseudomonas aeruginosa nicht nachweisbar sein. Die Gesundheitsämter bzw. die Hygiene- oder Medizinuntersuchungsämter überprüfen 1 × monatlich die hygienische und chemische Wasserqualität. Eine Infektion über korrekt aufbereitetes Badewasser ist nur in Ausnahmefällen gegeben.

Eine Kontamination mit Infektionserregern erfolgt hauptsächlich über Barfußbereiche, Sprungbretter, Wärme-, Sitz- und Liegeflächen, Wannen und Duschen und zwar über mikrobiell besiedelte Hautschuppen, Talgreste, Haare und verpilzte Nagelteilchen. Im feuchten und warmen Milieu finden die Erreger optimale Wachstumsbedingungen, so daß bei prädisponierten Patienten leicht Infektionen ausgelöst werden können.

Um den Keimeintrag zu mindern, soll der Patient vor dem Baden zunächst die Toilette aufsuchen und danach Duschen (ohne Badebekleidung). Je nach der vorhandenen Wasseraufbereitung der Badebecken ist auch das Tragen von Bademützen notwendig. Nach dem Baden sollte der Badeanzug/-hose in ein Handtuch eingerollt werden. Auf der Station kann die Nachtrocknung der Badekleidung an der Handtuchstange des Patientenbettes erfolgen. Aufgrund des hohen Risikos von Kreuzinfektionen ist der Einsatz von Wäscheschleudern zum Entwässern/Trocknen von Badebekleidung nicht gestattet.

Patienten mit Wunden und offenen Hautflächen müssen vor dem Baden mit einem wasserdichten Verband versorgt werden. Patienten mit Dornwarzen und Hautmykosen (Pilzerkrankungen) sollten, sofern keine zwingende medizinische Indikation besteht, zunächst nicht am Baden teilnehmen, sondern erst entsprechend behandelt werden. Patienten mit bekannter Inkontinenz sollten spezielle dichtsitzende Badebekleidung tragen, Patienten mit Anus präter eine entsprechende wasserdichte Abdeckung verwenden, um eine Kontamination des Beckenwassers mit Fäkalien und Urin zu verhindern.

Bei sichtbarer Kontamination des Beckenwassers mit Fäkalien sind diese, soweit möglich, mechanisch zu entfernen. Das Becken muß entsprechend der Wasserumwälzzeit gesperrt werden, erst dann kann der Badebetrieb wieder aufgenommen werden. Fußböden und Sitzflächen im gesamten Barfußbereich sind einer täglichen Desinfektion zu unterziehen.

Fußpilzprophylaxe

Die hierfür eingesetzten Präparate müssen eine Arzneimittelzulassung haben. Die Verwendung von wäßrigen Desinfektionslösungen zur Pilzprophylaxe ist aus hygienischen und anwendungstechnischen Gründen (nasse Laufflächen, lange Einwirkzeiten, Allergiegefahr, oft falsche Plazierung, z.B. im Duschbereich) nicht zu empfehlen. Es sind deshalb alkoholische Hautdesinfektionsmittel im Umkleidebereich per Spender anzubieten und die Patienten auf ein konsequentes Trocknen der Füße und besonders der Zehenzwischenräume hinzuweisen. Über das verwendete Präparat und die Anwendung ist eine schriftliche Information für die Patienten im Umkleidebereich anzubringen.

Voll- und Teilbäder

Die Oberflächen der für Voll- und Teilbäder verwendeten Wannen müssen hygienisch einwandfrei sein, d.h. keine aufgerauhte, rissige und defekte Glasur haben. Die Räume sollten nur für diesen Zweck genutzt werden, d.h. möglichst nicht als Schmutz-, Lager-, Umkleide- oder Aufenthaltsraum dienen.

Badezusätze

Extrake mit hohem Gerbstoffanteil, z.B. Fichtennadeln, Moorauszüge, können bei unsachgemäßer (= zu hoher) Dosierung zu Verfärbungen der Wannen führen, die ohne Beschädigung der Oberflächen nicht zu entfernen sind.

3.6 Hygieneplan

Reinigung und Desinfektion der Wannen

- Nach Entleerung der Wanne muß sie mit einem Sanitärreiniger gereinigt werden.
- Nach Entleeren und Trockenwischen kann auch eine Wischdesinfektion mit einem alkoholischen Flächendesinfektionsmittel erfolgen.
- Bei infektiösen Haut-/Darmerkrankungen etc. muß eine desinfizierende Reinigung stattfinden.
- In allen Räumen, in denen Voll- oder Teilbäder verabreicht werden, ist der gesamte Barfußbereich einmal täglich einer desinfizierenden Reinigung zu unterziehen.

3.6.2 Krankenhausabfall

Die Abfallentsorgung und die Einteilung der Krankenhausabfälle ist u.a. durch die Richtlinie des Robert-Koch-Institutes, kommunale Vorgaben sowie durch Landes- und Bundesgesetze geregelt.

A – Abfälle, die keiner besonderen Maßnahmen zur Infektionsverhütung bedürfen = hausmüllähnliche Abfälle.

B – Abfälle, die beim Sammeln, Transport und Lagerung innerhalb des Krankenhauses Maßnahmen zur Infektverhütung erfordern, z.B. Wundverbände. Spritzen, Kanülen, Skalpelle u.ä. müssen in stichfesten, verschließbaren Behältern gesammelt und entsorgt werden.

Bei diesen Abfällen besteht nur im Krankenhaus die Gefahr einer Verbreitung von Krankheitserregern. Sie können deponiert oder verbrannt werden.

Abfälle A + B können zusammen entsorgt werden.

C – Abfälle, die beim Sammeln, Transport und Lagerung innerhalb und außerhalb des Krankenhauses besonderer Maßnahmen zur Infektverhütung bedürfen, z.B. Abfälle von bestimmten Erkrankungen, die unter das Bundesseuchengesetz fallen. Kanülen, Skalpelle u.ä. müssen in stichfesten und verschließbaren Behältern gesammelt und entsorgt werden. Die Abfallsäcke haben eine dickere Wandstärke und eine andere Farbe als die normalen Müllsäcke. Diese Abfälle müssen verbrannt oder autoklaviert werden, d.h. sie dürfen nicht unbehandelt auf die Deponie.

Für organische, chemische und Küchenabfälle bestehen zusätzliche Vorgaben.

•••• Wertstofftrennung

Sie wird heute in den meisten Krankenhäusern durchgeführt. Ausgenommen sind Wertstoffe, die mit Blut, Sekreten, Stuhl usw. verunreinigt sind.

•••• Müllvermeidung

Die Müllvermeidung hat auch im Krankenhaus eine Vorrangstellung; so gibt es die Möglichkeit, Mehrwegartikel statt Einmalartikel zu nehmen. Hierbei sind aber immer ökologische, hygienische, juristische und ökonomische Belange zu berücksichtigen. Daher sollte an jedem Krankenhaus eine entsprechende Arbeitsgruppe installiert sein.

•••• Isoliermaßnahmen bei übertragbaren Krankheiten

Physiotherapie wird teilweise auch bei Patienten mit übertragbaren Krankheiten durchgeführt. Daher müssen auch dem Physiotherapeuten die notwendigen Isolier-(Schutz-)maßnahmen bekannt sein.

Gründe für die Durchführung von Isoliermaßnahmen:
- Mitpatienten, Personal und Besucher sollen vor den Krankheitserregern geschützt werden (Quellenisolierung).
- Stark abwehrgeschwächte Patienten sollen vor Erregern ihrer Umgebung geschützt werden (Schutz- oder protektive Isolierung).

Isolierung beinhaltet:
- räumliche Trennung,
- Schutzmaßnahmen,
- kontrollierte Ver- und Entsorgung.

Quellenisolierung: Je nach dem Übertragungsweg werden bei der Quellenisolierung 4 Standardisolierungen unterschieden (Tab. 3.**5**):
- Maßnahmen bei Atemwegsinfektionen
- Maßnahmen bei infektiösem Blut/infektiösen Körperflüssigkeiten
- Maßnahmen bei Haut-/Schleimhautinfektionen
- Maßnahmen bei infektiösen Darmerkrankungen

In den meisten Kliniken sind über die verschiedenen Isoliermaßnahmen schriftliche Vorgaben vorhanden. Für meldepflichtige Erkrankungen sind Isoliermaßnahmen durch das Bundesseuchengesetz zwingend vorgeschrieben. Dauer und Strenge der Isoliermaßnahmen richten sich nach der Ansteckungsgefahr.

3.6 Hygieneplan

Tabelle 3.5 Isoliermaßnahmen bei übertragbaren Krankheiten

Infektion	Übertragungsweg	Erforderliche Maßnahmen
Atemwegsinfektionen, z. B. Lungentuberkulose, Masern, Mumps, Keuchhusten, Pneumonien mit bestimmten Erregern	respiratorische Sekrete	– Besucher müssen sich vor dem Eintreten bei der Stationsleitung melden – Einzelzimmer – Mund-Nasen-Schutz bei engem Kontakt zum Patienten – Schutzkittel bei Gefahr der Verschmutzung – Schutzhandschuhe bei Kontakt mit infektiösem Material – Hygienische Händedesinfektion nach jedem Patientenkontakt sowie bei Kontakt mit infektiösem Material oder Gegenständen – Gezielte Desinfektion von Flächen und Instrumenten u. ä. – Abfall, je nach Erkrankung, als B-Müll oder C-Müll (infektiös) entsorgen – Wäsche, je nach Erkrankung, normal bzw. als infektiös entsorgen
Infektiöses Blut/infektiöse Körperflüssigkeiten, z. B. AIDS; Hepatitis (A), B, C, D; Extrapulmonale Tuberkulose (Knochen-, Urogenitaltuberkulose), Syphilis (Frühstadium I und II)	Blut, Plasma, Sekrete, Exkrete, Sperma	– Einzelzimmer nur bei mangelhafter Hygiene. Bei AIDS nur bei Vorliegen von Sekundärinfektionen, z. B. Lungentuberkulose, oder als Schutzisolierung – Mund-Nasen-Schutz, Schutzbrille nur bei Gefahr von Aerosolen und Gefahr des Verspritzens – Schutzkittel bei Kontaminationsgefahr – Schutzhandschuhe beim Umgang mit infektiösem Material und Gegenständen – Hygienische Händedesinfektion nach Kontamination mit infektiösem Material oder Gegenständen, auch nach Ablegen von Handschuhen – Gezielte Desinfektion von kontaminierten Flächen und Instrumenten u. ä. – Abfall als B-Abfall oder C-Abfall – normale Entsorgung der Wäsche

Fortsetzung S. 154

3 Hygiene

Tabelle 3.5 (Fortsetzung)

Infektion	Übertragungsweg	Erforderliche Maßnahmen
Haut-/Schleimhautinfektionen, z. B. Abszeß, Verbrennung, Dekubitalgeschwür, Hautinfektion, Wundinfektion	Eiter, Wundsekrete	– Einzelzimmer i. d. Regel nicht erforderlich – Mund-Nasen-Schutz i. d. Regel nicht erforderlich – Schutzkittel bei Kontakt mit infektiösem Material – Schutzhandschuhe bei Kontakt mit infektiösem Material und Gegenständen – Hygienische Händedesinfektion nach jedem Patientenkontakt oder nach Kontakt mit kontaminiertem Material oder Gegenständen – Gezielte Desinfektion von kontaminierten Flächen und Instrumenten u. ä. – Abfall als B-Müll entsorgen – Wäsche normal entsorgen
Infektiöse Darmerkrankungen, z. B. Cholera, Diarrhoe infektiöser Genese, Gastroenteritis durch Campylobacter species, Salmonella species, Hepatitis A, Paratyphus, Typhus, Ruhr	Stuhl, Urin, Erbrochenes	– Besucher müssen sich vor dem Eintreten bei der Stationsleitung melden – Einzelzimmer, wenn Hygienemaßnahmen nicht eingehalten werden – Mund-Nasen-Schutz nicht erforderlich – Schutzkittel bei Kontaminationsgefahr – Schutzhandschuhe bei Kontakt mit infektiösem Material und Gegenständen – Hygienische Händedesinfektion nach jedem Patientenkontakt sowie nach Kontakt mit infektiösem Material und Gegenständen – Gezielte Desinfektion von kontaminierten Flächen und Instrumenten u. ä. – Abfall, je nach Erkrankung, als B- oder C-Müll – nicht kontaminierte Wäsche normal entsorgen, kontaminierte Wäsche als infektiös entsorgen

3.6.3 Körperungeziefer und Hygieneschädlinge

Im Krankenhaus muß der Physiotherapeut u.U. auch immer wieder Patienten mit Körperungeziefer behandeln, daher ist es notwendig, daß Grundregeln im Umgang mit diesen Patienten bekannt sind.

•••• Kopfläuse (Pediculosis)

1–3 mm großes, flügelloses Insekt. Die Eier (Nissen) werden vom Weibchen an den Kopfhaaren, bei starkem Befall auch an Augenbrauen, Bart-, Ohren- und Achselhaaren mit einem sehr widerstandsfähigen Klebesekret angeheftet.

Übertragung: Von Mensch zu Mensch, durch vertauschte Mützen, Kappen, Decken, Kämme, Bürsten.

Symptome: Juckreiz, Kratzwunden an den Schläfen, Ohren und in der Nackengegend, Hautausschläge, Lymphknotenschwellung.

Behandlung: Durch geeignete Kopflauspräparate nach Anwendungsvorschrift. Einfaches Waschen ist nicht ausreichend. Die Behandlung ist nach 8 Tagen zu wiederholen, da die Nissen meist nicht sicher abgetötet werden. Enge Kontaktpersonen (z. B. Eltern, Geschwister, Pflegepersonal, Physiotherapeut) des Patienten sollten mitbehandelt werden.

Schutz: Ausreichend Schutz bei der Behandlung von befallenen Patienten bieten Haube und Schutzkittel.

•••• Krätzmilbe (Scabies)

Bis 0,4 mm groß und von kugeliger Gestalt. Die Weibchen graben mit Hilfe ihrer kräftigen Mundwerkzeuge Gänge in die Hornhautschicht der Oberhaut.

Lokalisation: Haut zwischen den Fingern, Oberarm, Gürtelgegend, Brust, Leistengegend.

Übertragung: Direkt von Mensch zu Mensch (auch bei kurzfristigem Hautkontakt), Schlafen im gleichen Bett, Geschlechtsverkehr, indirekt auch durch Benutzung gleicher Kleidung und Handtücher.

Symptome: Juckreiz (vor allem bei Bettwärme), ekzemartige Hautveränderung an den befallenen Stellen.

Behandlung: Durch geeignete Präparate, gegebenenfalls müssen auch die nächsten Kontaktpersonen behandelt werden.

Schutz: Mitarbeiter in Therapiebereichen können sich bei der Behandlung durch Handschuhe und langärmligen Schutzkittel vor einer Krätzeübertragung schützen.

4 Erste Hilfe

M. Kleylein

4.1 Kontrolle der Vitalfunktionen

Die im folgenden Kapital besprochenen Situationen beschränken sich auf akut lebensbedrohliche Notfälle. Bei jedem Notfall stehen aber das Erfassen der Symptome bzw. der Störungen und Beeinträchtigungen der vitalen Funktionen im Vordergrund (Abb. 4.1).

Die Kontrolle der Vitalfunktionen steht immer am Beginn jeder lebensrettenden Maßnahme. Informationen über die Atmung, die Bewußtseinslage und die Zirkulation (Herz-Kreislauf-Funktion) geben Aufschluß über den Zustand des Notfallpatienten (Tab. 4.1).

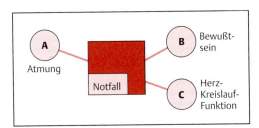

Abb. 4.1 Schema zur Überprüfung der Vitalfunktionen im Notfall

Tabelle 4.1 Kontrolle der Vitalfunktionen

	Kontrolle	Norm
Atmung	Tasten der Thoraxbewegungen am unteren Rippenrand	deutliche Inspirations- u. Exspirationsbewegungen
Bewußtsein	Ansprechen Pupillenreaktion	klare örtliche u. zeitliche Orientierung, Engstellung beider Pupillen bei Lichteinfall
Puls	Tasten beidseits am Hals (A. carotis) u. am Handgelenk (A. radialis)	

4.2 Störungen der Vitalfunktionen

Störungen der Vitalfunktionen und des Bewußtseins zeigen sich in folgenden Symptomen:
- Atemstörungen
- Stadien der Bewußtseinsstörungen
- Störungen der Herz-Kreislauf-Funktion

4.2.1 Atemstörungen

Diese sind gekennzeichnet durch Veränderungen der Atemfrequenz, der Tiefe der Atemzüge und der Änderung der Atempausen.

Atmungstypen:
- Cheyne-Stokes-Atmung, bei schwerer Schädigung des bulbären Atemzentrums (Abb. 4.**2**),
- Biot-Atmung, bei direkter Hirnverletzung oder Blutung (Abb. 4.**3**),
- Kussmaul-Atmung, bei metabolischer Azidose (Abb. 4.**4**).

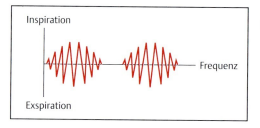

Abb. 4.**2** Cheyne-Stokes-Atmung

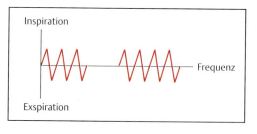

Abb. 4.**3** Biot-Atmung

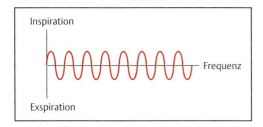

Abb. 4.4 Kussmaul-Atmung

4.2.2 Stadien der Bewußtseinsstörungen

Veränderungen der Bewußtseinslage werden im allgemeinen in 4 Stadien eingeteilt:

- I Benommenheit: langsames Denken und Handeln, erschwerte Orientierung.
- II Somnolenz: krankhafte Schläfrigkeit, aber weckbar.
- III Sopor: nicht weckbar, nur starke Reize (Schmerz) lösen eine verlangsamte Reaktion aus.
- IV Koma: durch äußere Reize nicht mehr weckbar.

4.2.3 Störungen der Herz-Kreislauf-Funktion

Tastbare Veränderungen des Pulses sind:
- Tempo der Schläge
- Rhythmus
- Füllungszustand

Bei weniger als 60 Schlägen/Minute spricht man von einer Bradykardie. Hat der Puls die Frequenz von 100 Schlägen/Minute überschritten, handelt es sich um eine Tachykardie. Hyper- bzw. hypotone Meßwerte des Blutdruckes geben ebenfalls weiteren Aufschluß über die Herz-Kreislaufsituation. Bei einem lebensgefährlichen Schock kann es vorkommen, daß der Blutdruck nicht mehr meßbar ist.

Abweichungen von der Norm bei den genannten Störungen der Vitalfunktionen geben zwar kombiniert, oder auch einzeln, einen direkten/indirekten Hinweis. Es wird aber immer notwendig sein, durch eine genaue Untersuchung des Notfallpatienten nach den Ursachen der lebensbedrohlichen Störung zu suchen. Bei polytraumatisierten Patienten ist eine genaue Unterscheidung durch die Vielzahl der Verletzungen nicht immer ohne weiteres möglich. Trotzdem bleibt der Erhalt der Vitalfunktionen im Zentrum aller zu ergreifenden Maßnahmen.

4.3 Schlußfolgerung von Symptomen auf Verletzungen

Die genaue Beobachtung des Verletzten läßt anhand der auftretenden Symptome Rückschlüsse auf die Art der Verletzung bzw. Erkrankung zu (Tab. 4.2).

Tabelle 4.2 Auftretende Symptome bei einem traumatisierten Notfallpatienten und Schlußfolgerungen auf die Art der Verletzungen/Erkrankungen

	Symptome	Verletzung/Erkrankung
Schädel-Hirn-Trauma	– Austritt von Hirn, Blut, Liquor aus Mund, Nase, Ohren – Lichtreaktion beider Pupillen gestört – Anisokorie (Seitenungleichheit der Pupillen) – Streck-, Beugesynergismen – starke Unruhe – Bewußtseinsstörung	– Hämatomverdacht – hyper- oder hypotones Syndrom
Thorax	– Schmerzen – Dyspnoe – Einflußstauung der Halsgefäße (Hervortreten der Gefäße) – Kompressionsschmerz – Atemgeräusche – paradoxer Atemtyp – Schockanzeichen – Hautemphysem (Aufblähung durch Luft)	– Spannungspneumothorax – offener Thorax – instabiler Thorax
Abdomen	– Schmerzen – äußere Verletzungen – Abwehrspannung der Bauchmuskulatur – Druckschmerz – Schock	Organverletzungen mit intraabdominaler Blutung
Frakturen	– Schmerzen – abnorme Lage und/oder Beweglichkeit – Schwellungen – Blutverlust	geschlossene/offene Frakturen

Der Ersthelfer muß versuchen, in kürzester Zeit einen Überblick über Symptome, bzw. die Notfallsituation zu erhalten. Die richtige Einschätzung der Symptome verlangt einige Erfahrung und Übung. Ohne Hilfsmittel, nur mit seinen Sinneswahrnehmungen Sehen, Fühlen, Hören und Riechen muß der Helfer versuchen, sich einen Überblick zu verschaffen.

4.4 Notruf

Ist der Notfall ausreichend erfaßt, dies gilt besonders für die lebensbedrohlichen Zustände, muß immer ein Notruf erfolgen. Nur so ist gesichert, daß rechtzeitig weiterführende ärztliche Maßnahmen erfolgreich durchgeführt werden können. Der Notruf muß folgende Angaben beinhalten:
1. WO? Ort des Notfalls
2. WAS? Art des Notfalls (Autounfall, Vergiftung o.ä.)
3. WELCHE? Art der lebensbedrohlichen Störungen (Verletzungen)
4. WIEVIELE? Anzahl der verletzten bzw. erkrankten Personen
5. WER? Angabe des eigenen Namens, der Telefonnummer für evtl. Rückfragen.

4.5 Schock

□ *Definition:* Bei einem Schock handelt es sich um ein Mißverhältnis zwischen dem Herzminutenvolumen und dem Sauerstoffbedarf in der Peripherie.

In jeder lebensbedrohlichen Situation tritt immer eine mehr oder weniger starke Schocksymptomatik auf. Im folgenden Abschnitt werden unterschiedliche Ursachen und Schockarten besprochen.

4.5.1 Schockarten

Folgende Schockarten kommen in der Praxis am häufigsten vor:
- hypovolämischer Schock,
- neurogener Schock,
- kardiogener Schock,
- anaphylaktischer Schock,
- endokriner Schock.

•••• Hypovolämischer Schock

Am Beispiel der Symptome des hypovolämischen Schocks sollen die Unterschiede zu den anderen Schockformen dargestellt werden.

Symptome

Sichtbare Symptome:
- fahle Blässe aufgrund der Minderdurchblutung der Haut,
- Akrozyanose,
- feucht-klebriger Schweiß (Parasympathikus-Reaktion),
- beschleunigte Atmung,
- auffallende Unruhe durch Sauerstoffmangel des Gehirns.

Tastbare Symptome:
- kalte, feuchte Haut,
- Tachykardie,
- beschleunigte, evtl. flache Atembewegungen.

Hörbare Symptome:
- erhöhte Atemfrequenz.

Maßnahmen

- Blutstillung (bei äußerem Blutverlust) durch Abdrücken, Druckverband, evtl. Abbinden (Abb. 4.**12a** u. **b**, S. 173),
- Schocklage (Abb. 4.**5**),
- Wärmeerhaltung durch Zudecken,
- fortlaufende Kontrolle der Vitalfunktionen,
- Kontrolle der Bewußtseinslage,
- Zufuhr von Sauerstoff.

Beurteilung des hypovolämischen Schocks

Durch die Feststellung des Schockindexes läßt sich die Menge des Blutverlustes annähernd ermitteln.

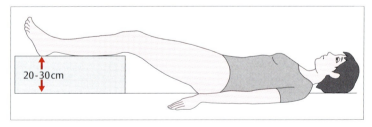

Abb. 4.**5** Schocklage

Schockindex

Mit dem Schockindex nach Allgöwer läßt sich der Blutverlust anhand einer Formel berechnen:

$$\frac{\text{Puls (Schläge/Minute)}}{\text{Wert des systolischen Blutdrucks}}$$

Der Normwert liegt bei: $\dfrac{60 \text{ Schläge/Minute}}{120 \text{ mm/Hg}} = 0{,}5$

Beträgt der Wert 1,0, so hat der Verletzte ca. 20%–30% Blutvolumen verloren. Bei einem Wert von 1,5 beläuft sich der Blutverlust auf ca. 30%–50%.

Hunderterschere

Eine zweite Form zur Beurteilung des hypovolämischen Schocks ist die „Hunderterschere". Hierbei steigt die Pulsfrequenz über 100 Schläge/Minute und der systolische Druck unter 100 mmHg (Abb. 4.6).

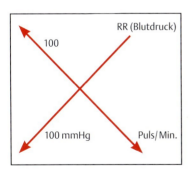

Abb. 4.**6** „Hunderterschere"

• • • • Neurogener Schock

Symptome

Sichtbare Symptome:
- Aussehen wie beim hypovolämischen Schock; die Ursache liegt aber im Bereich des ZNS (Gehirn, Rückenmark), z. B. bei Wirbelsäulenfrakturen mit Rückenmarkbeteiligung.

Maßnahmen

Die Maßnahmen sind abhängig von der Ursache:
- Frakturen der Wirbelsäule,
- Schädel-Hirn-Verletzungen,
- apoplektischer Insult.

■ *Merke:* Bei den o.g. Ursachen darf keine Schocklage durchgeführt werden. Es besteht die Gefahr der Aspiration und dadurch eine Verlegung der Atemwege. Außerdem findet durch die Schocklage eine zusätzliche Hirndrucksteigerung statt. Bei Frakturen kann eine Verschiebung der Fragmente verursacht werden, die dann eine weitere Schädigung von Rückenmark und Nerven auslöst.

Kardiogener Schock

Symptome

Sichtbare Symptome:
- krampfhaftes Ringen nach Sauerstoff (Einsatz der Atemhilfsmuskulatur),
- ausgeprägte Zyanose,
- Versuch, den Oberkörper aufzurichten, abzustützen,
- sonst ähnliche Anzeichen wie beim hypovolämischen Schock.

Tastbare Symptome:
- Rhythmusstörungen des Pulses (evtl. Extrasystolen).

Maßnahmen

- atemerleichternde Sitzhaltung durch Erhöhung des Oberkörpers,
- kontinuierliche Kontrolle von Bewußtseinslage und Vitalfunktionen,
- zusätzliche Sauerstoffzufuhr, wenn möglich.

Anaphylaktischer Schock (allergischer Schock)

Symptome

Sichtbare Symptome:
- plötzliches Erröten der Haut, des Gesichts, der gesamten Körperoberfläche („flush"),
- urtikarielles Exanthem,
- zunehmende Atemnot,
- Akrozyanose,
- Schwellung der Haut und Schleimhäute (Quinck-Ödem),

- verlängerte Exspiration,
- zunehmende Unruhe.

Tastbare Symptome:
- Tachykardie,
- evtl. Ödeme.

Hörbare Symptome:
- verlängerte Exspiration,
- Steigerung der Atemfrequenz,
- evtl. inspiratorischer oder exspiratorischer Stridor.

Maßnahmen

- Entfernung des Allergens, sofern bekannt, z. B. Infusion,
- atemerleichternde Sitzhaltung,
- Kontrolle der Vitalfunktionen,
- Sauerstoffzufuhr, wenn möglich.

• • • • Endokriner Schock (z. B. diabetischer Schock)

Symptome

Sichtbare Symptome
- wie hypovolämischer Schock.

Riechbare Symptome
- Acetongeruch der Ausatemluft bei Diabetes mellitus.

Maßnahmen

- Zunächst nach bereits bekanntem Diabetes mellitus oder anderen Vorerkrankungen fragen,
- beim diabetischen Schock müssen Kohlenhydrate in Form von Traubenzucker, Weißbrot o. ä. zugeführt werden,
- Wärmeerhaltung,
- Kontrolle der Vitalfunktionen und der Bewußtseinslage.

4.5.2 Zusammenfassung

Zusammenfassend läßt sich für alle Schockformen sagen, daß eine Verschlechterung der Situation zu Bewußtlosigkeit und auch zum Herz-Kreislaufstillstand führen kann.

Die Veränderungen der Bewußtseinslage (Stadien I–IV) können langsam, aber auch innerhalb weniger Minuten durchlaufen werden. Genau wie bei Blutdruckabfall und den Pulsveränderungen erhält der Ersthelfer oft frühzeitig Hinweise auf eine lebensbedrohliche Verschlechterung des Zustandes des Notfallpatienten.

4.6 Herz-Kreislauf-Stillstand

Direkte und indirekte Ursachen kommen für einen Herz-Kreislauf-Stillstand in Frage.

Direkte Ursachen:
- Myokardinfarkt,
- Ruptur des Herzbeutels,
- Ausfall eines Schrittmachers.

Indirekte (reflektorische) Ursachen:
- Störungen des ZNS,
- elektrischer Strom,
- Vergiftungen,
- Folgen eines Schocks.

Symptome

Sichtbare Symptome:
- Zyanose der Akren und der Haut,
- keine Atembewegungen,
- reaktionslose Pupillen.

Tastbare Symptome:
- Pulslosigkeit (A. carotis, beidseitig),
- keine Atembewegungen,
- evtl. kühle, feuchte Haut (Schock).

Hörbare Symptome:
- keine Atemgeräusche.

Riechbare Symptome:
- evtl. Stuhl- u. Urinabgang.

Maßnahmen

Die kardiopulmonale Reanimation (Herz-Lungen-Wiederbelebung) kann von einem oder auch zwei Helfern durchgeführt werden. Die Effizienz ist bei zwei Helfern eindeutig größer. Die Ein- oder Zwei-Helfer-Methode unterscheidet sich durch das Verhältnis der Herzkompressionen zu den Beatmungen:
- Ein-Helfer-Methode: Nach jeder 15. Herzkompression erfolgen 2 Beatmungen.

– Zwei-Helfer-Methode: Nach jeder 5. Herzkompression wird 1 Beatmung durchgeführt.

4.6.1 Reanimation beim Erwachsenen

Die Reanimation erfolgt in mehreren Schritten:
1. Kontrolle der Vitalfunktionen (Atmung, Puls, Bewußtsein).
2. Lagerung des Verletzten auf harter Unterlage.
3. Freimachen der Atemwege: Fremdkörper, z. B. Zahnprothesen oder Erbrochenes werden aus dem Mund entfernt.
4. Überstreckung des Halses (Abb. 4.**7**): Halswirbelsäule muß in maximale Extension gebracht werden (in dieser Position ist der Zungengrund angehoben und der Atemweg frei).
5. Beatmung
   – Mund-zu-Nase-Beatmung: Mund des Verletzten wird verschlossen und die ausgeblasene Luft des Helfers in die Nase des Verletzten eingeblasen.
   – Mund-zu-Mund-Beatmung: Nase des Verletzten wird verschlossen und die ausgeatmete Luft des Helfers in den Mund des Patienten eingeblasen (nur bei Verletzung der Nase).
6. Herzmassage
   – Aufsuchen des Druckpunktes: Der Druckpunkt liegt auf der Verbindungslinie beider Brustwarzen bzw. ca. 5 cm distal der Sternumspitze (Abb. 4.**8**).
   – Kompression: Sie wird ca. 6–8 cm senkrecht mit beiden übereinanderliegenden Handballen in Richtung Wirbelsäule (Abb. 4.**9**).
   – Druckfrequenz: ca. 60 Kompressionen/Minute.

■ *Beachte:* Jede Reanimation sollte mit 3–5 Beatmungen beginnen.

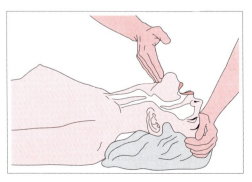

Abb. 4.**7** Überstrekkung des Halses zur Durchführung der Beatmung

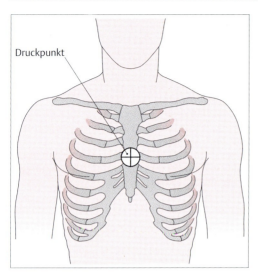

Abb. 4.**8** Druckpunkt für die Anwendung der äußeren Herzmassage

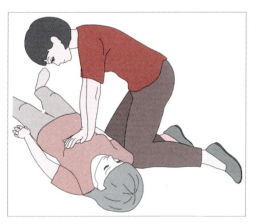

Abb. 4.**9** Äußere Herzmassage

■ *Hinweis:* Bei der o.g. Technik zur Durchführung der Herz-Lungen-Wiederbelebung befindet sich der Helfer seitlich neben dem Patienten (kniend) und komprimiert das Sternum mit dem Gewicht seines Oberkörpers über die extendierten Ellenbogen.

Eventuell ist bei der Zwei-Helfer-Methode nötig, nach einem längeren Zeitraum einen Wechsel der Positionen Herzkompression und Atemspende vorzunehmen.

Nach ca. 2–3 Minuten erfolgt eine erneute Kontrolle der Vitalfunktionen. Bei fehlenden Atembewegungen und eindeutiger Pulslosigkeit wird die Maßnahme so lange weitergeführt, bis Arzt und Rettungspersonal die Reanimation übernehmen. Setzt die Eigentätigkeit des Herz-Kreislauf-Systems ein, wird der Patient in Seitlage gelagert und die Maßnahmen bei Bewußtlosigkeit mit ununterbrochener Kontrolle der Vitalfunktionen durchgeführt.

4.6.2 Reanimation bei Säuglingen, Kleinkindern und Kindern

Für die Reanimation bei diesen Personengruppen (Tab. 4.3) gelten folgende Hinweise:
- der Helfer umschließt bei der Atemspende mit dem eigenen Mund Mund und Nase des Kindes,
- der Helfer führt mit seiner einmaligen Ausatmung eine 3–4malige Beatmung durch,
- die Halswirbelsäule des Kindes wird in Neutral – 0 Stellung gehalten (Mittelstellung).

Tabelle 4.3 Reanimation bei Säuglingen, Kleinkindern und Kindern

	Säugling (Abb. 4.**10a**)	Kleinkind (Abb. 4.**10b**)	Kind (Abb. 4.**10c**)
Druckpunkt	beide Daumen nebeneinander kurz unterhalb der gedachten Verbindungslinie der Brustwarzen	Zeigefinger direkt unterhalb der gedachten Verbindungslinie der Brustwarzen	ein Handballen und zwei Finger breit distal auf das Sternum
Druckstärke	beide Daumen drücken ca. 1,3–2 cm tief	zwei Finger (Mittel- und Ringfinger) ca. 1,3–2,5 cm tief	ein Handballen einer Hand ca. 2,5–3,8 cm tief
Frequenz	120 Kompressionen/Min.	100 Kompressionen/Min.	80–100 Kompressionen
Beatmung	ca. 30×/Min.	ca. 25×/Min.	18–20×/Min.
Beatmungsvolumen	80–120 ml	200 ml	350–400 ml

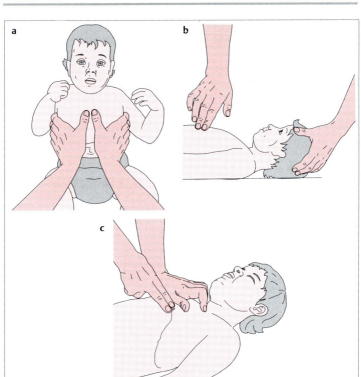

Abb. 4.**10a–c** Herz-Lungen-Wiederbelebung
a bei Säuglingen
b bei Kleinkindern
c bei Kindern

4.7 Bewußtlosigkeit

Der Notfallpatient ist nicht ansprechbar. Seine Vitalfunktionen sind aber vorhanden. Es besteht, unabhängig von den Ursachen, die Gefahr der Aspiration von Erbrochenem, Blut. Auch ohne Beeinträchtigung der Atmung durch o.g. Faktoren kann es durch das Zurücksinken des Zungengrundes vor die Luftröhre zu einer Verlegung der Atemwege kommen. Durch die Seitenlage (Abb. 4.**11**) wird dem entgegengewirkt. Bei regelrechten Vitalfunktionen muß der Notallpatient in die Seitenlage gebracht werden.

4.7 Bewußtlosigkeit

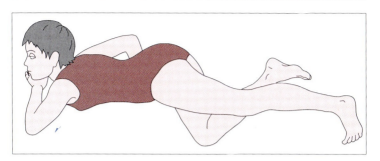

Abb. 4.11 Stabile Seitenlage

Maßnahmen

- der Helfer kniet sich neben die bewußtlose Person, legt den ihm zugewandten, gestreckten Arm (mit der Handfläche bodenwärts) unter das seitlich angehobene Becken des Patienten.
- er flektiert das nahe Bein und stellt es auf.
- der Helfer erfaßt das Becken und die Schulter der gegenüberliegenden Körperhälfte des Patienten, dreht den Körper so weit zu sich, bis Arm und Ellenbogen der Gegenseite den Boden berühren.
- der Arm, auf dem der Patient liegt, wird im Ellenbogengelenk ca. 90° flektiert.
- die Halswirbelsäule muß nun in maximale Extension gebracht werden. Die obenliegende Hand des Patienten wird mit der Handfläche bodenwärts unter die Wange gelegt.

Auch in der Seitenlage werden fortlaufend die Vitalfunktionen kontrolliert. In dieser Lagerung ist der Atemweg frei, da durch die maximale Extension der Halswirbelsäule der Zungengrund angehoben wird. Der Kehlkopf liegt am tiefsten Punkt der Trachea, so daß das Zurückfließen von Flüssigkeiten in die Lunge vermieden wird.

Besonderheiten

Die Lagerung in der Seitenlage muß bei Patienten mit Paresen der Schlund- und Schluckmuskulatur (Schädel-Hirn-Verletzungen, apoplektischer Insult) auch erfolgen, wenn sie bei Bewußtsein sind.

4.8 Lebensbedrohliche Blutungen

Es handelt sich um massive Blutungen bei offenen Wunden nach außen, bei geschlossenen Frakturen ins Gewebe und in Körperhöhlen wie Thorax und Abdomen. Es kommt immer zum hypovolämischen Schock, so daß bei diesen Verletzungen immer eine Schockbekämpfung erfolgen muß. Innere Blutungen sind häufig von außen nicht ohne weiteres erkennbar. Hinweise geben aber die Unfallursache, bekannte Vorerkrankungen und eine Verschlechterung des Schockzustandes trotz durchgeführter Schockbekämpfung (Schocklagerung abbrechen!).

Äußere Blutungen:
- Stich-, Quetschwunden,
- Fremdkörperverletzungen (Pfählungsverletzungen),
- offene Frakturen,
- Amputationsverletzungen.

Maßnahmen

Blutstillung bei Extremitätenverletzungen

Bei der Blutstillung sollte der Ersthelfer immer Schutzhandschuhe tragen, um eine Eigeninfektion zu vermeiden.

Die Blutstillung erfolgt in mehreren Schritten:
- Arm des liegenden Patienten hochhalten (dies gilt nur für die obere Extremität),
- Abdrücken der A. brachialis (Abb. 4.**12a**), wenn eine Verletzung der oberen Extremität vorliegt, und Abdrücken der A. femoralis (Abb. 4.**12b**), wenn eine untere Extremität verletzt ist,
- Druckverband anlegen,
- Hochlagerung,
- im Notfall muß abgebunden werden, wenn
  - der Druckverband nicht ausreicht,
  - bei großer Wundfläche kein Druckverband möglich ist,
  - offene Frakturen oder Fremdkörperverletzungen vorliegen.

Bei einer Kopf- oder Rumpfverletzung sollte zunächst ein Druckverband angelegt werden, wenn die Körperform dies zuläßt. Unter Umständen muß eine manuelle Kompression des Gefäßes/der Gefäße vorgenommen werden.

- *Merke:* Nach der Blutstillung erfolgen immer die Maßnahmen der Schockbekämpfung.

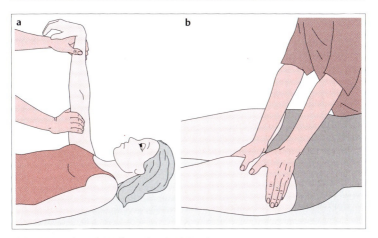

Abb. 4.12 a u. b   Blutstillung durch Abdrücken
a der oberen Extremität
b der unteren Extremität

4.9 Amputationsverletzungen

Hierbei handelt es sich um eine teilweise oder auch vollständige Abtrennung von Extremitäten oder Extremitätenteilen.

Maßnahmen

- Extremität hochhalten, wenn möglich,
- Abdrücken, wenn möglich,
- Druckverband, wenn möglich,
- Abbinden bei starker Blutung, wenn o. g. Maßnahmen unwirksam bleiben,
- immer Wundbedeckung vornehmen,
- Amputat steril einwickeln, kühlen (in wasserdichte Folie und diese in Eis/Wassergemisch im Verhältnis 1 : 1 legen).

Bei kleineren Wunden, wie z. B. Amputation eines Fingers, ist oft das Anlegen eines Druckverbandes ausreichend.

■ *Merke:* Auch bei den Amputationsverletzungen muß nach der Blutstillung die Schockbekämpfung erfolgen.

4.10 Schädel-Hirn-Trauma

Diese Verletzungen werden wie die Frakturen in offene und geschlossene Hirnverletzungen unterschieden. Auch die Schädelbasisfraktur gehört zu den Schädelverletzungen.

Gefahren beim Schädel-Hirn-Trauma

- Blutung bzw. Hirnödem,
- Hirndruck (Hinweis durch Pupillendifferenz zwischen rechtem und linkem Auge, Puls ist hart und bradykard),
- Atemstörungen,
- Bewußtlosigkeit,
- neurogener Schock,
- Herz-Kreislauf-Stillstand.

Offene Schädelfraktur

Symptome

- Austritt von Hirnmasse.

Maßnahmen

- Trotz Blutung keinen Druckverband anlegen, da ein zusätzlicher Druck vermieden werden muß,
- bei der Seitenlage den Verletzten auf die unverletzte Seite legen.

Schädelbasisfraktur

Symptome

- Meist geringe Blutung aus Ohr, Mund und/oder Nase (Wundbedeckung überflüssig).

Maßnahmen

- Wundbedeckung bei einer offenen Fraktur,
- Seitenlage bei Bewußtlosigkeit, vorhandenen Vitalfunktionen,
- Wärmeerhaltung,
- Kontrolle der Vitalfunktionen und der Bewußtseinlage,
- Notruf.

> *Merke:* Wegen des neurogenen Schocks darf der Verletzte nicht in die Schocklage gebracht werden (Gefahr des Erbrechens, der Aspiration).

4.11 Commotio Cerebri (Gehirnerschütterung)

Ursache

Direkte Gewalteinwirkung durch Sturz, Schlag oder Aufprall von Gegenständen auf den Kopf. Oft ist als äußere Verletzung eine Platzwunde sichtbar, dies aber nicht notwendigerweise.

Symptome

Sichtbare Symptome:
- Schocksymptome (neurogener Schock),
- evtl. Blutungen (Platzwunde),
- evtl. Erbrechen,
- evtl. Pupillendifferenz (oft erst nach einiger Zeit durch Steigerung des Hirndrucks bei Blutungen im Gehirn).

Angaben des Verletzten:
- Kopfschmerz,
- Übelkeit,
- Schwindel,
- Benommenheit,
- kurzzeitige Erinnerungslücke (Bewußtlosigkeit).

Maßnahmen

- flache Lagerung,
- Wärmeerhaltung,
- Kontrolle der Vitalfunktionen und der Bewußtseinslage,
- Notruf.

■ *Merke:* Trotz des Schocks keine Schocklage.

Gefahr

Durch die Gewalteinwirkung kann es zur Zerreißung kleiner und großer Hirngefäße kommen, so daß durch die Blutung ein zunehmender Hirndruck entsteht. Je nach Gefäßgröße kann sich der Druck bis zu 24 Stunden oder länger entwickeln, was am sog. freien Intervall erkennbar ist. Darunter versteht man, daß nach der ersten kurzzeitigen Bewußtlosigkeit (Erinnerungslücke) der Patient wach erscheint, dann aber eine zunehmende Eintrübung des Bewußtseins stattfindet. Dies ist oft mit einer zunehmenden Licht- und Geräuschempfindlichkeit verbunden.

4.12 Infarkt, Embolie (Minderdurchblutung)

Es handelt sich hier um den Verschluß von Arterien infolge einer Thrombose oder Embolie. Je nach Ausdehnung des Verschlusses kommt es zu einer mehr oder weniger großen Ischämie des betroffenen Gewebes. Der Myokardinfarkt, die Lungenembolie und der apoplektische Insult stehen als lebensbedrohliche Notfälle hier im Mittelpunkt. Beim apoplektischen Insult kommt eine Blutung (primär blutiger Insult) als Ursache dieser Störung in Frage. Bei allen Formen ist die Sauerstoffminderversorgung des Gewebes die zentrale Störung.

4.12.1 Myokardinfarkt

Symptome

Sichtbare Symptome:
- Todesangst,
- Atemnot,
- zunehmende Unruhe,
- kardiogener Schock,
- Zyanose (besonders der Lippen).

Tastbare Symptome:
- Tachykardie,
- kleiner, frequenter Puls,
- evtl. Rhythmusstörungen (Extrasystolen).

Hörbare Symptome:
- Steigerung der Atemfrequenz,
- Atemgeräusche.

Angaben des Erkrankten:
- Schmerzen hinter dem Sternum und/oder der Schulter, im linken Arm, evtl. im Oberbauch,
- schweres Druckgefühl auf dem Thorax, Brustenge, Vernichtungsangst.

Maßnahmen

- Notruf,
- Lagerung mit erhöhtem Oberkörper (Wünsche des Patienten berücksichtigen),
- beruhigen, soweit dies möglich,
- Kontrolle der Vitalfunktionen und der Bewußtseinslage,
- Sauerstoffzufuhr.

Gefahr

– Herz-Kreislauf-Stillstand.

4.12.2 Apoplektischer Insult (Schlaganfall)

Symptome

Sichtbare Symptome:
– Bewußtseinsstörungen bis zum Koma,
– Lähmung einer Körperhälfte (Hemiparese),
– Parese einer Gesichtshälfte; hängender Mundwinkel, evtl. Speichelfluß, fehlender Lidschluß,
– Parese der Schlund- und Schluckmuskulatur; Patient kann die Zunge nicht aktiv herausstrecken,
– evtl. Krampfanfälle,
– neurogener Schock.

Tastbare Symptome:
– Hypotonus der Muskulatur,
– Kraftminderung der betroffenen Körperhälfte; Händedruck (rechts/links) unterschiedlich stark,
– Sensibilitätsstörungen der Haut.

Hörbare Symptome:
– Sprachstörungen,
– erhöhte Atemfrequenz,
– evtl. inspiratorischer, exspiratorischer Stridor.

Maßnahmen

– bei erhaltenem Bewußtsein den Oberkörper erhöht lagern (Kopf zur Seite drehen, da Aspirationsgefahr),
– Seitenlage,
– Kontrolle der Vitalfunktionen und der Bewußtseinslage,
– Notruf.

4.12.3 Lungenembolie (foudroyante, plötzliche)

Die Symptome ähneln denen des Myokardinfarkts. Hinzu kommen atemabhängige, stechende Schmerzen im Thorax. Es besteht eine massive Schocksymptomatik. In kürzester Zeit (Sekunden) führt diese lebensbedrohliche Notfallsituation zum Herz-Kreislauf-Stillstand. Die zu ergreifenden Maßnahmen werden durch diese Symptome bestimmt.

4.13 Intoxikationen (Vergiftungen)

Substanzen, die zu einer Intoxikation führen, sind in Art, Menge und Wirkungsweise vielschichtig und können hier nicht vollständig aufgeführt werden. Genauere Informationen für den einzelnen Vergiftungsfall sind bei einer Gift-Notruf-Zentrale zu erhalten. Die Rufnummern sind über den Notruf von Polizei und Feuerwehr zu erhalten.

Nachstehend sollen die Leitsymptome und einige Maßnahmen bei Vergiftungen (Tab. 4.**3**) besprochen werden:

Aufnahmewege:
- Magen-Darm-Trakt (Medikamente, chemische Substanzen),
- Atemwege (Gase, Dämpfe),
- Haut (Kontaktgifte: Pflanzenschutzmittel o. ä.),
- kombinierte Aufnahme Haut/Atemwege (Insektizide, Pestizide).

Allgemeine Symptome

Sichtbare Symptome:
- Haut-Schleimhautveränderungen, Beläge bei Verätzungen,
- Rauschzustände,
- Atemstörungen,
- Zyanose,
- Erbrechen,
- Pupillenveränderungen (erweitert, verengt),
- Benommenheit, Bewußtseinsveränderungen,
- Krämpfe,
- Schock,
- Reaktionsverlangsamung.

Tastbare Symptome:
- Rhythmusstörungen des Pulses,
- Hypo-, Hypertonus (Bauch-, Extremitätenmuskulatur).

Hörbare Symptome:
- Atemveränderungen (evtl. Stridor),
- Angaben des Patienten über Schmerzen (Abdomen).

Riechbare Symptome:
- Lösungsmittel,
- Alkohol.

Maßnahmen

Je nach Art der Vergiftung müssen entsprechende Maßnahmen ergriffen und bestimmte Gefahren beachtet werden (Tab. 4.**4**).

4.13 Intoxikationen (Vergiftungen)

Tabelle 4.4 Maßnahmen und Gefahren bei Vergiftungen

	Maßnahmen	Gefahr
Giftaufnahme über Magen-Darm-Trakt	– Erbrechen hervorrufen, wenn das Gift erst kurze Zeit aufgenommen ist (Bewußtsein muß vorhanden sein) – Kontrolle der Vitalfunktionen und der Bewußtseinslage – Bei Bewußtlosigkeit Seitenlage, Atemspende	– Bei Brechdurchfall zusätzlicher Schock durch massiven Flüssigkeits- und Elektrolytverlust. Bei Kleinkindern besteht akute Lebensgefahr, wenn dieser Zustand länger als 24 Stunden besteht
Verätzungen durch Säuren und Laugen	– Verdünnung mit Wasser bei Verätzungen der Haut und des Auges. Darauf achten, daß keine weiteren Hautareale durch die Maßnahme geschädigt werden	– Eigengefährdung des Helfers durch Kontakt mit der ätzenden Substanz beim Verdünnen und bei einer eventuell durchzuführenden Atemspende
Lösungsmittel, Lacke, Dämpfe	– Konzentration des Luft-Gas-Gemisches durch Zuführung von Frischluft verringern – den Betroffenen entkleiden, da weiterhin die Abgabe des Giftes durch die Kleidung erfolgt	– Eigengefährdung durch Kontaktgift – Explosionsgefahr durch das Lösungsmittel-Luft-Gemisch (offenes Feuer, Funken elektrischer Anlagen, Reibung)
Vergiftung durch Kohlenmonoxid (CO)	– Kohlenmonoxid ist leichter als Luft. Der Helfer sollte sich am Boden entlang zu der vergifteten Person bewegen. Immer die Atmung anhalten und nur mit einem zweiten Helfer, der die Sicherung durchführt, an die Unglücksstelle herangehen. – Luft-Gas-Gemisch durch Frischluftzufuhr verdünnen – Atemspende bei Atemstillstand – Seitenlage bei Bewußtlosigkeit – Herz-Lungen-Wiederbelebung bei Herz-Kreislauf-Stillstand	– Explosionsgefahr durch Gas-Luft-Gemisch (offenes Feuer, elektrische Anlagen [Telefon, Klingel etc.])

Vergiftungen entstehen oft durch Unwissenheit, z. B. Kinder, die giftige Pflanzenteile in den Mund stecken oder aus falsch etikettierten Flaschen trinken. Die Gefahr einer Lebensmittelvergiftung besteht bei leicht verderblichen Speisen wie Fleisch, Fisch, Mayonnaise, rohen Eierspeisen und Pilzen. Aber auch absichtlich herbeigeführte Vergiftungen mit dem Ziel der Selbsttötung (Suizid) mit Medikamenten (Barbituraten) und CO-Gas kommen vor.

■ *Merke:* Bei Bewußtlosigkeit, Atem- und Herz-Kreislauf-Stillstand die nötigen Maßnahmen durchführen, dabei aber eine Eigengefährdung unbedingt vermeiden.

4.14 Frakturen

Die Einteilung erfolgt in:
- offene Frakturen,
- geschlossene Frakturen,
- Frakturen der Extremitäten,
- Frakturen der Wirbelsäule.

Symptome (bei Verdacht auf eine Fraktur)

- Unfallhergang,
- Schwellung,
- reflektorische Ruhigstellung,
- Schmerzen,
- abnorme Lage,
- Wunden bei offener Fraktur.

4.14.1 Frakturen der Extremitäten

Maßnahmen

- Lagerung großflächig, so daß der Frakturbereich unterstützt ist. Dazu weiches Material verwenden (Kissen, Decken o. ä.), um zusätzlichen Druck (Schmerz) zu vermeiden,
- weiterlaufende Bewegungen auf benachbarte Körperabschnitte vermeiden. Bei einer Beckenfraktur darauf achten, daß das Gewicht der Beine durch die Art der Lagerung nicht an der Bauchmuskulatur bzw. der Lendenwirbelsäule zieht. Durch Flexion der Hüft- und Kniegelenke kann dies beeinflußt werden, wenn der Schmerz es zuläßt.
- Schockbekämpfung,
- Wärmeerhaltung.

Gefahr

Die Gefahr des hypovolämischen Schocks ist nicht zu unterschätzen. Denn durch die Verletzung der Blutgefäße, auch bei geschlossenen Frakturen, kommt es zur Blutung ins Gewebe (Abb. 4.13).

Die Verstärkung des Schocks und die Umfangzunahme der betroffenen Extremität geben den Hinweis auf eine starke Blutung ins Gewebe. Einengende Kleidung ist wegen der Stauungsgefahr zu entfernen. Die Durchblutung der Extremität beachten. Bei Mitverletzung von peripheren Nerven kann eine Parese bzw. auch Sensibilitätsstörungen feststellbar sein.

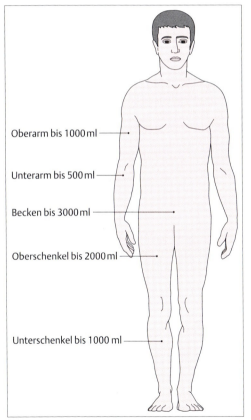

Abb. 4.**13** Menge des Blutverlustes bei Frakturen

Besonderheit

Eine Schocklagerung bei Frakturen der Beine und des Beckens entfällt, da sie zur Verschiebung der Fragmente und so zur Verstärkung der Schmerzen und zu weiterer Schädigung von Gefäßen und Weichteilen führen kann.

4.14.2 Wirbelsäulenfrakturen

Bei Frakturen der Wirbelsäule kann je nach Intensität des Traumas und dem Frakturbereich das Rückenmark in seiner Funktion teilweise oder vollständig mitgeschädigt sein.

•••• Halswirbelsäule

Symptome

- obere Halswirbelsäule (C1 – C4), Läsion des N. phrenicus; dadurch Parese, Teilparese des Diaphragmas,
- akute Atemnot, Atemstillstand,
- Störung der Oberflächen- und Tiefensensibilität beider oberer und/oder unterer Extremitäten, des Rumpfes,
- Ausfall der Motorik aller Extremitäten (Reflexlosigkeit),
- Parästhesien,
- Herz-Kreislauf-Störungen, Herz-Kreislauf-Stillstand.

•••• Brustwirbelsäule

Symptome

- Paresen der Interkostalmuskulatur, dadurch Atemstörung,
- Parese, Teilparese beider unterer Extremitäten,
- Fehlen der Bauchreflexe,
- Sensibilitätsstörungen.

•••• Lendenwirbelsäule

Symptome

- wie oben,
- evtl. Atemstörung.

Merke: Bei allen Frakturen der Wirbelsäule unter Mitbeteiligung des Rückenmarks besteht ein neurogener Schock. Es erfolgt keine Schocklagerung.

Maßnahmen bei Wirbelsäulenfrakturen

– bei vorhandenem Bewußtsein und vorhandenen Vitalfunktionen soll der Verletzte nicht bewegt werden, um eine Fragmentverschiebung zu vermeiden.

Ausnahmen

– Seitenlage bei Bewußtlosigkeit entsprechend vorsichtig durchführen (evtl. zweiter Helfer),
– Reanimation, Blutstillung bei lebensbedrohlichen Blutungen,
– Retten aus einem Gefahrenbereich.

4.15 Verbrennungen und Verbrühungen

Thermische Einflüsse verursachen eine mehr oder weniger starke Schädigung der Haut und tieferer Gewebeschichten. Abhängig ist dies von der Höhe der Temperatur, der Einwirkungsdauer und der Flächenausdehnung.

Ursachen

– offenes Feuer,
– Strahlung,
– heiße Flüssigkeiten/Dämpfe,
– Reibung,
– heiße Gegenstände,
– elektrischer Strom.

Symptome

Sichtbare Symptome:
– Hautrötung bis zur Verkohlung,
– Schock,
– brennende Kleidung,
– Blasenbildung,
– Ödeme.

Maßnahmen

– brennende Kleidung mit Wasser oder Decken löschen,
– Kleidung, die mit heißer Flüssigkeit getränkt ist, entfernen (dadurch wird die Dauer der Einwirkung verringert),

- Kleidung, die mit der Wunde verklebt ist, belassen (Grundsatz: nur so viel Kleidung entfernen wie unbedingt nötig, so wenig wie möglich). Durch den Wärmeverlust ist eine Verstärkung des Schocks möglich.
- Kaltwasser-Anwendung bei Verbrennungen der Extremitäten (Schmerzlinderung u. U. erst nach 20 – 30 Minuten),
- Schockbekämpfung, Wärmeerhaltung (Druck auf die Brandwunde vermeiden),
- Wundbedeckung mit Brandwunden-Verbandmaterial.

Besonderheit

- bei Gesichtsverbrennungen, häufig bei Verpuffungen/Explosion, zusätzlich Atemstörungen durch Anschwellen der Schleimhäute,
- keine Schocklage!
- Oberkörper erhöht lagern,
- Kontrolle der Vitalfunktionen und der Bewußtseinslage,
- Notruf.

Die in diesem Kapitel besprochenen lebensbedrohlichen Notfälle bzw. deren Gegenmaßnahmen müssen ständig durch praktisches Üben (Herz-Lungen-Wiederbelebung, Atemspende etc.) ergänzt werden. Nur ein gut ausgebildeter Ersthelfer kann effizient helfen.

5 Verbandtechnik

G. Rompe u. R. Schweitzer-Köppern

5.1 Wundverband

An dieser Stelle wird nicht die Wund*behandlung* besprochen, sondern nur die Wund*abdeckung*.

5.1.1 Verband bei aseptischen Wunden

Oberstes Gebot ist die Verhütung einer Infektion. Deshalb soll der Behandler zum Verbandswechsel Kleidung tragen, die eine Berührung der verletzten Region sicher ausschließt. Nach hygienischer Händedesinfektion werden beim ersten Verbandswechsel sterile Handschuhe, sonst Schutzhandschuhe und „Non-Touch-Technik" empfohlen.

Operationswunden und frische Gelegenheitswunden werden nach der Hautdesinfektion mit hautfreundlichem Wundvlies abgedeckt. Diese nicht ausfransende Wundauflage ist dehnbar und schmiegt sich an die Körperoberfläche an. Dank einer Imprägnierung der Wundauflage krümmt diese sich nach dem Aufsaugen von Blut oder Sekret und hebt sich von der Wunde ab. Damit soll eine Dauersekretion vermieden und Trocknung und Verschorfung durch Luftzutritt erleichtert und das Aufreißen der Wundränder beim Verbandswechsel vermieden werden.

Für Gelegenheitswunden werden luftdurchlässige, wasserundurchlässige und hautfarbene *Pflasterschnellverbände* angeboten.

Für wenig sezernierende Wunden, aber auch für solche, die schlecht abgedeckt werden können, haben sich *Sprühfilme* bewährt, die nicht luftdicht abschließen (Liquidoplast, Nobecutan).

Verbandswechsel. Der erste Verbandswechsel primär heilender aseptischer Wunden erfolgt am zweiten Tag nach der Operation. Ein früherer Verbandswechsel ist wegen der Gefahr der Wundheilungsverzögerung und Sekundärinfektion tunlichst zu vermeiden.

5.1.2 Verband bei infizierten Wunden

Gleiches Vorgehen wie beim Verbinden aseptischer Wunden. Zusätzlich wird ein Schutzkittel getragen. Zur Vermeidung von Keimübertragungen ist jede Berührung der Wunden und des Wundsekrets zu vermeiden („Non-Touch-Technik").

Die Verbandanordnung entspricht der des großen aseptischen Verbandes. Die Menge des saugfähigen Polsters richtet sich nach der Stärke der Sekretion und der Häufigkeit der geplanten Verbandswechsel.

Bei tiefliegenden Infektionen ist eine antibiotische Dauerspülung durch Spül-Saugdrainage und bei ausgedehnten Hautdefekten die offene Berieselung mit nekroseabdauenden Enzymen und Antibiotikalösung zu empfehlen.

5.2 Bindenverband

Wir unterscheiden:
- Schutzverbände (zum Fixieren von Wundauflagen mit elastischen Mullbinden),
- Stützverbände (zur Thromboseprophylaxe und nach Gipsabnahme mit – nicht dauerelastischen – dehnbaren weißen „Idealbinden") und
- Kompressionsverbände (z.B. bei Thrombophlebitis und frischen Verletzungen mit dauerelastischen gummiartig wirkenden Elastomeren).

5.2.1 Grundformen des Verbandes

Grundlage des *Wickelverbandes* stellen Binden dar. Die Binden werden in Rollenform aufgewickelt geliefert, man unterscheidet den Bindenkopf und das Bindenende (Abb. 5.**1**). Beim Anlegen einer Binde wird mit dem Binden*ende* begonnen und die Binde so gehalten, daß der Verbindende in den offenen Winkel zwischen Bindenende und Bindenkopf hineinsieht (Abb. 5.**2**). Die Binde muß gleichmäßig liegen, also unter mäßigem

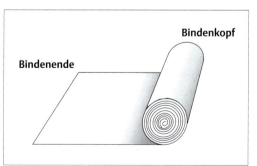

Abb. 5.**1** Jeder Verband wird mit dem Bindenende begonnen

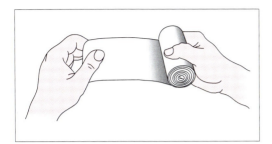

Abb. 5.2 Die Binde wird so gehalten, daß man in den Bindenwinkel hineinsehen kann

Zug um den zu verbindenden Körperteil herumgerollt werden. Das Gefühl für die richtige Festigkeit einer Verbandanordnung ist nur durch Übung zu finden. Zu lose angelegte Verbände rutschen, zu fest angelegte schnüren und führen dadurch leicht zur Stauung. Die Breite einer Binde soll dem Durchmesser des erkrankten Körperteils entsprechen. Jeder Bindenverband setzt sich aus verschiedenen Wickelgängen zusammen (Abb. 5.3 a–c):

- Der *Kreisgang* umgibt den Körperabschnitt wie ein senkrecht zur Längsachse verlaufender Ring. Er dient der Fixation und bildet die erste und letzte Tour eines Verbandes.
- Der *Schraubengang* verläuft etwas schräg zur Gliedachse, meist aufsteigend bzw. zentripetal, möglichst mit halber Bindenbreite überdeckend. Diese Verbandanordnung ist besonders zur Lymphdrainage geeignet.
- Der *Achtergang* dient zur Überschreitung von Gelenken. Er besteht aus 2 Schlingen, die nach Art einer Acht gekreuzt werden. Legt man mehrere solcher Gänge übereinander, so erhält man eine fortlaufende Reihe von Kreuzungen. Wegen seiner Ähnlichkeit mit einer Getreideähre, nennt man diesen Verband auch Kornährenverband (Abb. 5.4).

Kommen dagegen alle Kreuzungen an derselben Stelle zu liegen, nähern oder entfernen sich dagegen die Achterschlingen auf der gegenüberliegenden Seite des Gelenkes, so entsteht ein fächerförmiger oder kappenartiger Verband nach Art eines Schildkrötenpanzers (Abb. 5.5). Schildkrötenverbände eignen sich für Ellenbogen-, Knie- und Fußgelenk; Kornährenverbände für Schulter-, Hand-, Hüft- und Fußgelenke.

5 Verbandtechnik

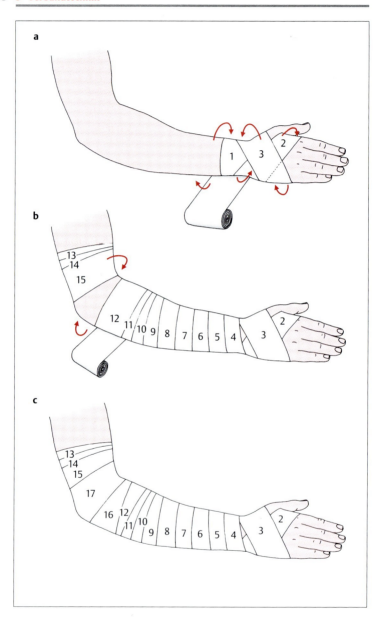

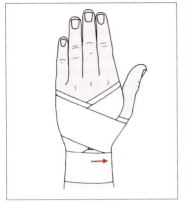
Abb. 5.**4** Kornährenverband

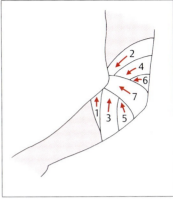
Abb. 5.**5** Schildkrötenverband

5.3 Besondere Verbände

Oberschenkelstumpfverband

Vor allem bei konischen Stümpfen ist das Anlegen eines Verbandes (zum Abschwellen und zur Formung des Stumpfes) schwierig. Wenn der Verband auf dem Stumpf nicht hält, muß das nächstgelegene Gelenk (beim Oberschenkelstützverband der Beckenkamm) mit eingeschlossen werden (Abb 5.**6a–d**).

Hals-Stützverband

Abgeleitet vom Schanz-Watteverband werden heute kragenartige Hals-Stützverbände mit anatomischer Paßform verwendet, die vor allem die Vorbeugung des Kopfes und die Seitneigung beeinträchtigen und die Halswirbelsäulenmuskulatur entlasten (Abb. 5.**7**). Eine weitergehende Stabilisierung erfordert die Verwendung von Orthesen.

Rucksackverband

Siehe Schlauchbindenverband.

◀ Abb. 5.**3a–c** Verband eines Armes. Begonnen wird mit einer Kreistour (1), dann wird das Handgelenk mit einer Achtertour umfahren (2+3), und es folgen Schraubengänge (4–17) an Unterarm und Ellenbogen

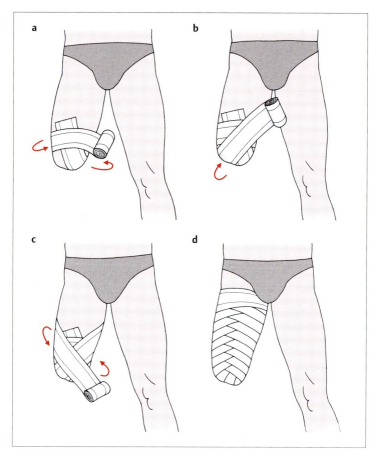

Abb. 5.**6 a – d** Oberschenkelstumpfverband

Gilchrist-Verband

Siehe Schlauchbindenverband.

Desaultverband

Der Verband besteht aus 3 Teilen:
- einer Kreistour um den Brustkorb zur Fixierung eines Polsters auf der Seite des verletzten Armes;

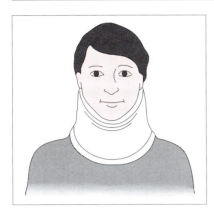

Abb. 5.**7** Schanz-Watteverband

- einem weiteren Kreisgang, der den gegen das Polster angespreizten Oberarm gegen den Brustkorb fixiert, und
- einem Bindengang von der Achsel zur Schulter zum Ellenbogen (A-Sch-E), einmal auf der Brust und einmal auf dem Rücken, mit einer Abschlußtour, die eine Schlingenbildung zur Lagerung der im Ellenbogen gebeugten Hand abgibt (Abb. 5. **8 a – d**). Dieser Verband eignet sich zur Ruhigstellung im Schultergelenk, sollte wegen der Gefahr einer Schultergelenkseinsteifung aber nicht länger als 2 Wochen belassen werden.

Schlauchbindenverband

Trikotschlauch besteht aus ungebleichten Baumwollgarnen, ist nicht saugfähig, aber dehnbar, und eignet sich als Polsterung vor allem für Rumpfgipsverbände. Tubegautz und tg-Schlauchmull sind nahtlose Schlauchgazeverbände aus hochgebleichten Baumwollgarnen mit hohem Saugvermögen und großer Dehnbarkeit. Da der Schlauchmull durch Ziehen in Längsrichtung seine Breite verringert, erhält der Verband einen tadellosen Sitz. Solche Verbände rutschen nicht und liegen dem Gewebe fest an, ohne es einzuschnüren. Schlauchmull sitzt auch über konisch geformten Körperteilen glatt und wirft auch in Gelenkbeugen keine Falten.

Fingerverbände werden mit speziellen Applikatoren angelegt, das sind Hohlzylinder, über die eine größere Menge Schlauchmull gestülpt ist (Abb. 5.**9 a** u. **b** – 5.**12 a – c**).

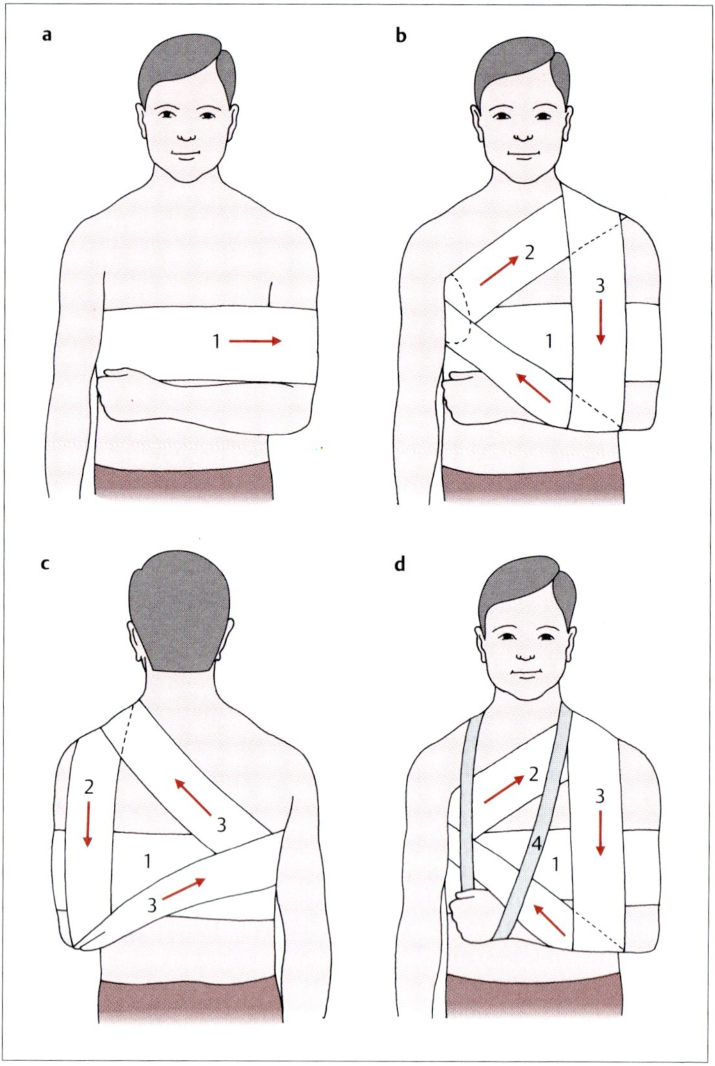

Abb. 5.**8 a–d** Desault-Verband
a Zunächst wird der Oberarm über ein Polster mit einem Kreisgang an den Brustkorb fixiert (1)
b u. **c** Mit Bindengängen von der Achsel über die Schulter zum Ellenbogen, über die Brust, dann über den Rücken (3) und wieder über die Brust (2) werden Schulter und Ellenbogen auf der verletzten Seite ruhiggestellt
d Abschließend Lagerung der Hand in einer Nackenschlinge (4)

5.3 Besondere Verbände

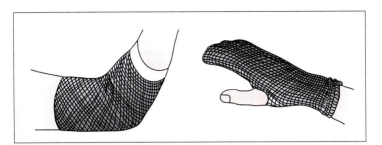

Abb. 5.**9 a** u. **b** Schlauchbindenverband
a am Ellenbogen
b eines endständigen Körperabschnittes

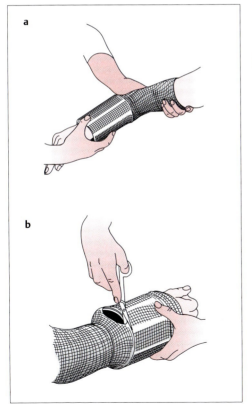

Abb. 5.**10 a** u. **b**
Schlauchbindenverbände werden mit Applikatoren unter leichter Drehung faltenfrei angelegt

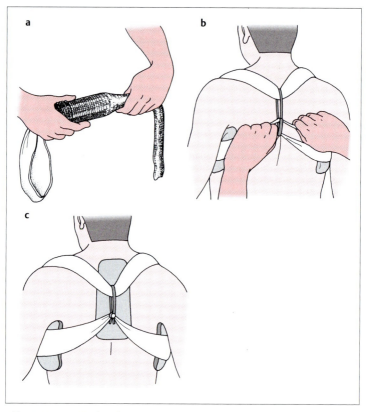

Abb. 5.**11 a – c** Rucksackverband
a Herstellung eines wattegefüllten Schlauchverbands
b Der wattegefüllte Schlauch wird als Achtertour durch beide Achseln geführt und auf dem Rücken
c über einem Polster geknotet. Er muß anfangs täglich nachgezogen werden

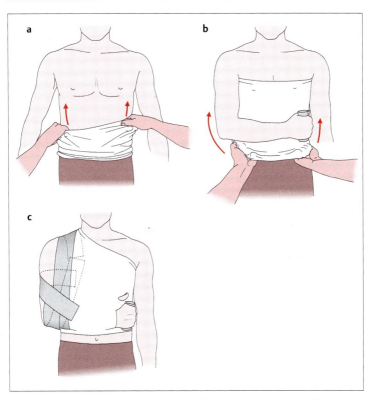

Abb. 5.**12 a – c** Desault-Verband aus stark gummiertem Trikotschlauch (Variante zum Originalverband Abb. 5.**8**)

Fertigbandagen

Durch Verwendung von Fertigbandagen wird für schwierige Verbandsanordnungen eine erhebliche Arbeitserleichterung erreicht (Abb. 5.**13a–d** – 5.**14a–c**).

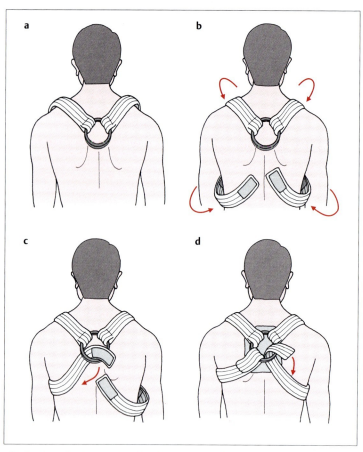

Abb. 5.**13a–d** Rucksackverband als Fertigverband

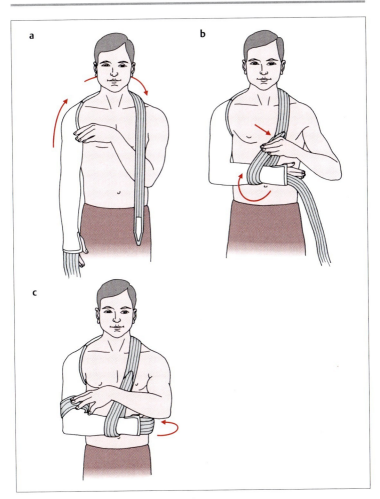

Abb. 5.**14a–c** Gilchrist-Fertigverband

5.4 Pflasterverbände mit nichtelastischem Material (Tape)

Tape-Verbände

Tape nennt man eine unelastische Pflasterbinde, reißbar in Längs- und Querrichtung, fest und dauerhaft klebend. Deshalb soll der Verband nicht länger als 3–4 Tage belassen werden, da es zu Hautreaktionen kommt.

Funktionelle Tape-Verbände

Funktionelle Verbände mit Tape dienen zur gezielten Bewegungsbegrenzung und vor allem im Sport zur Sekundärprophylaxe nach Band- und Sehnenverletzungen (Abb. 5.**15a–f** – 5.**16**).

Dachziegelverband

Dachziegelartig mit Halbdeckung übereinandergelegte langzügelige Schlingen aus Heftpflasterstreifen reichen in vielen Fällen zur Ruhigstellung z. B. einer Zehe aus. Es hat sich bewährt, eine gesunde Zehe zur Schienung in den Verband mit einzubeziehen und den Zehenzwischenraum dazu abzupolstern.

Heftpflasterzügelverband nach Hohmann bei Hammerzehe

Durch gegenläufige Zuganordnung wird der Überstreckung im Grundgelenk und der Beugung des Mittelgelenkes entgegengearbeitet. Die erste Schlinge verläuft über den Rücken des Zehengrundgliedes und wird sich überkreuzend auf der Fußsohle fixiert. Die zweite Schlinge läuft über die Beugeseite des Zehenmittelgliedes und wird sich überkreuzend auf dem Fußrücken fixiert (Abb 5.**16**). Zusätzliche Fixierung der Zügelenden durch semizirkuläre Touren.

5.5 Pflasterverbände mit elastischem Material

Klebeverbände mit hautfarbenen Pflasterbinden können einen bedingt festen Halt geben, dosierend komprimieren und 8–10 Tage belassen werden (Abb. 5.**17a–c**).

5.6 Zinkleimverbände

Der Zinkleimverband hat die gleichen Anwendungsbereiche wie die elastischen Pflasterverbände, ist aber besser hautverträglich. Das Anlegen erfordert größere Erfahrung. Zinkleimverbände dienen als abschwellender Verband bei Distorsionen des oberen Sprunggelenkes, bei Thrombophlebitis und zur Stumpfformung nach Amputation.

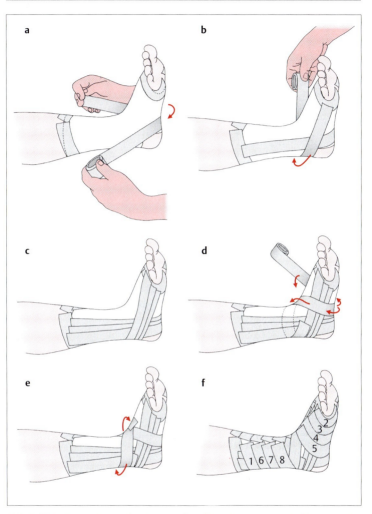

Abb. 5.**15a–f** Funktioneller Tape-Verband für die Sprunggelenke. Der Verband wird in Neutral-Null-Stellung angelegt. Proximal und distal werden nahezu zirkuläre Ankerstreifen angelegt. An diesen haften die U-Zügel (Steigbügelzügel) (**b** u. **c**), die dann durch eine Achtertour gestützt werden (**d** u. **e**). Schließlich wird der Verband mit semizirkulären Touren geschlossen (**f**)

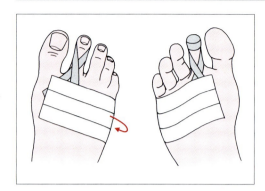

Abb. 5.**16** Heftpflasterzügelverband bei Hammerzehe. Der erste Zügel streckt das Endglied, der zweite Zügel verhindert die Überstreckung in Grund- und Mittelgelenk

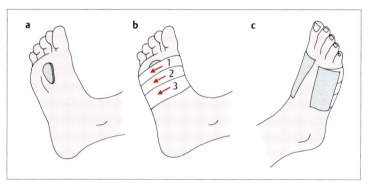

Abb. 5.**17 a–c** Quergewölbe-Stützverband
a Spreizfußpolster zur Anhebung des Quergewölbes
b Halbzirkuläre Touren (1–3) stützen den Fuß
c Fixation der Pflasterstreifenenden

Abb. 5.**18 a–e** Lagerungsschienen ▶
a Keeler-Schaumstoffschiene
b Volkmann-Schiene
c Braun-Schiene
d Kirschner-Schiene
e Krapp-Schiene
f Arm- und Fingerschienen 1, 2, 5 Cramer Schienen in verschiedenen Breiten und Stärken 3,4 Aluminium-Finger-Schienen

5.4 Pflasterverbände mit nichtelastischem Material (Tape)

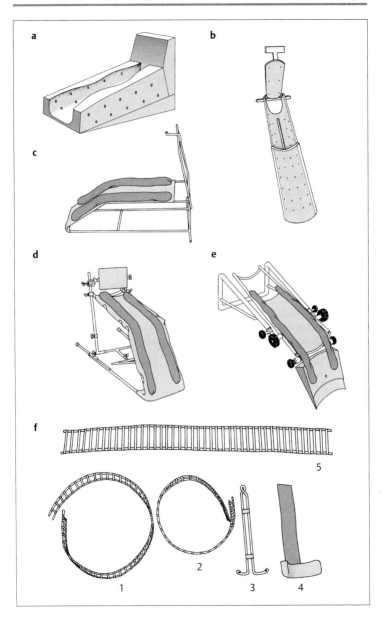

5.7 Schienen

Schienenverbände dienen der provisorischen Ruhigstellung auf Schienen. Sie erfordern eine genügende Polsterung, besonders an hervorstehenden Knochenpunkten und -kanten, wie Kniescheibe, Wadenbeinköpfchen, Schienbeinkante, Knöchel und Ferse, und eine enganliegende Umwicklung. Ist die Schiene zu locker angewickelt, verrutscht sie und die Ruhigstellung ist nicht gewährleistet. Ist die Schiene zu fest angewikkelt, sind Stauungen bis zur Ischämie zu befürchten. Die Ruhigstellung muß in richtiger Gelenkstellung (günstiger Gebrauchsstellung) erfolgen und regelmäßig kontrolliert werden.

Wir unterscheiden:
- Lagerungsschienen und
- Bewegungsschienen.

Verschiedene *Lagerungsschienen* für den Unterschenkel bzw. Ober- und Unterschenkel zeigen Abb. 5.18 a – e). Lagerungsschienen für Hand und Finger werden aus Aluminium (Abb. 5.18f) oder thermoplastischem Material (Abb. 5.33b) gefertigt.

Seit Salter nachgewiesen hat, daß es zur Wundheilung nicht der absoluten Ruhigstellung bedarf, sondern begrenzte Bewegungen die Wunddrainage und damit die Heilung fördern, werden motorgetriebene, bezüglich Bewegungsumfang, Bewegungszeit und Pausendauer steuerbare Schienen *(Bewegungsschienen)* vor allem postoperativ zur kontinuierlichen passiven Bewegungsbehandlung eingesetzt (Abb. 5.**19**a – c).

5.8 Starre Verbände

Immobilisierende Langzeitverbände werden aus Gipsbinden *(Gipsverbände)* oder Kunststoffbinden („Kunststoffgips") hergestellt. Verbände aus Kunststoffbinden auf Polyurethanbasis enthalten als Trägermaterialien Baumwolle, Glasfaser (Fiberglas), Polyester oder Polypropylen. Im Vergleich zum konventionellen Gipsverband sind sie teurer, aber leichter, wasserfest, haben eine höhere Bruch- und Biegefestigkeit und härten rascher aus. Synthetische starre Verbände mit Glasfaseranteil (z. B. Delta-Lite) zeichnen sich durch gute Röntgentransparenz aus; der Baumwollstützverband (Delta-Cast) ist besonders leicht.

Abb. 5.**19**a – c Bewegungsschiene und ihre Stellungen ▶
a Passive Bewegungsschiene
b In Streckstellung des Kniegelenks
c In Beugestellung des Knie- (und Hüft-)Gelenks

5.8 Starre Verbände

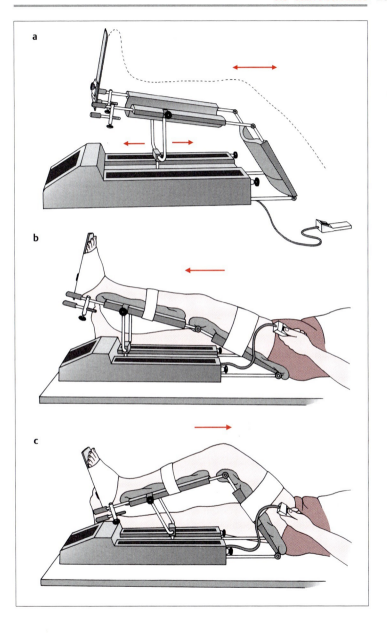

Ein starrer Verband muß zur Ruhigstellung eines Röhrenknochens die beiden benachbarten Gelenke miteinbeziehen bzw. zur Ruhigstellung eines Gelenkes die beiden benachbarten Röhrenknochen einschließen.

Der zirkuläre immobilisierende Verband wird aus Kreis- und Spiralgängen gefertigt und durch besondere Bindenlagen (Longuetten) nach dem T-Träger-Prinzip verstärkt. Bei frischen Verletzungen und nach Operationen muß der starre Verband gespalten (längs aufgeschnitten) werden, wenn Schwellungen des Gewebes zu erwarten sind. Der Spalt wird (mit Watte) ausgefüllt, um zu verhindern, daß sich ödematöses Gewebe in den Spalt hineindrängt. Es ist sorgsam darauf zu achten, daß bis auf die Haut gespalten wird, d. h. es müssen notfalls die Ränder des starren Verbandes aufgebogen werden, um sicher zu gehen, daß zum Beispiel in der Ellenbeuge oder vor dem oberen Sprunggelenk tatsächlich auch das Polstermaterial nicht schnürt, der Verband also bis auf den letzten Faden durchtrennt ist.

Da ein solcher Verband einen starren Hohlzylinder darstellt, kommt es bei Schwellungen zu einer Tamponade der Gefäße, die bis zur ischämischen Kontraktur (Compartment-Syndrom) führen kann. Dabei ist es gleich, ob die Schwellung von einem Wundödem herrührt oder aus einer Stauung durch Faltenbildung des Verbandes oder seines Polstermaterials resultiert. Es ist deshalb besonders wichtig, jeden Patienten mit einem starren Verband genau zu kontrollieren und besonders auf Schwellungen von Fingern und Zehen – die immer freigelassen werden sollen – zu achten. Auch Sensibilitätsstörungen können erste Vorboten einer beginnenden Durchblutungsstörung sein.

An den Rändern eines starren Verbandes und an anderen wenig weichteilgedeckten Stellen ist mit der Gefahr von Hautschäden durch Druck zu rechnen. Zur Druckstelle kann es aber auch an jeder anderen Stelle eines starren Verbandes kommen, wenn sich Falten gebildet haben (oder Dellen durch die haltende Hand während des Anlegens des Verbandes). Gelegentlich kommen auch Fremdkörper als Ursache für die Hautschädigung in Frage, die in den Raum zwischen Verband und Körperteil eingebracht wurden (z. B. kleine Spielsachen bei Kindern). Hautschädigungen kündigen sich meist mit Schmerzen an, die mit zunehmender Schädigung der Haut nach einigen Tagen nachlassen. Klagt ein Patient über eine bestimmte Schmerzstelle anhaltend, ist es richtig, die schmerzende Stelle in einem immobilisierenden Verband freizulegen (Abb. 5.**20**) nach dem Motto „*im Gips hat der Patient immer recht*". Die Fensterung ist auf jeden Fall einfacher durchzuführen als eine langwierige Behandlung einer Drucknekrose.

Jeder starre immobilisierende Verband hat also Risiken, über die bei Anlage des Verbandes ebenso zu informieren ist, wie über Abhilfemaßnahmen und die Dauer der geplanten Behandlung. Bei weißer oder blauer

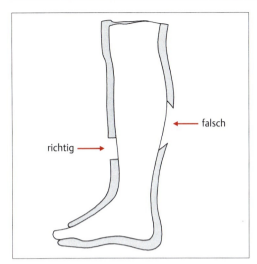

Abb. 5.**20** Ein falsch geschnittenes Gipsfenster begünstigt ein „Fensterödem". Es wird empfohlen, das Fenster durch gleichmäßige Kompression (Wiedereinlegen des Deckels) zu schließen

Verfärbung von Zehen oder Fingern, starker Schwellung oder zunehmenden Schmerzen, aber auch bei Taubheitsgefühl, ist ein Arzt oder Krankenhaus aufzusuchen. Eingegipste Gliedmaßen sollen häufig hochgelagert und die nicht eingegipsten Gliedmaßenanteile mehrmals täglich selbständig bewegt werden.

Der starre immobilisierende Verband erlaubt die intermittierende axiale Druckbelastung des im Gips ruhiggestellten Beines („Gehgips"). Da der Verband gegen Schmutz und Feuchtigkeit empfindlich ist, versieht man seinen Fußteil mit einer (abnehmbaren) Profilsohle oder einem kräftigen Profilgummi (Abb. 5.21 **a** u. **b**).

Unter einer Gips*schiene* versteht man eine anmodellierte Längslage (Longuette). Unter einer Gips*schale* versteht man die Hälfte eines Rundgipses; sie wird verwendet zur Lagerung, zur Behandlung größerer Wunden und am Ende einer Ruhigstellungszeit zur vorübergehenden Freigabe (z. B. zu unterstützenden Übungen).

▪ *Beispiele für einen immobilisierenden starren Verband:* Die U-Schiene bietet eine gute Fixation im Bereich der Fußgelenke. Steigbügelartig wird eine Longuette von der Außenseite des Unterschenkels über die Fußsohle zur Innenseite dicht unterhalb des Kniegelenkes geführt und mit einer nassen Mullbinde angewickelt (Abb. 5.22).

Zur Feststellung eines Hüftgelenkes ist die Einbeziehung des Beines sowie des gegenseitigen Oberschenkels im Becken-Bein-Fußgips erforder-

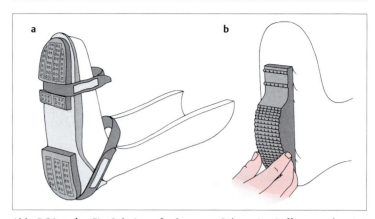

Abb. 5.**21 a** u. **b** Ein Gehgips erfordert zum Gehen eine Pufferung oder eine Abrollhilfe, wie sie heute handelsüblich angeboten werden

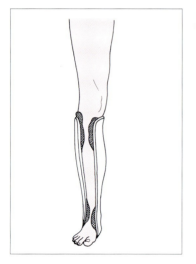

Abb. 5.**22** Gips-U-Schiene für den Unterschenkel

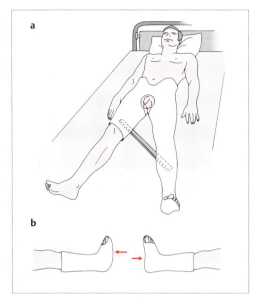

Abb. 5.23 a u. b Becken-Bein-Fuß-(BBF-)Gips (links)
a Je höher der Gips am Brustkorb hinaufreicht, desto besser fixiert er im (linken) Hüftgelenk
b Richtige (einlagenähnliche) Modellierung eines Gipsschuhs

lich (Abb. 5.23 a). Die Oberschenkelhülse wird gegen den Unterschenkelteil der anderen Seite mit einer Holzstange verstrebt. Um den Bettdeckendruck von den Zehen abzuhalten, soll die Sohle dieses Gipses die größte Zehe überragen (Abb. 5.23 b).

Weitere für die Orthopädie typische Gipsverbände zeigen die Abb. 5.**24**–5.**29**.

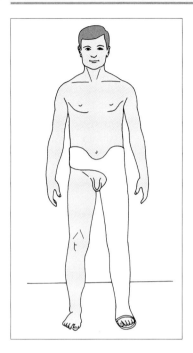

Abb. 5.**24** Beckenring-Gips. Geringere Hüftstabilisierung der kranken Seite, aber freie Beweglichkeit der gesunden Seite

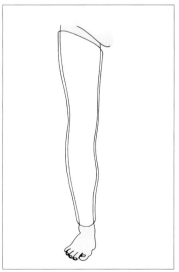

Abb. 5.**25** Knie-Gipshülse (Gipstutor). Damit die Hülse nicht auf den Knöchel rutscht, wird sie an Knie und Wade anmodelliert

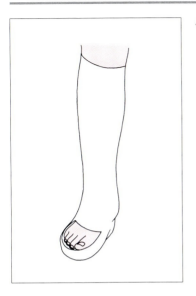

Abb. 5.**26** Unterschenkelgips

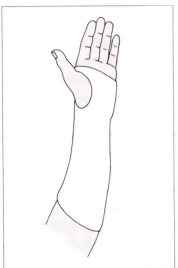

Abb. 5.**27** Unterarmgips. Die Fingergrundgelenke werden freigelassen. Sie sind am Handrücken an den Knöcheln, in der Hohlhand in Höhe der distalen Hohlhandfurche tastbar

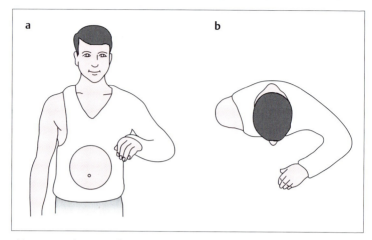

Abb. 5.**28**a u. **b** Rumpf-Arm-Gips (Thoraxabduktionsgips) von vorn und von oben. Armvorhalte 30 Grad, Schulterabspreizung 60 Grad, Ellenbogenbeugung 90 Grad, Unterarmsupination 30 Grad

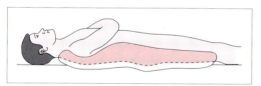

Abb. 5.**29** Gipsbett

5.9 Streckverbände

Sie dienen der Ruhigstellung und Entlastung von Gelenken, Dehnung von Kontrakturen, Reposition und Retention von Frakturen, Vorbeugung der Hautretraktion an Amputationsstümpfen.

5.9.1 Poelchen-Behandlung

Dem sitzenden Patienten wird in Neutralstellung des Schultergelenkes und leichter Beugung des Ellenbogengelenkes (10 Grad) ein Gewicht von 1 – 2 kg in die Hand gegeben. In dieser Stellung wird an der Radial- und Ulnarseite des Oberarmes sowie an der Beuge- und Streckseite des Unterarmes eine Mastisolstreifentraktion angelegt mit Schlaufenbildung

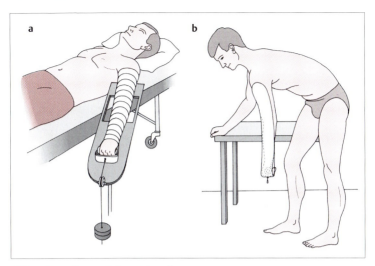

Abb. 5.**30** a u. **b** Poelchen-Behandlung
a Lagerung des Armes in leichter Abduktion und Traktion
b Pendelübungen (gegebenenfalls unter zusätzlicher Gewichtsbelastung)

vor der Hand, deren Weite mit Spreizbrettchen reguliert wird. Darüber kommt eine am Unterarm streckseitig, am Oberarm lateral liegende Gipsschale. Die Gipsschale wird mit einer Mullbinde locker angewickelt und nach einigen Tagen nur noch nachts getragen. Während der Bettruhe wird der Arm auf einer schiefen Ebene in 40 Grad Abduktion und 30 Grad Vorhalte des Schultergelenkes mittels Rollenzug und 0,5 – 2,0 kg Gewicht an der Mastisolstreifentraktion gelagert (Abb. 5.**30a**). Umhergehend und übend trägt der Patient das Gewicht besser in der Hand oder die Traktionsschlaufe umgreifend (Abb. 5.**30b**).

5.9.2 Hängegips (Abb. 5.31)

Die Behandlung des hohen Oberarmschaftbruches verlangt zur Ruhigstellung des distalen Fragmentes einen zirkulären Oberarmgips, der von der Mittelhand bis handbreit oberhalb des Frakturspaltes reicht. Im Gips ist der Ellenbogen in 100 Grad Beugung eingestellt. Die Hand wird an die gesunde Schulter fixiert. Durch die Höhe der Schulterwärtsführung wird die Achsenstellung im Bruchbereich korrigiert. Brüche ohne Verschiebung werden durch diese Gipsverbandanordnung oft ausreichend fixiert. Das Eigengewicht des mit dem Gipsverband fixierten Armes wirkt bereits als Traktion.

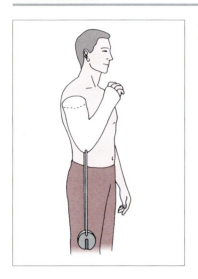

Abb. 5.**31** Hängegips mit zusätzlichem Gewicht

5.9.3 Quengelverbände

Mit kleinen Kräften (z. B. durch Verdrillung eines doppelten Bindfadens, um z. B. täglich eine einzige Umdrehung eines in der Mitte zwischen beiden Fäden eingesteckten Hölzchens) werden über eine bewegliche Schienenkonstruktion miteinander verbundene Gipsanteile zur langsamen gewaltsamen Korrektur einer Kontraktur einander genähert (Abb. 5.**32 a – c**).

Zur Behandlung von Fingerstreckkontrakturen dient ein Handschuh, der an den Fingerkuppen mit Gummibändern armiert wird (Abb. 5.**33 a** u. **b**). Bewährt haben sich an den Fingern auch Spiralfederschienen (Abb. 5. **34 a** u. **b**).

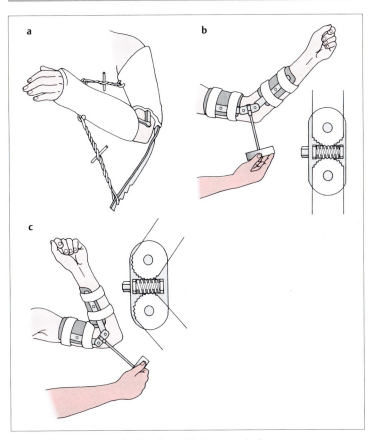

Abb. 5.**32 a – c** Quengelverband am Ellenbogengelenk
a Die historische Zeichnung veranschaulicht das Prinzip des Verbandes (1 Streck-, 2 Beugequengel). Mit kleinen Kräften (durch tägliche zusätzliche Verdrillung eines Doppelfadens) werden die beiden Fadenenden einander langsam genähert
b u. **c** Moderne Ellenbogenquengelschiene mit Zahnrädern und Schneckentrieb

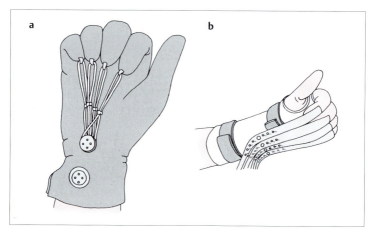

Abb. 5.**33** a u. **b**   Quengelhandschuh
a In seiner ursprünglichen Form wirkt der Quengelhandschuh auf alle Fingergelenke gleichzeitig
b Durch eine zusätzliche Thermoplastschiene wird die günstige Dorsalflexion im Handgelenk gesichert und die Beugewirkung (hier auf das Grundgelenk) dosiert

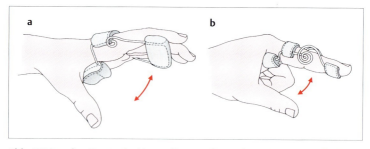

Abb. 5.**34** a u. **b**   Quengelschienen für ein oder mehrere Fingermittelgelenke

6 Allgemeine Krankheitslehre

B. Rosner u. K. Wurster

6.1 Krankheit und Krankheitsursachen

6.1.1 Krankheit

Krankheit setzt Leben voraus und ist mit allen Formen des Lebendigen grundsätzlich verbunden. Die absolute Regelhaftigkeit im Ablauf von Lebensvorgänge entspricht demnach den Vorstellungen von Gesundheit; sie erhält den Zustand eines völligen körperlichen, seelischen und sozialen Wohlbefindens. Der Zustand der Gesundheit ist nicht stabil, sondern durch äußere und innere Einflüsse leicht zu stören.

Hippokrates (450 – 377 v. Chr.) definiert Gesundheit als ein Gefühl, das sich aus dem harmonischen Ineinandergreifen der Lebensvorgänge ergibt. Die Störung der Harmonie der Lebensvorgänge bedeutet somit Krankheit. Krankheit besitzt Dynamik und ist als solche an einen zeitlichen Ablauf gebunden, gefolgt von vollständiger Genesung, Siechtum oder Tod.

Für den Menschen hat Krankheit ihre besondere Bedeutung darin, daß sie ihm seine Begrenztheit und Hinfälligkeit deutlich macht. Eine exakte, wissenschaftlich begründete Antwort auf die Frage „Was ist Krankheit?" ist nicht möglich, da einerseits eine Vielzahl von inneren und äußeren Störungen an den verschiedensten Angriffspunkten existieren und andererseits subjektive und objektive Eindrücke stark ineinanderfließen können. Geistig behinderte Menschen oder Krebskranke, deren Leiden sich im Anfangsstadium befindet, besitzen durchaus das subjektive Gefühl des Wohlbefindens, sind jedoch objektiv betrachtet krank und bedürfen der Hilfe. Umgekehrt verdeutlicht das weite Feld der psychischen Störungen, daß sich Menschen durchaus subjektiv krank fühlen können, ohne daß ein objektiver Befund erhoben werden kann. Schließlich liegt zwischen voller Gesundheit und eindeutiger Krankheit eine breite Grauzone, in deren Bereich Variationen des Normalen und Krankhaften ohne scharfe Trennung und ohne klare Möglichkeit der Zuordnung ineinander übergehen. Definieren läßt sich also Krankheit nur insoweit, als Abnormitäten feststellbar und meßbar sind.

Krankheit befällt immer den ganzen Menschen. Ein einzelnes Organ kann zwar Sitz des Krankheitsprozesses sein, krank aber ist meistens das gesamte Individuum, das seine Hilfsbedürftigkeit unter dem Eindruck des Leidens und der Angst erkennt. Der krankhafte Befund wird vom behandelnden Arzt erhoben.

Krankheiten führen nicht nur zu klinisch-funktionellen Störungen, sondern erzeugen nicht selten auch pathologisch-anatomische Veränderungen an den einzelnen Organen, Systemen oder ganzen Apparaten. Ein Organ ist ein aus Gewebe aufgebauter Körperteil von bestimmtem Bau und charakteristischer Form und Lage, der gegen die Umgebung klar abgegrenzt ist, z. B. Leber, Milz, Niere u. a. Ein System umfaßt ähnlich gebaute, funktionell zusammengehörende Einrichtungen, welche im Organismus eine weite Verbreitung haben, z. B. Nervensystem, Blutgefäßsystem. Unter der Bezeichnung Apparat werden Organe und Systemteile nach funktionellen Gesichtspunkten zusammengefaßt, z. B. Atmungsapparat, Verdauungsapparat u. a. (Bucher).

6.1.2 Krankheitsursachen

Die Ursache einer Krankheit wird „Ätiologie" genannt. Ätiologie bedeutet „Lehre von den Krankheitsursachen", und gemeint ist damit jeweils die initiale Ursache, soweit eine solche angegeben werden kann.

Krankheitsursachen können
– aus der Umwelt stammen *(exogene Krankheitsursachen),*
– durch innere Störungen des Organismus bedingt sein *(endogene Krankheitsursachen).*

Letztere können bereits genetisch vorprogrammiert sein, oder sie werden im Laufe des Lebens erst erworben. Damit eine Krankheit entsteht und klinisch zum Ausbruch kommt, bedarf es jedoch bestimmter Voraussetzungen, die im einzelnen recht unterschiedlich sind. Wichtig ist die Disposition, was soviel bedeutet wie individuelle Krankheitsbereitschaft. Eine erhöhte Krankheitsbereitschaft kann aus einem defekten Abwehrsystem resultieren. Dieses unterliegt mannigfachen Einflüssen. So sind jüngere Menschen erfahrungsgemäß widerstandfähiger als ältere, Unterernährung kann die Disposition ebenso erhöhen wie Überernährung. Ferner spielen Faktoren der Umwelt, des sozialen Milieus und der Psyche eine Rolle. Aus diesem Wechselspiel verschiedener Einflüsse auf die Entstehung von Krankheiten resultiert ihre „kausale Pathogenese".

Von der „kausalen Pathogenese" ist die „formale Pathogenese" zu unterscheiden, worunter man die Veränderungen an den Organen und ihre Funktion im Ablauf einer Krankheit versteht. Am Beispiel der Tuberkulose sollen diese Zusammenhänge nochmals kurz erläutert werden: Die Ätiologie der Tuberkulose ist ihr Erreger, das Tuberkelbakterium. Damit eine Tuberkulose entstehen kann, müssen entsprechende dispositionelle Voraussetzungen des Individuums gegeben sein (kausale Pathogenese). Die Tuberkulose führt zu charakteristischen histologischen Veränderungen mit entsprechenden Funktionsstörungen an den befallenen Organen, die mit einer sogenannten käsigen Nekrose und der Ausbildung eines für Tuberkulose typischen und deshalb spezifischen Granulationsgewebes einhergehen (formale Pathogenese).

•••• Endogene Krankheitsursachen

Krankheiten aus endogener Ursache sind im Organismus selbst begründet. Hierzu zählen alle genetischen Defekte, soweit sie von sich aus Krankheitserscheinungen verursachen, Ausmaß und Verlauf in Abhängigkeit von der gegebenen Disposition.

Genetische Erkrankungen

Ursache: Genetische Erkrankungen entstehen als Folge von Mutationen, die zu Veränderungen an den Genen, der Chromosomenstruktur oder der Chromosomenzahl führen. Bei der Entstehung von Mutationen können mutagene Noxen wie Strahlen, verschiedene chemische Substanzen oder auch Viren eine Rolle spielen; meistens ist ihre Ursache jedoch nicht bekannt. Genetische Erkrankungen sind häufig mit dem Leben nicht vereinbar.

Folgen: Sie führen zu intrauterinem Fruchttod mit nachfolgendem Abort, oder die zur Welt kommenden Kinder werden tot geboren oder sterben in den ersten Lebensmonaten und Lebensjahren. Nur wenn die genetische Störung die Lebensfähigkeit nicht unmittelbar in Frage stellt und die Fortpflanzungsfähigkeit erhalten bleibt, können sich familiäre Erbleiden entwickeln.

Entstehung: Störungen der Chromosomen entstehen während der Meiose der Keimzellen. Ältere Mütter sind hierfür anfälliger. Auch nach der Bildung der Zygote, während der ersten Zellteilungen, sind chromosomale Störungen noch möglich. In der Regel geht es um eine Vermehrung oder Verminderung der Chromosomenzahl (normal: 44 Autosomen und 2 Gonosomen; männlich XY, weiblich XX), oder es liegen strukturelle chromosomale Veränderungen an den kurzen oder langen Chromosomenarmen bis zur Ausbildung von sogenannten Ringchromosomen vor. Finden sich im gleichen Individuum Zellen mit normalen und mit gestörten chromosomalen Verhältnissen, so liegt ein sogenanntes Mosaikmuster vor.

Autosomale Störungen

Ursache: Die bekannteste Störung im Bereich der Autosomen ist die Verdreifachung des Chromosoms 21 (Trisomie 21), die zum Down-Syndrom (Mongolismus) führt. Mütter solcher mongoloiden Kinder sind meist älter als 35 Jahre.

Folgen: Die Gehirne der mongoloiden Patienten sind fehlerhaft entwickelt und gewöhnlich untergewichtig. Meist ist die Schädelbasis deformiert. Schwachsinn und Minderwuchs sind die Regel. Oft finden sich weitere Mißbildungen, besonders des Herzens.

Symptome: Am mongoloiden Gesichtsausdruck mit Schrägstellung der Augen, den tiefsitzenden schlecht modellierten Ohren, der eingesunkenen Nasenwurzel und der vergrößerten, stark gefurchten Zunge ist die Diagnose relativ leicht zu stellen. Der Muskeltonus ist herabgesetzt; typisch ist das Vorhandensein sogenannter Vierfingerfurchen der Hände. Trisomie 13 oder Trisomie 18 kommen ebenfalls gelegentlich vor. Beide Erkrankungen führen zu multiplen Mißbildungen.

Gonosomale Störungen

Ursache: Sind die Gonosomen (Geschlechtschromosomen) gestört, führt dies hauptsächlich zu Entwicklungs- und Funktionsstörungen der Geschlechtsorgane und meistens auch zu mangelhafter Ausbildung sekundärer Geschlechtsmerkmale.

Ein relativ häufig vorkommender Vertreter dieses Erkrankungstyps ist das *Klinefelter-Syndrom*. Patienten mit Klinefelter-Syndrom verfügen über ein überzähliges X-Chromosom (47, XXY).

Symptome: Sie besitzen zwar männliches Aussehen, zeigen jedoch unterentwickelte Hoden bei fehlender Spermiogenese. Ferner besteht eine Gynäkomastie. Die Körperbehaarung ist typisch weiblich und die geistige Entwicklung meist retardiert.

Beim *Turner-Syndrom* ist ein Geschlechtschromosom verlorengegangen. Es handelt sich um Frauen, die nur über ein X-Chromosom verfügen (45,X0).

Symptome: Die Ovarien sind nicht oder nur rudimentär angelegt, das Genitale bleibt infantil. Zahlreiche weitere Mißbildungen können damit verbunden sein, vor allem das Skelettsystems, des Herz- und Gefäßsystems und des Nervensystems. Tiefer Nackenhaaransatz, die Ausbildung sogenannter Flügelfelle (Pterygium) am Hals, ein schildförmiger Thorax und Cubiti valgi sind typische Merkmale dieses Syndroms.

Genmutation

Ursache: Der Mehrzahl genetischer Erkrankungen liegen Genmutationen zugrunde. Ist nur ein Gen verändert, so handelt es sich um eine *Punktmutation*. Es können aber auch mehrere zusammenwirkende Gene in ihrer Aktion gestört sein. Manche Genstörungen führen nur dann zu einer Erkrankung, wenn diese durch zusätzliche äußere Ursachen ausgelöst wird. Die genetische Disposition stellt gewissermaßen den schwächsten Grad einer genetischen Störung dar, da hieraus nur eine erhöhte Empfänglichkeit für Krankheiten resultiert. Durch Genstörungen ausgelöste Krankheiten treten familiär gehäuft auf und folgen einem dominanten oder rezessiven Erbgang.

Beispiele: Kongenitale Hüftgelenksluxation und Klumpfuß sind Beispiele erbbedingter Erkrankungen. Erbkrankheiten wie Bluterkrankheit, Rotgrünblindheit oder progressive Muskelatrophie sind geschlechtschromosomal an das X-Chromosom gebunden.

Folgen: Genstörungen führen in der Regel zu einem Enzymdefekt. Dies bedeutet, daß ein bestimmtes Enzym im Stoffwechsel fehlt oder nur in geringer Konzentration zur Verfügung steht. Manche defekten Stoffwechselketten können zwar über stoffwechselchemische Umwege kompensiert werden, jedoch nicht alle. Als Folge der Enzymdefekte entstehen enzymabhängige Stoffwechselerkrankungen in zahlreichen Variationen, die sowohl den Eiweiß- und Kohlenhydratstoffwechsel als auch den Fettstoffwechsel betreffen.

Enzymabhängige Erkrankungen des Eiweißstoffwechsels

Phenylketonurie

Ursache: Bei *Phenylketonurie* fehlt das Enzym Phenylalaninhydroxylase. Dieser Defekt zieht die vermehrte Bildung von Phenylbrenztraubensäure nach sich.

Folgen: Phenylbrenztraubensäure stört jedoch die postnatale Hirnausreifung und führt zu mangelhafter geistiger Entwicklung.

Symptome: Phenylbrenztraubensäure wird vermehrt im Urin ausgeschieden und ist dort leicht nachzuweisen.

Therapie: Phenylalaninarme Diät verhindert diese Erkrankung, so daß ihre Früherkennung entscheidene Bedeutung besitzt.

Ursache: Eine weitere Störung des Eiweißstoffwechsels ist die *Ochronose*. Sie leitet sich aus dem Defekt der Homogentisinoxidase ab, der zu einer vermehrten Ausscheidung von Homogentisinsäure im Urin führt. Bei längerem Stehenlassen im alkalischen Milieu verfärbt sich der Urin schwarz. Wegen der sich dahiner verbergenden chemischen Reaktion wird diese Krankheit auch „Alkaptonurie" genannt.

Symptome: Im Gewebe dieser Patienten entsteht ein schwarzbraunes Pigment, das sich im knorpel- und gefäßarmen Bindegewebe niederschlägt und zu einer dunkelbraunen Pigmentierung führt. Patienten mit Ochronose neigen vermehrt zu degenerativen Gelenkserkrankungen.

Enzymabhängige Erkrankungen des Kohlenhydratstoffwechsels

Ursache: Enzymdefekte im Bereich des Kohlenhydratstoffwechsels bedingen eine Störung des Abbaus und der Utilisation von Glykogen. Erkrankungen, die daraus resultieren, sind Glykogenosen.

Folgen: Da sie zu übermäßigen Glykogenablagerungen in verschiedenen Organen führen, werden sie auch Glykogenspeicherkrankheiten genannt. Abhängig von der Art der verschiedenen möglichen Enzymdefekte sind vor allem Leber, Niere und Muskelgewebe davon betroffen. Vor allem beim Typ 2 dieser Erkrankungegruppe, dem „Typ Pompe", der auf einem Defekt des Enzyms (Glukosidase beruht, konzentrieren sich die gesamten Glykogeneinlagerungen auf die quergestreifte Muskulatur, einschließlich der Herzmuskulatur. Diese Patienten leiden an Muskelschwund und Herzvergrößerung. Sie sterben schon in den ersten Lebensjahren.

Beim Typ 5 der Glykogenosen, dem McArdle-Syndrom, ist die Muskelphosphorylase defekt. Dies führt zu einer selektiven Glykogenspeicherung in der Skelettmuskulatur mit den klinischen Symptomen der raschen Ermüdbarkeit.

Enzymabhängige Krankheiten des Fettstoffwechsels

Ursache: Enzymdefekte im Bereich des Fettstoffwechsels führen zu den Lipidspeicherkrankheiten (Lipoidosen). Die nicht abgebauten Stoffwechselprodukte der Lipide werden in Leber, Milz, Lymphknoten und Knochenmark, und zwar in den Zellen des retikuloendothelialen Systems abgelagert.

Die bekannteste Krankheit aus dieser Gruppe ist der *Morbus Gaucher,* bei welchem eine Abbaustörung der Glucocerebroside vorliegt, die zur Speicherung von Kerasin führt.

Folgen: Die Folgen des Enzymdefektes machen sich im frühen Kindesalter, im Jugendalter oder erst im Erwachsenenalter bemerkbar. Bei der kindlichen Form dominiert die Einlagerung von Kerasin in die Ganglienzellen des Gehirns, weshalb neurologische Symptome hier im Vordergrund stehen. Leber und Milz sind immer vergrößert.

Seltener als der Morbus Gaucher ist die *Niemann-Picksche-Krankheit.*
Ursache: Sie beruht auf der übermäßigen Speicherung von Sphingomyelin, vor allem in der Leber, Milz, Lymphknoten und Gehirn, aber auch in zahlreichen anderen inneren Organen.
Folgen: Diese Kinder bleiben in ihrer geistigen Entwicklung zurück und sterben meist vor dem 3. Lebensjahr.

Enzymabhängige Krankheiten des Glycoproteidstoffwechsels

Zu dieser Gruppe gehören die Mukopolysaccharidosen.

- *Definition:* Mukopolysaccharide sind Verbindungen, die am Aufbau von Knochen, Knorpel, Binde- und Sehnengewebe beteiligt sind.

Folgen: Störungen im Stoffwechsel dieser Substanzen werden sich somit auf die Funktion des Stütz- und Bindegewebsapparates auswirken.

Beim *Pfaundler-Hurler-Syndrom* (Gargoylismus) findet sich eine abnorme Speicherung bestimmter Mukopolysaccharide, die vor allem in der Leber abgelagert werden und zu einer Vergrößerung dieses Organs führen. Ebenso ist die Milz vergrößert. Der Gesichtsschädel ist mißgestalt, das Gesicht besitzt ein gargoylenhaftes Aussehen (Gargoylen = wasserspeiende Fratzen an mittelalterlichen Brunnen). Ferner liegen Beugekontrakturen der Hüft- und Kniegelenke vor. Die Kinder bleiben in ihrer geistigen Entwicklung zurück.

Ein weiteres Krankheitsbild dieser Gruppe ist die *Osteogenesis imperfecta,* die auf einer angeborenen, wahrscheinlich enzymabhängigen Störung der Knochenbildung beruht, was zu einer abnormen Knochenbrüchigkeit führt. Diese Kinder werden teilweise schon mit Knochenbrüchen geboren.

Beim *Marfan-Syndrom* liegt die Störung in den Kollagenfasern und elastischen Fasern. Diese Individuen fallen auf durch Langwuchs, Langfingrigkeit und lange Zehen. Die Gelenke dieser Patienten sind abnorm überstreckbar. Bedeutsam bei dieser Krankheit ist die Störung des elastischen Bindegewebes der Aorta, die unter Ausbildung eines sogenannten Aneurysmas spontan zerreißen kann.

Beim *Ehlers-Danlos-Syndrom* sind vor allem die kollagenen und elastischen Fasern der Haut, aber auch der Gefäße betroffen. Auch hier sind spontane Zerreißungen der Aorta möglich.

Disposition

Wie schon erwähnt, spielt für die Entstehung von Krankheit die innere Krankheitsbereitschaft eine große Rolle. Sie wird Disposition genannt und kann einerseits genetisch festgelegt, andererseits im Laufe des Lebens erworben sein. Ein typisches Beispiel einer genetisch determinierten Krankheit ist die Zuckerkrankheit (Diabetes mellitus). Individuen mit dieser Veranlagung können in Abhängigkeit vom Zusammentreffen weiterer Faktoren bereits im Kindesalter, im Erwachsenenalter oder aber erst im Laufe des späteren Lebens daran erkranken.

Auch die Geschlechtszugehörigkeit stellt in gewissem Sinne eine Disposition dar (Geschlechtsdisposition). So erleiden Frauen seltener einen Herzinfarkt als Männer, und dies in der Regel nicht vor dem Klimakterium. Umgekehrt erkranken Frauen wesentlich häufiger an Gallensteinen. Schließlich beinhaltet auch das Alter selbst eine bestimmte Form der Disposition, indem bestimmte Erkrankungen in verschiedenen Lebensaltern unterschiedlich häufig auftreten. So ist die Arteriosklerose in der Regel eine typische Erkrankung des Alters. Bestimmte bösartige Geschwülste des Skelettsystems wie das Ewing-Sarkom oder das Osteosarkom treten besonders bei Kindern und Jugendlichen auf, während Dickdarmkrebs wiederum eine typische bösartige Geschwulst des höheren Lebensalters ist.

Das individuelle Abwehrsystem ist im Laufe des Lebens mehrfach Schwankungen unterworfen, vor allem zu den Zeiten gesteigerter Wachstumsschübe und hormoneller Umstellung. So stellt die Disposition einen Risikofaktor von unterschiedlichem Gewicht dar, der nur gemeinsam mit dem Einwirken weiterer Faktoren zum Ausbruch einer Krankheit führt.

Exogene Krankheitsursachen

Von außen einwirkende Krankheitsursachen sind zu unterteilen in
– unbelebte und
– belebte.

Unbelebte Krankheitsursachen

Unbelebte Krankheitsursachen sind im wesentlichen:
– Störungen der Ernährung,
– Störungen der Atmung,
– mechanische Schädigungen,
– thermische Schädigungen,
– Schädigung durch Änderung des atmosphärischen Drucks,
– Schädigung durch elektrischen Strom,
– Schädigung durch Strahlen,
– Schädigung durch chemische Stoffe.

Störungen der Ernährung

Ursache: Ernährung bedeutet im Prinzip die Aufnahme lebensnotwendiger und funktionserhaltender Stoffe. Nun besitzt jeder Organismus ein gewisses Maß an Anpassungsfähigkeit, das es ihm gestattet, Abweichungen der Ernährung auszugleichen, wenn sie sich in gewissen, verhältnismäßig weiten Grenzen bewegen. Sind diese Grenzen aber überschritten, dann kann sowohl ein Zuviel als auch ein Zuwenig zur Krankheit führen. Im allgemeinen ist bei den in Frage kommenden Stoffen das „Zuviel", ein Überfluß, viel seltener schädlich als das „Zuwenig", der Mangel. Entscheidend ist hierbei die qualitative Zusammensetzung der Nahrung. Während ein Mangel von Fetten und Kohlenhydraten im Organismus durch entsprechende metabolische Umwandlungen ausgeglichen werden kann, ist dies für Eiweiß nicht möglich.

Folgen: Ein Mangel an Nahrungsstoffen führt zum Hungerzustand. Dahinter kann eine mangelhafte Nahrungszufuhr stehen. Bei ausreichender Nahrungszufuhr jedoch kann sich ein Hungerzustand auch dann einstellen, wenn Transport- und Resorptionsstörungen des Intestinaltraktes vorliegen. Zunächst mobilisiert der Organismus seine eigenen Energiereserven, die Glykogendepots der Leber und die Fette des Fettgewebes. Erst im fortgeschrittenen Stadium werden Gewebebausteine wie Strukturfette und Struktureiweißkörper abgebaut und zur Energiegewinnung herangezogen. Dies führt zur Atrophie aller Organe; Hungerödeme stellen sich ein, eine allgemeine Abwehrschwäche macht sich bemerkbar.

Trotz genügender Zufuhr der Grundnahrungsstoffe Eiweiß, Fette und Kohlenhydrate können sich Mangelerkrankungen einstellen, wenn eine ausreichende Versorgung mit Vitaminen nicht gewährleistet ist. So führt *Vitamin-A-Mangel* zur Nachtblindheit, da Vitamin A zum Aufbau des Sehpurpurs benötigt wird. Ferner stellen sich Veränderungen am Epithelgewebe ein.

Vitamin-B_1-Mangel führt zu Beriberi, einer Erkrankung, die mit degenerativen Veränderungen an den Nervenfasern einhergeht und zu Muskelschwund, Lähmungserscheinungen und Herzvergrößerung führt. Sie tritt vor allem bei Menschen auf, die sich überwiegend von poliertem Reis ernähren.

Das klinische Korrelat des *Vitamin-B_{12}-Mangels* ist die perniziöse Anämie, eine besondere Form der „Blutarmut".

Vitamin C wird u. a. für die Bildung von Grundsubstanz, Kollagen und Osteoid benötigt. Vitamin-C-Mangel wirkt sich deshalb störend auf die Bindegewebs- und Knochenbildung sowie auf die Wundheilung aus. Die Vitamain-C-Mangel-Krankheit oder Skorbut, wie sie genannt wird, führt außerdem zu Zahnfleischbluten und zum Auslockern und Ausfallen der Zähne. Gelenkschwellungen und Gelenkschmerzen sind ebenso typische Symptome.

Vitamin-D wird für die Resorption von Calcium aus dem Darm und für die Mineralisation des Knochens benötigt. Folgekrankheiten des *Vitamin-D-Mangels* sind beim Kind die Rachitis mit fehlerhaftem Ablauf der Verknöcherung mit Auftreten von Knochenverbiegungen. Beim Erwachsenen spricht man von Osteomalazie.

Weitere Krankheiten können sich aus den Störungen des Wasser- und Mineralhaushaltes ergeben. Sie entstehen bei ungenügender Aufnahme, unregelmäßiger Verteilung oder erhöhtem Verlust. So führt der Mangel an Wasser, wie er durch verringerte Aufnahme im anhaltenden Durstzustand oder durch erhöhten Verlust bei massiven Durchfällen oder rezidivierendem Erbrechen vorkommt, zu einer Viskositätserhöhung des Blutes, zur Flüssigkeitsverarmung des Gewebes und zur Störung der Muskeltätigkeit. Kaliummangel hat allgemein Muskelschwäche zur Folge, die bis zur Muskellähmung führt. Wird zu wenig Calcium zugeführt, so mobilisiert der Organismus Calcium aus dem Knochen und gefährdet dabei die Stabilität des Skeletts.

Störungen der Sauerstoffversorgung

Die vollständige Unterbrechung der Sauerstoffzufuhr führt zum raschen Tod durch Ersticken. Dies ist bei Verlegung der Atemwege durch die Aspiration von Fremdkörpern, beim Glottisödem des Kehlkopfes sowie beim Tod durch Erdrosselung oder Ersticken der Fall. Chronischer Sauerstoffmangel kann sich ferner aus krankhaften Veränderungen der Lunge selbst oder aus einer Störung der Atemmechanik ergeben.

Symptome: Müdigkeit, Kopfschmerzen und Herabsetzung der Reflexe sind typische Symptome der chronischen Sauerstoffuntersättigung des Blutes. Hypoxische Schäden bei chronischem Sauerstoffmangel treten u. a. am Herzmuskel, am Gehirn und an der Leber auf.

Mechanische Schädigungen

Mechanische Gewebeschädigungen sind Schnitt- und Stichverletzungen oder Riß- und Quetschwunden. Entsprechende Gewalteinwirkungen auf den Knochen führen zum Knochenbruch (Fraktur). Gelenkkapseln, Bänder und Muskeln zerreißen; Verrenkungen (Luxationen) der Gelenke treten auf. Durch Dauerdruck wird die Durchblutung des Gewebes gestört, das zugrunde geht. Auf diesem Wege entstehen die Druckgeschwüre bettlägeriger Patienten oder Querschnittsgelähmter an den der Unterlage aufliegenden Stellen (Dekubitus).

Thermische Schädigungen

Ursache: Damit sind Schädigungen gemeint, welche durch Hitze- und Kältewirkungen entstehen können. In der Regel gilt, daß der menschliche Organismus gegen Temperaturerhöhung wesentlich empfindlicher reagiert als gegen Temperaturerniedrigung.

Folgen: Hohe Temperaturen führen zu Verbrennungen (Tab. 6.**1**) bzw. bei der Einwirkung von heißem Dampf oder heißer Flüssigkeit zu Verbrühungen.

Lebensbedrohend sind Verbrennungen, die mehr als 1/4 oder 1/3 der Körperoberfläche einnehmen.

Kälteeinwirkung führt, um unnötigen Wärmeverlust zu vermeiden, zu einer Engstellung der Hautgefäße. Hält diese längere Zeit an, so resultiert daraus eine Mangeldurchblutung mit chronischem Sauerstoffmangel des Hautgewebes. Einer kurzdauernden Kälteeinwirkung folgt beim Erwärmen eine reaktive Mehrdurchblutung mit sichtbarer Hautrötung. Bei langanhaltender Kälteeinwirkung entstehen als Zeichen schwerer und schwerster Gewebeschädigungen Hautblasen oder sogar Hautnekrosen. Der Tod durch Erfrieren tritt ein, wenn die Körpertemperatur auf etwa 25 °C abgesunken ist.

Schädigung durch Änderungen des atmosphärischen Drucks

Druckwellen durch akute Luftsteigerung, wie sie bei Explosionen vorkommen, pflanzen sich über die Luftwege bis in die Lungen fort und führen zu Zerreißungen des Lungengewebes. Auch die Trommelfelle werden durch Druckwellen erreicht und erleiden Einblutungen und Zerreißungen. Die Taucher- oder Caissonkrankheit ist die Folge rascher Drucksenkung während des Auftauchens und geht mit Gelenkschmerzen, neurologischen Symptomen sowie bei schweren Fällen mit Bewußtlosigkeit und Tod einher.

Tabelle 6.1 Schweregrade von Verbrennungen

Schweregrad	Symptome
Grad 1	Rötung
Grad 2	Rötung u. Blasenbildung
Grad 3	Entstehung von Nekrosen
Grad 4	Verkohlung

Schädigung durch elektrischen Strom

Kontakte mit hochgespanntem elektrischem Strom oder Blitzschlag können den sofortigen Tod durch Lähmung des Zentralnervensystems zur Folge haben, oder es entstehen an Körperteilen Verbrennungen bis zur Verkohlung. Auch geringere Stromstärken können bereits zu Muskelkrämpfen und Muskelnekrosen sowie zu Herzflimmern und Herzstillstand führen.

Schädigung durch Strahlen

Allgemein bekannt ist die Wirkung des *UV-Lichtes* an der Haut. Während das langwellige UV-Licht eine rasche Bräunung der Haut bewirkt, führt der kurzwellige Anteil zur Hautschädigung mit Entzündung und Blasenbildung (Sonnenbrand). Langdauernder Einwirkung folgen irreversible Schäden mit erhöhter Bereitschaft zur Entstehung von Hautkrebs.

Ionisierende Strahlen (Röntgenstrahlen, Gammastrahlen, Alphastrahlen, Protonen und Neutronen) entfalten am Gewebe eine unterschiedliche Wirkung, je nach dessen Empfindlichkeit.

Ursache: Zellen, die in Teilung stehen und wachsen, sind gegenüber ionisierenden Strahlen sehr empfindlich. Dementsprechend sind die sogenannten Wechselgewebe, die ständig Zellen verlieren und deshalb laufend Zellen nachbilden müssen, äußerst strahlensensibel. Hierzu gehört das blutbildende Gewebe des Knochenmarks, das keimzellenbildende Epithel der Gonaden sowie das Epithel der Haut und des Intestinaltraktes. Weniger strahlensensibel sind Knorpel-, Knochen- und Bindegewebe. Weitgehend strahlenunempfindlich sind u. a. Nervengewebe und Muskelgewebe.

Folgen: Ionisierende Strahlen führen am Ort der Einwirkung durch Gefäßschädigung zunächst zu einem Ödem, später zu einer Fibrose, der sogenannten Strahlenfibrose oder Strahlensklerose, die eine deutliche Verhärtung des Gewebes zur Folge hat. Ein typischer Spätschaden der Haut ist die schwer heilende Nekrose, das sogenannte Strahlenulkus. Das Knochenmark verarmt unter Strahleneinwirkung rasch an blutbildendem Gewebe. Die Anzahl der Erythrozyten, Leukozyten und Thrombozyten sinkt folglich im strömenden Blut ab. Daraus resultiert eine Anämie mit Blutungsneigung und Infektabwehrschwäche. Die Schleimhäute des Intestinaltraktes atrophieren und entwickeln blutende Geschwüre; an den Gonaden kommt es zum Keimzellverlust. Eine gefürchtete Komplikation ist die Entstehung maligner Tumoren als Folge einer Strahlenschädigung, auch nach lege artis durchgeführter Strahlenbehandlung.

Schädigung durch chemische Stoffe

Ursache: Für die Wirkung chemischer Substanzen ist ihre Konzentration und die Dauer ihrer Einwirkung bedeutsam. Sie können nur wirken, wenn sie in löslicher Form vorhanden sind.

Folgen: Säuren führen auf der Haut oder nach dem Hinunterschlucken im Magen zu einer sogenannten Koagulationsnekrose mit Eiweißgerinnung, *Laugen* zu einer sogenannten Kolliquationsnekrose mit Verflüssigung des Zell- und Gewebeeiweißes. Bestimmte *polyzyklische Kohlenwasserstoffe* und *aromatische Amine* sind Karzinogene, d.h. sie wirken krebserzeugend. *Kohlenmonoxid* (CO) bindet sich an den Blutfarbstoff Hämoglobin und besetzt damit die Bindungsstellen für Sauerstoff. Dadurch wird generell die Sauerstoffversorgung der Gewebe beeinträchtigt. Solche Patienten sterben gewissermaßen an innerer Erstickung.

Äthylalkohol führt bei einer Blutalkoholkonzentration von 4–5% den Tod durch zentrale Atemlähmung herbei. Chronischer Alkoholismus setzt auf die Dauer einen schweren Leberschaden, indem zunächst eine Fettleber entsteht, die im Verlauf von einigen Jahren in eine Leberzirrhose übergehen kann. Ein Großteil der Patienten geht direkt oder indirekt an den eintretenden Komplikationen zugrunde. Chronischer Alkoholabusus schädigt ferner das Gehirn und das periphere Nervensystem.

Schlußendlich sind in diesem Zusammenhang auch die zahlreichen *Medikamente* zu erwähnen, die bei entsprechender Dosierung durchaus auch schädigende Wirkung entfalten können. Ein typisches Beispiel sind die Zytostatika, die zwar das Wachstum von Krebszellen hemmen, gleichzeitig aber auch im Wachstum begriffene gesunde Zellen schädigen. Ferner kann der Organismus gegen Medikamente sensibilisiert werden. Die erneute Verabfolgung führt dann zu Überempfindlichkeitsreaktionen. Besonders gefürchtet ist jene Überempfindlichkeitsreaktion, die im akuten anaphylaktischen Schock den plötzlichen Tod herbeiführt.

Belebte Krankheitsursachen

Als belebte Krankheitsursachen kommen
- Bakterien,
- Viren,
- Pilze,
- Protozoen,
- vielzellige Parasiten

in Betracht.

Sie dringen in den Organismus ein, vermehren sich in ihm und verursachen Krankheitszeichen. Diesen Vorgang nennt man *Infektion*. Die Krankheitserreger entfalten ihre schädigende Wirkung, indem sie Enzyme oder Toxine bilden, sogenannte Antigen-Antikörper-Reaktionen auslösen oder sich unmittelbar in den Zellstoffwechsel einschalten und diesen verändern.

Ob es zum Ausbruch einer Krankheit kommt, hängt von folgenden Faktoren ab:
- Virulenz der Erreger,
- Disposition,
- Resistenz des Organismus.

Die sogenannte *opportunistische Infektion* wird durch Keime hervorgerufen, die nicht primär krankheitserregend (pathogen) sind und nur bei abgeschwächter Immunlage eine Infektion verursachen.

Eine Infektion kann eine Immunisierung bewirken, ohne sichtbare Krankheitszeichen auszulösen.

Als *Superinfektion* bezeichnet man das Phänomen des Überhandnehmens von Mikroorganismen infolge Unterdrückung anderer Keime durch antimikrobielle Therapie (Cottier).

Den Krankheitserregern stehen viele Wege offen, auf denen sie von außen her in den Organismus gelangen:
- mit der Nahrung in den Magen-Darm-Trakt,
- über die Atemwege in die Lungen,
- durch die Mündungen der Schweiß- und Talgdrüsen in die Haut,
- über Verletzungen der Haut und Weichteile in das Körperinnere.

Bakterien

Vorkommen: Bakterien kommen in großer Zahl vor und sind weit verbreitet. Nur ein kleiner Teil der Bakterien gehört zu den Krankheitserregern.

Folgen: Diese entfalten ihre krankmachende Wirkung hauptsächlich durch die Bildung von Enzymen und Toxinen und führen einerseits zu lokaler Gewebsschädigung mit Entzündung und Nekrosen und andererseits hauptsächlich infolge der Toxinwirkung zu schweren Allgemeinreaktionen.

Wichtig für das Angehen einer bakteriellen Infektion ist, daß sie an der richtigen Stelle mit für sie günstigen Ernährungsbedingungen eindringen, daß ihre Zahl genügend groß ist und daß sie über eine ausreichende Virulenz verfügen, womit ihre Fähigkeit gemeint ist, sich im Körper zu vermehren und schädigend zu wirken.

Viren

Vorkommen: Viren dringen in die Körperzelle ein und vermehren sich darin, indem sie den Zellstoffwechsel derart verändern, daß er ihrer Vermehrung nützlich wird.

Folgen: Die Zelle selbst wird dadurch jedoch irreversibel geschädigt und geht zugrunde. Dies macht sich in Form von Entzündungen bemerkbar. In der Embryonalphase können Viren Wachstum und Differenzierung des Keimlings so stören, daß Mißbildungen entstehen (Rötelviren). Sie kommen ferner als Ursache für die Entstehung von bestimmten Geschwülsten und sogenannten degenerativen Systemerkrankungen in Betracht.

Pilze

Es handelt sich hierbei um die Gruppe der Fadenpilze und Sproßpilze. Nur ein Teil dieser Gruppe ist obligat oder fakultativ krankheitserregend. Sie verursachen Krankheitsbilder, die hinsichtlich ihrer Symptomatologie und ihres Verlaufes klassischen Infektionskrankheiten entsprechen. Fakultativ krankheitserregende Pilze werden nur dann zu echten Krankheitserregern, wenn prädisponierende Faktoren vorliegen, wie Zuckerkrankheit, bösartige Tumoren, Tuberkulose, Gravidität, allgemeine Abwehrschwäche, langzeitige Antibiotikabehandlung u. a.

Übertragungsweg: Pilze dringen über die Haut und Schleimhäute in den Organismus ein, oder sie befallen den Körper über die Lungen und führen lokal zu Entzündungen und Nekrosen.

Protozoen

Protozoen sind einzellige tierische Lebewesen, die sich durch die Aufnahme gelöster oder geformter Stoffe ernähren. Sie sind zur Fortbewegung befähigt mit Hilfe von Pseudopodien, Geißeln oder Flimmerhaaren.

Verbreitung: In tropischen und subtropischen Regionen spielen sie als Krankheitserreger eine große Rolle. So sind u. a. die Erreger der verschiedenen Malariaformen (Plasmodien) oder der Amöbenruhr (Entamoeba histolytica) typische Vertreter der Protozoengruppe. In unseren Breiten spielt die *Toxoplasmose* (Toxoplasma gondii) als Protozoeninfektion eine gewisse Rolle. Beim Erwachsenen verursacht sie eine Lymphadenitis. Sie kann ferner intrauterin von der Mutter auf den Fetus übertragen werden, wobei dieser irreversibel geschädigt wird. Die *Lamblia intestinalis* ist ebenfalls ein Protozoon und lebt im oberen Dünndarm. Gelegentlich führt sie zu intestinalen Beschwerden. *Trichomonaden* können sich in der Vagina ansiedeln und verstärkten Ausfluß oder sogar Entzündungen verursachen. Andere heimische Protozoen führen gelegentlich zu Dickdarmentzündungen mit Geschwürbildung.

Vielzellige Parasiten

Als Krankheitserreger dieser Gruppe kommen einige Gliederfüßler, vor allem aber Würmer, in Betracht. Insekten sind hauptsächlich dadurch lästig, daß sie durch Stiche und Bisse die Haut reizen. Durch gewisse Arten werden gleichzeitig schwere Krankheiten übertragen, wie die Lyme Borreliose und Enzephalitis durch Zecken oder die Malaria durch Stechmükken; diese Arten besitzen deshalb epidemiologische Bedeutung. Einzelne Milbenarten befallen die Haut und führen zur Krätze.

Für die Würmer ist kennzeichnend, daß die meisten von ihnen in verschiedenen Stadien des Lebens auf verschiedene, ganz bestimmte Gewebe angewiesen sind. Nur in ihnen vermögen sie zu leben und sich weiter zu vermehren. Dies bedeutet, daß sie während des Generationszyklus wandern müssen, entweder innerhalb desselben Individuums oder sogar zwischen verschiedenen Individuen.

Zu den beim Menschen häufiger vorkommenden Würmern zählen die *Spulwürmer* (Askariden) und *Madenwürmer* (Oxyuren). Spulwürmer leben im Dünndarm des Menschen. Die Eier werden mit dem Stuhl ausgeschieden und machen eine extrakorporale Reifung durch. Werden diese Eier wieder verschluckt, so schlüpfen im Darm Larven aus, welche die Darmwand durchbohren und mit dem Blut über die Leber in die Lungen verschleppt werden. Dort verlassen sie das strömende Blut und gelangen über die Luftröhre und den Kehlkopf in die Speiseröhre und von dort in den Darm, wo sie vollends zu Würmern ausreifen. Madenwürmer halten sich im unteren Dünndarm auf. Zur Eiablage wandern die Weibchen auf die Haut um den After und verursachen dort starken Juckreiz. Beim Kratzen gelangen die Eier an die Finger, wodurch die Weiterübertragung oder weitere Selbstinfektion möglich wird.

Bandwürmer leben im Dünndarm des Menschen. Der Mensch ist der Wirt. Der Schweinebandwurm wird durch den Genuß von finnenhaltigem Schweinefleisch erworben. Er besitzt eine Länge von 2 – 3 m. Mit dem Stuhl ausgeschiedene Eier gelangen unter entsprechenden Bedingungen in den Schweinemagen. Embryonen schlüpfen aus, welche die Magen- und Darmwand durchbohren und in die Muskulatur einwandern, wo sie sich zu Finnen umwandeln. Das Schwein ist der Zwischenwirt. Der Rinderbandwurm kann 4 – 10 m lang werden. Die Finnen entwickeln sich im Rind. Sie werden durch den Genuß von rohem Fleisch auf den Menschen übertragen. Der Hundebandwurm besitzt eine Länge von nur 0,3 – 0,5 cm und bevölkert oft recht zahlreich den Dünndarm des Hundes. Ausgeschiedene Eier können auf den Menschen übertragen werden, der damit die Rolle des Zwischenwirtes übernimmt. Die Finnen können sich in zahlreichen Organen, bevorzugt aber in der Leber, entwickeln und zu schweren Krankheitserscheinungen führen.

Trichinen leben im Dünndarm verschiedener Säugetiere. Ihre Larven gelangen auf dem Blutweg in die Skelettmuskulatur, wo sie sich als sogenannte Muskeltrichinen abkapseln. Der Mensch nimmt sie durch den Genuß von trichinenhaltigem Fleisch auf. Die im menschlichen Darm entstehenden geschlechtsreifen Trichinen entlassen ihre Larven auch hier in die Blutbahn, von wo sie in die Skelettmuskeln gelangen und Rheumatismus vortäuschende Muskelschmerzen hervorrufen.

6.2 Krankheitsverlauf und Krankheitssymptome

6.2.1 Erkrankung

Eine Erkrankung kann
- akut (innerhalb von Tagen),
- subakut (innerhalb von Wochen),
- chronisch (innerhalb von Monaten bis Jahren)

verlaufen.

Entsprechende Feststellungn sind für die Durchführung einer geeigneten Therapie von entscheidender Bedeutung.

Akute Erkrankung

Die ersten Anzeichen einer akuten Erkrankung setzen häufig schlagartig ein oder entwickeln sich in wenigen Stunden mit den üblichen Symptomen wie
- Fieber,
- Schmerzen,
- Abwehrspannung,
- allgemeine eingeschränkte Funktionen.

Dahinter können sich akute Entzündungen, Infektionskrankheiten, perforierende Geschwüre sowie massive physikalische oder chemische Reize verbergen. Dem akuten Krankheitszustand geht gelegentlich auch eine kurze Periode des allgemeinen Unwohlseins voraus, wie Müdigkeit, Abgeschlagenheit, Appetitlosigkeit, Übelkeit, evtl. Erbrechen.

Subakute Erkrankung

Beim subakuten Krankheitsverlauf kann sich diese Phase über mehrere Tage hinziehen. Typische Symptome kristallisieren sich erst nach und nach heraus und sind oft von geringer Intensität. Die Krankheitserkennung ist deshalb schwieriger; eine gezielte Therapie kann meist erst später eingesetzt werden, während eine akute Erkrankung mit in der Regel lebensbedrohlichem Zustand zu schnellem Handeln zwingt.

Chronische Erkrankung

Ein chronischer Krankheitsverlauf beginnt langsam, fast unmerklich, ohne vorangehendes akutes Stadium und kann sich über Wochen, Monate und sogar Jahre erstrecken. Dies ist der Fall bei Erkrankungen des rheumatischen Formenkreises. Bei nicht ausreichender Therapie münden akut verlaufende Krankheiten häufig in einen chronischen Verlauf. Typisches Beispiel hierfür ist die chronische Hepatitis.

Während eines chronischen Verlaufes können sich immer wieder akute oder subakute Phasen (schubweiser Verlauf) mit entsprechenden Symptomen einstellen. Treten zusätzlich andere Erkrankungen auf, z. B. grippale Infekte, Pneumonien, Entzündungen im Urogenitaltrakt, kann die Grunderkrankung im Rahmen einer Schwächung der allgemeinen Abwehrmechanismen ebenfalls akut aufflackern.

6.2.2 Krankheitsverlauf

Der Verlauf einer Krankheit kann
- zur vollständigen Heilung,
- zu chronischem Kranksein bis zum Siechtum,
- zum Tod

führen.

Heilung

Im Idealfall bedeutet Heilung von einer Krankheit, daß schlußendlich der ursprüngliche Zustand der Gewebe, Organe oder des gesamten Organismus wiederhergestellt wird. Damit verbunden ist auch die völlige Wiederherstellung normaler Funktionsabläufe. Dies ist das Ziel jedweder therapeutischer Bemühungen. Für die Verlaufsbeurteilung bösartiger Geschwülste allerdings gelten besondere Regeln. Hier wird von einer Heilung erst dann gesprochen, wenn innerhalb eines Zeitraums von 5 Jahren, z. B. nach der operativen Beseitigung des Primärtumors, keine Anzeichen eines erneuten Geschwulstwachstums an Ort und Stelle oder Zeichen einer weiteren Ausbreitung der Geschwulst zu erkennen sind.

Tritt die gleiche Krankheit nach einem zeitlichen Intervall erneut in Erscheinung, so liegt ein Rezidiv dieser Krankheit vor. Unter Remission einer Krankheit wird das subjektive Nachlassen von Krankheitsempfindungen verstanden, obwohl objektiv noch Zeichen der betreffenden Krankheit wahrzunehmen sind.

Chronisches Kranksein und Siechtum

Chronisches Kranksein bedeutet, daß die Krankheit zu einem irreparablen Defekt geführt hat. Chronisches Kranksein und Siechtum sind die Folgen eines unvollständigen abgelaufenen Heilungsprozesses.

Tod

Der Tod ist definiert als ein irreversibler Zustand mit Stillstand von Atmung und Kreislauf und Einstellung der Tätigkeit des Zentralnervensystems, gefolgt vom Absterben der Gewebe und Zellen. Sterben ist der Vorgang, der zum biologischen Tod hinführt. Als Agonie bezeichnet man die terminale Lebensphase vor Eintritt des klinischen Todes. Sie entspricht gemeinhin dem Todeskampf und ist zeitlich nicht exakt definierbar. Am Ende der Agonie steht das zentrale Versagen der Kreislauf- und Atemfunktion. Dem Sterbenden bleibt dann nur noch eine wenige Minuten dauernde Frist, die von der Überlebensdauer der Gehirnzellen bestimmt wird. Diese kurze Zwischenphase bis zum Absterben der Gehirnzellen durch Sauerstoffmangel wird „Phase des intermediären Lebens" genannt. Mit den modernen Methoden der Reanimation ist im Prinzip eine Wiederbelebung aus der Phase des intermediären Lebens noch möglich. Erst mit dem Absterben der Gehirnzellen ist der Tod irreversibel eingetreten.

6.2.3 Symptome

Krankheiten führen zu Symptomen. Symptome sind Krankheitszeichen, die subjektiv, d.h. vom Patienten selbst, oder objektiv, d.h. von seiner Umgebung oder dem behandelnden Arzt, registriert werden.

•••• Subjektive Symptome

Typisch subjektiv erkennbare Symptome sind:
- Schmerzen,
- Fieber,
- Müdigkeit,
- Abgeschlagenheit,
- Übelkeit,
- Erbrechen.

• • • • Objektive Symptome

Typisch objektiv erkennbare Symptome sind:
- psychische Veränderungen,
- Bewußtseinstrübung,
- Bewußtlosigkeit,
- unterschiedliches Reflexverhalten.

Eine Gruppe von zusammengehörigen Symptomen ergibt einen Symptomenkomplex. Das Vorliegen von Symptomen veranlaßt den Arzt, nach deren Ursache zu suchen und einen Befund zu erheben, um zu einer Diagnose zu kommen.

Schmerzen

Schmerzen sind Bewußtseinserscheinungen und werden von Mensch zu Mensch variabel empfunden, d.h. Schmerzreize von gleicher Intensität werden unterschiedlich stark erlebt, wobei die äußere Situation und die seelische Verfassung eine entscheidende Rolle spielen.

Schmerzen werden ausgelöst durch:
- mechanische,
- elektrische,
- thermische,
- osmotische,
- chemische Reize.

Die Rezeptoren des Schmerzsinnes sind freie Nervenendigungen und nervale Netzwerke in der Haut und an Organoberflächen. Das Sinnesorgan für den Schmerz besteht nur aus dem Rezeptor; die von ihm ausgehenden Erregungen werden einer Reihe von Schaltstellen im Zentralnervensystem zugeführt, welche die Erregungen verschiedenartig verarbeiten. Die Schwellen der Schmerzreize liegen im allgemeinen wesentlich höher als die der anderen Sinnesorgane.

Im Zentralnervensystem ist das Bewußtwerden von Schmerzerlebnissen an bestimmte Hirnstrukturen gebunden: an das subkortikale und kortikale System. In der Peripherie werden zwei Arten von schmerzleitenden Fasern unterschieden:
- die schneller leitenden, die den hellen, stechenden, meist gut zu lokalisierenden Schmerz vermitteln, den sogenannten Oberflächenschmerz, der häufig zu einer Aktivierung des motorischen Systems führt (Flucht- und Abwehrreaktion);
- die langsamen Fasern, welche den dumpfen, quälenden, schlecht zu lokalisierenden Tiefenschmerz vermitteln, der eher die Willkürmotorik hemmt, das Vegetativum mit Schweißausbrüchen, Pupillenerweiterung, Herz- und Gefäßreaktionen erregt, evtl. sogar Bewußtlosigkeit auslöst.

Schmerzsyndrome

Der *Schmerz* wird häufig auf Hautzonen (Head-Zonen) oder auf Muskeln und tiefergelegene Organe projiziert (Mackenzie-Zonen), die dem gleichen oder benachbarten Segment angehören, z. B. Schmerzen am rechten unteren Schulterblattwinkel bei Affektionen der Gallenblase.

Eine wesentliche schmerzerregende Wirkung schreibt man bestimmten Reizstoffen zu, z. B. dem Histamin und den Plasmakininen, die in geschädigten Geweben freigesetzt werden. Entzündete Gewebe sind besonders schmerzempfindlich, da die Reizschwelle infolge der erhöhten Anwesenheit von Reizstoffen vermindert ist.

Neben dem oben erwähnten „übertragenen Schmerz" kennt man die *Kausalgie*. Sie ist ein selteneres Schmerzsyndrom bei partiellen Verletzungen peripherer Nerven, die reich sind an begleitenden vegetativen Fasern, z. B. N. medianus und N. tibialis. Die Schmerzen breiten sich nach und nach auf die gesamte Extremität aus, Tagesschwankungen sind auffällig; fast immer finden sich auch vasomotorische und trophische Störungen. Als Ursache nimmt man Kurzschlußverbindungen an der Verletzungsstelle zwischen efferenten sympathischen Fasern und den langsam leitenden Schmerzfasern an.

Der *Ischämieschmerz* tritt bei Durchblutungsstörungen der Herz-, Skelett- und der glatten Muskulatur auf. Er ist z. B. bei Drosselung der Blutzufuhr einer Extremität bei maximaler Kontraktion nach ca. 30 Sekunden als Dauerschmerz auszulösen. Allerdings können durch langdauernde und intensive Muskelleistungen auch Schmerzsensationen hervorgerufen werden.

Die *kranialen Schmerzsyndrome* bei Ödemen, Hämatom, Abszeß und Tumor des Gehirns entstehen durch Änderungen des Innendrucks mit Verschiebungen des Gleichgewichts zwischen Hirnmasse, Liquormenge und Blutvolumen, und zwar durch Dehnungen der basalen Dura, der Einmündungsstellen der großen Arterien und Brückenvenen. Die Gehirnmasse selbst ist schmerzunempfindlich.

Der *Migräneschmerz* tritt außerordentlich häufig auf, läßt sich jedoch nicht vollständig erklären. In der Prodromalphase ist die Durchblutung regional oder generell vermindert, in der Schmerzphase sind die größeren Arterien bei enggestellten Kapillaren und Arteriolen erweitert. Hier schreibt man dem Serotonin eine wichtige Rolle zu.

Ein bekanntes Schmerzsyndrom ist die *idiopathische Trigeminusneuralgie*. Hauptsächlich sind der 2. und 3. Ast des N. trigeminus betroffen. Die Schmerzen werden durch Kälte- und taktile Reize im Mund- und Lippenbereich ausgelöst. Die Ursachen sind meist nicht bekannt; gelegentlich finden sich krankhafte Prozesse in der Umgebung der sensiblen Trigeminuswurzel oder Entmarkungsherde in der Wurzel selbst.

Fieber

Die Erhöhung der Körpertemperatur ist Ausdruck veränderter Stoffwechselvorgänge. Durch Freisetzung und Einschwemmung von Eiweißzerfallsproduktionen in die Strombahn wird das Temperaturzentrum im Hypothalamus erregt. Es kommt zu einer Temperaturerhöhung, dem Fieber, dessen Entstehung als nervösregulatorische Maßnahme des Körpers als Reaktion auf verschiedenartige Reize zu sehen ist.

Es sind jedoch auch individuelle Schwankungen der Körpertemperatur und ihr Anstieg, basierend auf physiologischen Faktoren, bekannt, z. B. körperliche Anstrengungen, Verdauung, Aufregung, psychische Belastungen, hohe Umgebungstemperatur, Luftbewegung, Luftfeuchtigkeit usw. Auch nach der Ovulation und während des Menstruationszyklus und im 1. Trimenon der Schwangerschaft bestehen geringfügige Temperaturerhöhungen. Normale Tagesschwankungen können bis zu 1 °C betragen.

Fiebertypen

Während es sich beim Fieber zunächst um eine unspezifische Krankheitserscheinung handelt, gibt es gewisse Fiebertypen, die differentialdiagnostisch hilfreich sind:
- Das *kontinuierliche Fieber* (Kontinua) ist durch eine Konstanz der Fieberhöhe morgens und abends gekennzeichnet, z. B. bei Typhus und Miliartuberkulose.
- Das *intermittierende Fieber* (septisches Fieber) zeichnet sich durch eine morgendliche annähernd normale Temperatur aus, die im Laufe des Tages unter Schüttelfrost auf Werte von über 39 °C ansteigt, um in der folgenden Nacht unter Schweißausbruch wieder abzufallen. Zu diesem Zeitpunkt erfolgt die Einschwemmung von Bakterien vom Sepsisherd ins Blut.
- Das *remittierende Fieber* zeigt Schwankungen zwischen morgens und abends von etwa 1 °C und findet sich hauptsächlich bei lokalen Infektionen.
- Das *Wechselfieber* (Rhythmusfieber) ist dem intermittierenden Fieber ähnlich. Die Fieberschübe treten jedoch nur in regelmäßigen Abständen auf, z. B. 3-Tage-Fieber bei Malaria tertiana und quartana.
- Das *ondulierende Fieber* zeigt mehrtägige Fieberperioden, die wellenförmig mit fieberhaften Perioden wechseln, z. B. bei Brucellose.

Schüttelfrost entsteht, wenn das Temperaturzentrum plötzlich von relativ niedrigen auf hohe Temperaturen umschaltet. Es tritt eine äußerst starke Muskelaktivität auf, die mit Schüttelfrost einhergeht, um die Körpertemperatur zu steigern. Es kommt zu einer starken Herabsetzung der

Wärmeabgabe durch die Haut, die zur „Gänsehaut" und zu Frostgefühl führt.

Fieberkrämpfe gibt es im Kleinkindesalter. Es sind Anfälle bei fieberhaften Erkrankungen, und zwar generalisierte Krämpfe mit Überwiegen der Streckkomponente. Selten entwickelt sich aus dem Fieberkrampf eine Epilepsie.

Fieberursachen

- Infektionen mit Bakterien, Viren, Pilzen, Rickettsien und Parasiten, generalisiert mit und ohne lokale Zeichen sowie lokalisierte Infektionen,
- Erkrankungen des rheumatischen Formenkreises, Kollagenosen,
- Erkrankungen des Zentralnervensystems, traumatisch, degenerativ und tumorös bedingt,
- Malignome,
- dermatologische Erkrankungen,
- kardiovaskuläre Erkrankungen,
- Erkrankungen aufgrund äußerer physikalischer und chemischer Ursachen,
- Störungen des Elektrolyt- und Wasserhaushaltes,
- endokrine Störungen.

Müdigkeit

Müdigkeit und allgemeine Schwäche können
- physiologische,
- pathologische,
- psychische Ursachen

haben.

Pathologische und psychische Ursachen finden sich am häufigsten.

Physiologisch kann Müdigkeit durch geistige und körperliche Überanstrengung, Überarbeitung und besonders durch zu wenig Schlaf bedingt sein.

Als *pathologische Ursachen* sind endokrine Störungen zu nennen, wie der Morbus Addison (Nebennierenrindeninsuffizienz), der mit typischen Symptomen wie Adynamie und rascher Ermüdbarkeit einhergeht, auch die Infektionskrankheiten und spezifische Entzündungen zeigen als Initialsymptome neben Inappetenz häufig Müdigkeit und Abgeschlagenheit, z.B. Hepatitis und Tuberkulose. Auch bei Intoxikation und Tumoren sind diese Symptome zu finden.

Nach durchgemachten Erkrankungen sind noch bestehende Müdigkeit und abnorme Ermüdbarkeit Zeichen einer noch nicht abgeschlossenen Rekonvaleszenz.

Die *psychogene Müdigkeit* steht in enger Beziehung zur Depression. Neben starker Müdigkeit werden auch Organbeschwerden von depressiven Patienten geäußert. Müdigkeit bei Wetterfühligkeit wird von vegetativ labilen Patienten geklagt. Kalt- und Warmfronten und Föhnsituation in den Alpenländern müssen biotrop wirksam werden, ohne daß nähere Erklärungen der Zusammenhänge möglich sind.

Appetitlosigkeit

Bei Appetitlosigkeit (Anorexia) handelt es sich definitionsgemäß um das Fehlen des Wunsches zu essen trotz Vorhandensein von Hunger. Davon abzugrenzen ist das Gefühl der Sättigung. Im Hypothalamus wird ein Fütterungs- und Appetitzentrum sowie ein Sättigungszentrum angenommen. Dieses Doppelzentrum scheint das Zentrum eines Regelkreises zu sein, dessen Aufgabe es ist, die Konstanz des Körpergewichtes zu halten. Chemische und nervöse Reize üben hemmende oder fördernde Einflüsse aus, dabei spielt der N. vagus eine wichtige Rolle.

Appetit ist nicht identisch mit Hungergefühl. Es muß sich wohl hier um eine höhere Sinneswahrnehmung handeln, wobei verschiedenste Einflüsse, wie Geschmacks- und Geruchsreize, Umgebung, Gewohnheiten und Stimmungslage, zusammenkommen.

Mangelnder Appetit ist in der Regel Hinweis auf eine Allgemeinerkrankung leichteren oder schweren Ausmaßes. Das Symptom der Appetitlosigkeit ist bekannt bei Anämie, akutem Nierenversagen, chronischer Niereninsuffizienz, nephrotischem Syndrom, Virushepatitis, Magenerkrankungen, Diabetes mellitus, Brucellose, Meningitis tuberculosa, Nebennierenausschaltung und bei Prozessen im Bereich der Hypothalamus.

Übelkeit, Erbrechen

Erbrechen ist ein Reflex, der den Magen- und Duodenalinhalt durch eine oralwärts gerichtete Peristaltik über die Mundhöhle entleert. Dabei wirkt die Bauchpresse entscheidend mit. Durch Reizungen von Rezeptoren des Rachens, Magens, Darmes und des Labyrinthes (z.B. bei Seekrankheit) wird dieser Reflex ausgelöst.

Auch durch unmittelbare toxische und mechanische Wirkung auf das Brechzentrum, z.B. bei Infektionskrankheiten, Schwangerschaft, Vergiftungen, Schädel-Hirn-Traumen, kann der Brechreflex zustande kommen. Die Möglichkeit der psychischen Auslösung dieses Reflexes ist ebenfalls bekannt. Das Gefühl der Übelkeit geht dem Erbrechen meist voraus und kann durch Geruchs- und Geschmackssensationen gefördert werden.

Bewußtseinsstörungen

Der Bewußtseinsverlust kann zeitgemäß kurzdauernd (Synkope), d. h. Sekunden bis Minuten, oder langdauernd (Koma), d. h. Stunden bis Tage oder noch länger, sein. Eine scharfe Grenze ist allerdings nicht zu ziehen. Mit Schlafsucht und Benommenheit werden Zustände bezeichnet, in denen das Bewußtsein eingeschränkt, aber nicht völlig erloschen ist. Es besteht also nur eine graduelle Unterscheidung zum Koma, die Ursachen sind daher meist auch gleich. Sie sind letztlich zerebral oder durch Kreislaufstörungen verschiedenster Ursachen bedingt.

Als zerebralbedingte Krampfleiden mit kurzdauernden Bewußtseinsverlust kennen wir die Epilepsie in ihren verschiedenen Erscheinungsformen:
- der klassische epileptische Anfall,
- der „Petit mal", entsprechend dem kleinen Epilepsieanfall,
- die Jackson- oder Rindenepilepsie, die allerdings nicht immer mit Bewußtseinsverlust einhergeht, und
- die Narkolepsie (Schlafanfälle).

Kardiovaskulär bedingte kurzdauernde Bewußtseinsverluste sind entweder Störungen der Herzfunktion oder der Kreislaufregulation, welche zu einer Mangeldurchblutung des Gehirns führen. Eine Trennung beider ist oft nicht möglich.

Eine Senkung des Herzminutenvolumens ohne Ventrikelstillstand mit kurzen Ohnmachtsanfällen finden sich bei:
- Herzrhythmusstörungen,
- Formen der hämodynamischen Herzinsuffizienz,
- Formen der energetisch-dynamischen Herzinsuffizienz,
- Aortenstenose,
- Myokardinfarkt.

Adams-Stokes-Anfälle sind Zustände kurzdauernder Bewußtlosigkeit durch Senkung des Herzminutenvolumens infolge Ventrikelstillstands oder durch reflektorische Blutdrucksenkung beim Karotissinussyndrom. Bei Hypovolämie kann es, wie bei gestörter Kreislaufregulation, zu einer akuaten zerebralen Ischämie (Durchblutungsstörung) mit Bewußtlosigkeit kommen. Letzteres ist beim vegetativen orthostatischen Kollaps der Fall.

Zu *zirkulatorisch bedingten* zerebralen Bewußtseinsstörungen zählen auch die Bewußtseinsverluste bei intrakranieller Hämatombildung. Bewußtseinsstörungen treten auch im Kollaps- und Schockzustand auf. Der Zustand reicht von Bewußtseinseintrübung bis -verlust. Während Kollaps am ehesten als Folge einer einfachen Kreislaufdysregulation interpretiert werden kann, bedeutet Schock ein weitergeführendes komplexes und nur teilweise aufgeklärtes Syndrom, das nicht präzise zu definieren ist. Schock ist als Zirkulationsstörung mit mangelhafter Durchblutung oder kritischer Verminderung der Durchblutung lebenswichtiger Gewebe anzusehen (Schocklunge, Schockleber).

Schockursachen:
- neurogene,
- kardiogene,
- metabolische,
- allergische Ursachen.

Beim hämodynamisch-hypovolämischen Schock besteht eine echte Verminderung des Blutvolumens durch Blut- oder Plasmaverlust als Folge äußerer oder innerer Verletzungen (Trauma, Operation), von Varizenblutungen, blutenden Ulzera oder Verbrennungen.

Der *septische Schock* wird meist durch gramnegative Organismen (Proteus, Klebsiellen, Escherichia coli, Pseudomonas, Meningokokken) hervorgerufen und manifestiert sich besonders bei sehr jungen und sehr alten Menschen. Als prädisponierende Faktoren sind Diabetes mellitus, urogenitale, hepatogene und intestinale Erkrankungen sowie Hämoblastosen zu nennen.

Das *Koma* ist häufig als eine Folge zerebraler Störungen wie Hirnblutungen, Hirnerweichungen, Hirnentzündungen oder Tumoren anzusehen. Intoxikationen und Stoffwechselstörungen (Diabetes mellitus, Lebererkrankungen) können ebenso zum Koma führen.

6.3 Entzündungen und Ödeme

6.3.1 Entzündungen

Definition: Die Entzündung wird definiert als ein komplexes Reaktionsgeschehen des Gefäß-Bindegewebs-Apparates und des gesamten Organismus auf einen Entzündungsreiz hin, wobei vielerlei Ursachen für die Auslösung einer Entzündung in Betracht kommen.

Das Feld, in dem sich die Entzündung abspielt, ist das Bindegewebe und die terminale Strombahn in Form der Kapillaren. Hier finden sich neben lokalen Kreislaufstörungen im Sinne einer Verlangsamung der Zirkulation bis hin zur Blutstase lokale Permeabilitätsstörungen im kapillaren

Bereich, die zur Exsudation von Blut, Serum oder Plasma führen, eine lokale Emigration von Blutzellen ermöglichen sowie eine lokale Proliferation von ortsständigen und auch emigrierten Zellen nach sich ziehen.

Die sich im Rahmen einer Entzündung abspielenden lokalen Kreislaufstörungen erklären die vier Kardinalsysteme (nach Celsus) der Entzündung (Tab. 6.2).

Von Galen wurde als 5. Kardinalsymptom die „functio leasa" (Einschränkung der Funktion) beschrieben. Die Ausübung der Funktion im Entzündungsfeld ist einerseits schmerzhaft und wird deshalb vermieden und ist andererseits infolge der bestehenden Schwellung nur begrenzt möglich.

Neben den beschriebenen lokalen Veränderungen kann auch der Gesamtorganismus auf eine Entzündung reagieren. Die Blutsenkungsgeschwindigkeit ist infolge einer Verschiebung der Serumproteine beschleunigt; die Anzahl der weißen Blutkörperchen im strömenden Blut ist vermehrt (Leukozytose). Ferner ist eine Vermehrung der Immunglobuline zu beobachten.

Tabelle 6.2   Lokale Entzündungszeichen (nach Celsus)

Entzündungszeichen	Kreislaufstörung
Rubor (Rötung)	Das von der Entzündung betroffene Gebiet wird trotz Abnahme der kapillaren Strömungsgeschwindigkeit vermehrt durchblutet (aktive Hyperämie, z. B. Furunkel, Hautexantheme bei Masern, Röteln, Scharlach).
Calor (Hitze)	Lokal begrenzte Erhöhung der Temperatur im Entzündungsgebiet durch Hyperämie.
Dolor (Schmerz)	Schmerzen im Entzündungsgebiet entstehen durch Druck des Exsudates auf die sensiblen Nervenendigungen und deren Reizung infolge der Freisetzung von biogenen Aminen (z. B. Bradykinin, Serotonin, Histamin), durch saure Stoffwechselprodukte, Milchsäure sowie durch bakterielle Gifte.
Tumor (Schwellung)	Durch die kapillare Permeabilitätsstörung kommt es zur Ausbildung eines Exsudates (Flüssigkeitsaustritt ins Gewebe), das durch den Gehalt an Globulinen und Albuminen ein hohes spezifisches Gewicht hat (größer als 1015). Es entsteht eine Schwellung.

Die Regulation der Körpertemperatur kann durch die Wirkung der Eiweißzerfallsprodukte auf das Temperaturzentrum gestört sein. Es kommt zum Auftreten von Fieber. Abgeschlagenheit, Appetitlosigkeit und gelegentlich auch Somnolenz lassen sich als psychomotorische Veränderungen finden.

Entzündungsformen

Die Entzündungsformen lassen sich neben dem zeitlichen Ablauf (akut, subakut, chronisch) auch nach der Ursache einteilen. Hier finden wir physikalische Entzündungsreize wie Hitze, Kälte, Strahlen, chemische Entzündungsreize wie Säuren oder Laugen und Entzündungsreize, bedingt durch lebende Organismen wie Bakterien, Viren, Pilze, Protozoen, Würmer.

Nach dem morphologischen Erscheinungsbild spricht man von
- exsudativen,
- nekrotisierenden,
- proliferativen,
- granulomatösen Entzündungen.

Exsudative Entzündungen

Nach der Zusammensetzung des Exsudates werden
- seröse,
- fibrinöse,
- eitrige,
- hämorrhagische Entzündungen

unterschieden.

Seröse Entzündung

Die seröse Entzündung führt zur Exsudation von Blutserum. Das Exsudat ist eiweißreich und enthält relativ mehr Albumine als Globuline im Vergleich zum Serum. Gelegentlich ist das Exsudat zellfrei. Die seröse Entzündung läuft an den serösen Häuten ab, wie an der Pleura, am Perikard, am Peritonum, und verursacht seröse Ergüsse in den entsprechenden Körperhöhlen. An den Schleimhäuten imponiert sie als katarrhalische und serös-schleimige Entzündung, z. B. Bronchitis, seröser Schnupfen, katarrhalische Gastroenteritis.

Fibrinöse Entzündung

Bei der Extravasation von Blutplasma kommt es neben dem Austritt von Albuminen und Globulinen auch zur Ausschleusung von Fibrinogen, das im Entzündungsgebiet gerinnt. Die hochpolymeren Fibrinnetze entstehen vornehmlich an serösen Häuten, an der Oberfläche von Hohl- und Gangorganen (Gastrointestinaltrakt) sowie Hohlräumen (Lungenalveolen) und Zysten. Als charakteristisches Beispiel sind fibrinöse Perikarditis und Pleuritis ebenso zu nennen wie Diphtherie und Colitis ulcerosa.

Eitrige Entzündung

Im Exsudat der eitrigen Entzündung überwiegen im entzündlichen Exsudat neutrophile Granulozyten, die unter dem Bild einer fettigen Degeneration zugrunde gehen und die Substanz des Eiters bilden. Meist sind eitrige Entzündungen bakteriell verursacht, deren Intensität, Ausbreitung und Ablauf wesentlich von der Art der pyogenen, also eitererregenden Bakterien abhängen (Streptokokken, Staphylokokken, Meningokokken, Gonokokken, Proteus, Escherichia coli).

An der Eintrittspforte der Erreger kann es zu einer lokal begrenzten, also umschriebenen Erregerausbreitung kommen, die einen Entzündungsprozeß nach sich zieht. Man nennt dies eine Lokalinfektion. Solche Lokalinfektionen sind die Phlegmone und der Abszeß.

Unter einer *Phlegmone* versteht man eine diffuse, sich im Gewebe ausbreitende eitrige Entzündung. Das interstitielle Bindegewebe wird von Bakterien und von granulozytenreichem Exsudat durchsetzt. Eine definierte Abkapselung der Entzündung ist nicht zu erkennen. Phlegmonen kommen u. a. vor im Mediastinum und im Larynx. Die phlegmonöse Entzündung der Haut und des Unterhautzellgewebes wird als Erysipel bezeichnet.

Der *Abszeß* entspricht einer Eiteransammlung (Granulozyten, Nekrosereste, Bakterien) in einem durch Gewebeeinschmelzung entstandenen Hohlraum, wobei sekundär eine Abszeßmembran ausgebildet wird, die aus noch nicht eingeschmolzenem nekrotischem Gewebe, Fibrin, Granulozyten und Makrophagen besteht. Beim älteren Abszeß bildet sich in der unmittelbaren Umgebung der Abszeßhöhle ein Granulationsgewebe aus, bestehend aus Makrophagen, Kapillaren und Fibroblasten. Die später einsetzende Kollagenfaserbildung führt zur Abkapselung des Abszeßherdes und zur Vernarbung. Der Furunkel ist eine eitrige abszedierende Entzündung, die durch Staphylokokken hervorgerufen wird und sich entlang und in der Umgebung eines Haarbalges etabliert. Unter Karbunkel versteht man ein Konglomerat aus mehreren Furunkeln.

Das *Empyem* ist eine eitrige Entzündung mit Eiteransammlung in vorgebildeten Höhlen. So kennen wir Empyeme des Pleuraraumes, der Peritonealhöhle, der Vorderkammer des Auges, der Gelenke, Nasennebenhöhlen, Gallenblase, Tuben und Appendix. Ein Empyem entsteht, indem ein benachbarter Abszeß in den Hohlraum einbricht oder eine benachbarte eitrige Entzündung sich in der Wand des Hohlorganes ausbreitet und diese durchwandert. Relativ häufig beobachtet werden sogenannte parapneumonische Empyeme der Pleura bei bakteriellen Lungenentzündungen oder Pleuraempyeme im Zusammenhang mit eitrigen Oberbauchprozessen und Wirbelkörper- oder Rippenosteomyelitiden.

Von Lokalinfektionen ausgehend kann sich unter Beteiligung der lokalen Blut- und Lymphbahnen eine Ausbreitung der Erreger in die Blutbahn ergeben. Bei dieser generalisierten Erregerausbreitung sind 3 Formen zu unterscheiden:
– Bakteriämie,
– Sepsis,
– Pyämie.

Eine *Bakteriämie* liegt vor, wenn Erreger in das Blut gelangen, um mit dem Blut weitertransportiert zu werden, ohne daß Krankheitssymptome entstehen und die Summe der natürlichen Abwehrkräfte genügt, um diese Bakterien im strömenden Blut rasch wieder zu eliminieren.

Bei der *Sepsis* ist der Organismus mit hochvirulenten Keimen überschwemmt, die mit dem Blutstrom verbreitet werden und zu einer schweren toxischen Schädigung der einzelnen Organe und des Gesamtorganismus führen. Die Summe der Abwehrkräfte genügt nicht, um die Erreger zu vernichten, so daß diese sich im Blut vermehren können.

Symptome: Eine Sepsis äußert sich mit hohen Temperaturen, Schüttelfrost, starken Störungen des Allgemeinbefindens und des Bewußtseins und schlußendlich mit den Zeichen eines septischen Schocks.

Bei der *Pyämie* zirkulieren ebenfalls hochvirulente Keime im Blut, die zur metastatischen Absiedelung in den durchströmten Organen führen, unter Vermehrung der Keime und Ausbildung multipler kleiner abszeßförmiger Nekrosen. Klinisch können Funktionsstörungen der betroffenen Organe auftreten. Hohes Fieber und Schüttelfrost sind die Regel.

Hämorrhagische Entzündung

Bei der hämorrhagischen Entzündung kommt es zu einer starken Erythrozytenexsudation; sie geht also mit Einblutungen in das entzündete Gewebe einher. Sie kann bakteriell, toxisch, allergisch oder auch medikamentös bedingt sein. Hämorrhagische Entzündungen finden sich bei der malignen Diphtherie, bei Milzbrand und bei der Grippepneumonie.

6.3 Entzündungen und Ödeme

Nekrotisierende Entzündung

Definition: Eine nekrotisierende Entzündung liegt dann vor, wenn der Entzündungsreiz neben einem örtlich begrenzten, geweblich umschriebenen Zelluntergang zusätzlich eine enzymatische Zerstörung weiterer Zellen induziert. Kleinere oder größere Gewebeanteile gehen zugrunde.

Nekrotisierende Entzündungen spielen sich nicht selten an Haut und Schleimhäuten ab. Beschränkt sich dann die Nekrose auf die oberste Haut- und Schleimhautschicht, spricht man von einer Erosion; werden tiefere Schichten mit betroffen, so liegt ein Ulkus vor.

Eine nekrotisierende Entzündung wird als *gangränisierende Entzündung* bezeichnet, wenn es neben dem umschriebenen Zelltod zur enzymatischen Zerstörung der abgestorbenen Zellen und zur bakteriellen Zersetzung des nekrotischen Gewebes kommt. Unter der Wirkung von Fäulnisbakterien verwandelt sich das nekrotische Gewebe in eine weiche, zerfließende Masse mit jauchig-stinkendem Geruch.

Granulierende Entzündungen bewirken, wie bei der Wundheilung, die Ausbildung eines Granulationsgewebes, das zur Aufgabe hat, die Nekrosen zu resorbieren und schlußendlich durch neugebildetes Bindegewebe zu ersetzen. Zunächst erscheinen Granulozyten, Monozyten sowie Lymphozyten und bewirken durch Phagozytose und Proteolyse die Auflösung des nekrotischen Materials. In der zweiten Phase sproßt Granulationsgewebe aus Kapillaren und jungem lockerem Bindegewebe ein, das gegen die Nekrose vorwächst und diese schließlich ersetzt. Das jugendliche weitmaschige Bindegewebe wandelt sich in kollagenfaserreiches Narbengewebe um, das mit der Zeit deutlich kapillar- und zellärmer wird. Das Granulationsgewebe geht in Narbengewebe über.

Proliferative Entzündung

Proliferative Entzündungen sind charakterisiert durch lokale Stoffwechselsteigerung und Fibroblastenvermehrung mit späterer Ausbildung von Interzellularsubstanz und laufen unter verschiedensten Bedingungen ab. Es handelt sich
- um eine reparative Reaktion als abschließende Phase bei fast jeder serös-exsudativen Entzündung mit anschließender Vernarbung.
- um eine reparativ-organisatorische Reaktion bei fibrinösen Entzündungen mit vollständiger bindegewebiger Organisation des Exsudates (es verbleiben also irreversible Veränderungen der Gewebe und Organstrukturen) und
- um die Form der aggressiven proliferativen Entzündung bei sogenannten primär-chronischen Erkrankungen (rheumatoide Arthritis,

Sklerodermie). Neben der immunpathologischen Genese (Autoantigene) wird die Auslösung derartiger proliferativer Reaktionen durch Virusinfektionen (slow virus infection) erörtert.

Granulomatöse Entzündung

Die granulomatöse Entzündung kann als Sonderform exsudativer Entzündungsvorgänge angesehen werden. Zunächst läuft eine kurze akute Phase mit oder ohne Nekrose ab, die in eine chronische proliferative Phase übergeht, in der herdförmig angeordnetes Granulationsgewebe gebildet wird. Dieses entsteht durch Wucherungen von Kapillaren und Fibroblasten sowie durch die Umwandlung vorhandener Monozyten und Retikulumzellen zu Histiozyten, Epitheloidzellen und Riesenzellen. Solche Herde nennt man Granulome (Granulum = das Körnchen).

Charakteristisch für die granulomatöse Entzündung ist das Vorhandensein von Epitheloidzellen, während Riesenzellen fehlen können. Die Entzündungen, die mit Granulombildungen einhergehen, sind häufig spezifische Entzündungen, da sich aus der Morphologie der Granulome ätiologische Rückschlüsse ziehen lassen. Neben der histologischen Untersuchung werden heute auch bakteriologische und serologische Untersuchungsmethoden zur Diagnosebestimmung der granulomatösen Entzündungen herangezogen.

Granulomatöse Entzündungen sind u. a.:
- Tuberkulose,
- Morbus-Boeck,
- rheumatisches Fieber,
- rheumatoide Arthritis.

Granulomatöse Entzündungen entwickeln sich auch in der Umgebung von Fremdkörpern, die in das Gewebe gelangt sind. In diesem Fall spricht man von Fremdkörpergranulomen.

6.3.2 Ödeme

☐ *Definition:* Ödem bedeutet Flüssigkeitsansammlung im Gewebe, intra- und extrazellulär sowie in präformierten Räumen des Körpers.

Vorkommen: Intrazelluläre Ödeme finden sich besonders im Bereich der Mitochondrien, die unter Wassereinstrom anschwellen, im Bereich des endoplasmatischen Retikulums sowie am Golgi-Apparat.

Extrazelluläre (interstitielle) *Ödeme* liegen vor allem in den sogenannten Verschiebeschichten, zwischen verschiedenen Muskelschichten, zwischen Gewebeschichten unterschiedlicher Konsistenz sowie auch in dem gefäßumgebenen Bindegewebe der parenchymatösen Organe (z. B.

interstitielles Lungenödem). Eine Flüssigkeitsansammlung in präformierten Räumen wird als Hydrops oder als Erguß bezeichnet.

Pathogenetisch werden Ödeme unterteilt in:
- hydrostatische Ödeme,
- osmotische Ödeme,
- onkotische Ödeme,
- dysphorische Ödeme,
- Ödeme durch Verhinderung des Lymphabflusses.

Hydrostatische Ödeme sind Stauungsödeme. Sie entstehen immer dann, wenn der venöse Blutdruck ansteigt, z. B. bei verminderter Auswurfleistung des linken Ventrikels, durch Herzfehler, dekompensierte Herzinsuffizienz, z. B. bei akutem oder chronischem Abflußhindernis in der venösen Strombahn, durch Varicosis, Venenthrombose, Tumor.

Osmotische Ödeme entstehen bei Störungen des osmotischen Gleichgewichts zwischen intra- und extrazellulärem Raum. Bei jedem ausgeprägten interstitiellem Salzverlust, z. B. bei Durchfällen und Erbrechen, kommt es zu gastrointestinalem Salz- und Wasserverlust. Dies führt zur Ausbildung eines intrazellulären osmotischen Ödems. Nach überschießender Zufuhr oder Retention von Natrium zeigen sich extrazelluläre osmotische Ödeme.

Onkotische Ödeme finden sich bei Eiweißminderung im kapillären Blut, durch die der onkotische Druck des Blutes unter den des Gewebe sinkt.

Eiweißminderung entsteht:
- durch reduzierte Eiweißaufnahme (Mangelernährung),
- bei gestörter Eiweißsynthese (Hypalbuminämie bei Lebererkrankungen),
- bei gesteigertem Eiweißverlust (Proteinämie bei nephrotischem Syndrom).

Der reduzierte Resorptionsdruck führt zu einer mangelhaften Rückresorption von Flüssigkeit, d. h. zur Ausbildung eines Ödems.

Dysphorische Ödeme entstehen durch Permeabilitätsstörungen entzündlicher, metabolischer oder toxischer Genese.

Lymphödeme sind Ausdruck einer Verhinderung des Lymphabflusses einerseits bei metastatischen Tumorbefall von Lymphknoten, Tumorinfiltrationen oder Tumorumscheidungen von Lymphbahnen, zum anderen bei Vernarbungsprozessen von Lymphbahnen und Lymphknoten bei Strahlenfibrose oder silikotischer Verschwielung. Als *Elephantiasis* bezeichnet man die massive unförmige Anschwellung von Körperteilen durch chronische Lymphstauung. Als Ursachen sind u. a. angeborene Lymphbahndefekte, chronisches Erysipel, rezidivierende Thrombophlebitiden und Infektionen (Lepra, Filariosen) zu nennen.

6.4 Pathologie der Zelle

Die Zelle ist das elementare Bauelement eines jeden lebenden Organismus. Sie besteht aus Zellkern und Zytoplasma und ist so aufgebaut, daß intrazellulär auf engstem Raum unzählige biochemische Reaktionen ablaufen können.

6.4.1 Zellkern

Der Zellkern besteht aus *Chromatin*. Dieses wird überwiegend von Desoxyribonukleinsäure gebildet, dem Hauptbestandteil der Chromosomen, auf denen die Gene als Träger der genetischen Informationen angesiedelt sind. Die normale menschliche Zelle besitzt einen diploiden Chromosomensatz mit insgesamt 46 Chromosomen. Davon sind 44 Autosomen und 2 Heterosomen, die den Geschlechtschromosomen X und Y entsprechen. Im Zellkern findet sich das Kernkörperchen, das aus verdichtetem Chromatin besteht und für den geregelten Ablauf der Zellteilung von Bedeutung ist. Außerdem spielt es für die Proteinsynthese im Zytoplasma eine Rolle.

Die Größe des Zellkerns unterliegt gewissen Schwankungen. So kann er auf erhöhte funktionelle Anforderungen an die Zelle mit einer Größenzunahme reagieren, die nicht selten mit einer geradzahligen Vermehrung des Chromosomensatzes verbunden ist, so daß sich ein ursprünglich diploider Chromosomensatz in einen polyploiden Chromosomensatz umwandelt. Die Steigerung des Kernstoffwechsels kann dazu führen, daß sich der Kern teilt und eine Zellteilung einleitet oder aber, wenn die Zellteilung ausbleibt, 2 Kerne bzw. in Abhängigkeit von den durchgemachten Kernteilungen auch mehrere Kerne in einer Zelle nachgewiesen werden können. Letzteres führt zur Bildung sog. mehrkerniger Riesenzellen.

Umgekehrt ist die verminderte funktionelle Beanspruchung einer Zelle mit einer Verkleinerung und Verdichtung des Zellkerns verbunden. Dies hat eine verminderte Protein- und Enzymsynthese im Zytoplasma zur Folge.

• • • • Schädigungen des Zellkerns

Degenerative Schädigungen der Zelle, herbeigeführt beispielsweise durch Sauerstoffmangel oder toxische Substanzen, führen eine degenerative Kernschwellung durch Einstrom von Wasser als Folge eines gestörten Elektrolyt- und Wassertransportes herbei. Gleiches geschieht im Zytoplasma, so daß die Zelle insgesamt anschwillt. Dieser Prozeß ist anfänglich reversibel, wird aber nach längerer Dauer irreversibel und führt den Zelltod herbei. Das Kernchromatin verklumpt, lagert sich entlang der Kernmembran ab und führt lichtmikroskopisch zum Befund der *Kernwandhyperchromasie,* dem ersten Zeichen einer irreversiblen Schädigung, die vom Kernuntergang gefolgt wird. Dabei zerfällt der Zellkern in mehrere Bröckel, ein Befund, der als *Karyorrhexis* bezeichnet wird. Sintert das Kernchromatin zu einem einzigen Klumpen zusammen, entsteht der Befund der *Karyopyknose.* Löst sich das Kernchromatin vollständig auf, spricht man von einer *Karyolyse.*

Kernwandhyperchromasie, Karyorrhexis, Kernpyknose und Karyolyse sind sichere Zeichen des Zelltodes.

Atypische Zellkerne

Unter atypischen Zellkernen werden solche verstanden, die hinsichtlich ihrer Größe und Beschaffenheit von der Norm abweichen. Solche Kerne finden sich bei verschiedenen pathologischen Veränderungen, insbesondere aber bei bösartigen Tumoren. Das Kernchromatin ist in diesem Falle vermehrt, grobschollig kondensiert und unregelmäßig verteilt. Der Zellkern als solcher ist vergrößert und meist entrundet. Der Chromosomensatz solcher Kerne ist abnorm, d. h. ungeradzahlig vervielfacht, ein Zustand, der als Aneuploidie bezeichnet wird.

Diese Atypien bewirken im Gewebe eine *Kernpolymorphie,* bei der sich die einzelnen Kerne durch ihre unterschiedliche Größe, ihre unterschiedliche Gestalt und ihren unterschiedlichen Chromatingehalt voneinander unterscheiden. Die Kernpolymorphie ist ein typisches lichtmikroskopisches Kriterium bösartiger Tumoren.

Kerneinschlüsse

Die Zellkerne können bei manchen Zellschädigungen sog. Kerneinschlüsse aufweisen. Meist handelt es sich dabei um Zytoplasmaeinstülpungen in das Kerninnere, wie dies besonders häufig bei Tumoren beobachtet wird. Gifte, wie etwa Kolchizin, das die Kernteilung beeinflußt, können dazu führen, daß während der Kernteilung ganze Zytoplasmafragmente in den Zellkern inkorporiert werden. Glykogenhaltige Kerneinschlüsse finden sich besonders häufig bei Diabetikern, vor allem in den Kernen der Leberzellen. Filamentäre oder granuläre Kerneinschlüsse können auf eine Schwermetallvergiftung hinweisen. Sie lassen sich beispielsweise bei Bleivergiftung nachweisen.

Infektionen mit DNS-Viren führen zu mikroskopisch erkennbaren viralen Kerneinschlüssen. Sie sind für die mikroskopische Diagnostik der Virusinfektion bedeutsam. Im Elektronenmikroskop können die Viruspartikel sichtbar gemacht werden. Allgemein bekannt sind die Kerneinschlüsse bei Herpesinfektionen, die zudem zu mehrkernigen Riesenzellen führen. Besonders große Kerneinschlüsse kennzeichnen die Infektion mit dem Zytomegalievirus.

Manche schädigende Einwirkungen nehmen Einfluß auf die Kernteilungsphase und führen zu manifesten Veränderungen der Zellkerne mit schwerwiegenden Folgen für die Zelle und den gesamten Organismus.

6.4.2 Zellmembran

Die Zelle wird von einer *Zellmembran* umhüllt. Diese reguliert den Stoffaustausch zwischen dem intra- und extrazellulären Raum. Die Aufnahme und Abgabe von Stoffen durch die Zellmembran erfolgt durch energieabhängige Permeation, durch Einschluß in kleine Bläschen, welche die Zellmembran unter den Vorgängen der *Endozytose* (in die Zelle hinein) und *Exozytose* (aus der Zelle heraus) oder durch *Phagozytose* durchdringen, wobei kleine Partikel von Zytoplasma umschlossen und so in den Zytoplasmaleib der Zelle aufgenommen werden.

Die Zellmembran trägt zudem an der Oberfläche Erkennungsareale, mit denen sie andere Zellen erkennen kann, um sich ggf. auf sie zu oder von ihnen weg zu bewegen oder gar mit ihnen eine feste Bindung aufzunehmen. Zudem fallen in den Aufgabenbereich der Zellmembran auch die Funktionen der Wachstumskontrolle und schließlich ist die Zellmembran Träger von genetisch determinierten Antigenen (sog. Histokompatibilitätsantigenen), die es dem Organismus ermöglichen, seine Zelle als eigene zu erkennen und zu tolerieren, die Zellen anderer Individuen aber als fremd zu empfinden und anzugreifen.

Störungen der Permeation der Zellmembran treten bei mangelnder Energiebereitstellung für die damit verbundenen chemischen Reaktionen auf, beispielsweise durch Sauerstoffmangel oder Schädigung der Zellmembran durch Zellgifte. Dem osmotischen Druck folgend strömt Wasser in die Zelle ein und führt zur Zellschwellung. Bei Speicherungsvorgängen wird eine gesteigerte Bläschenbildung an der Zellmembran beobachtet. Bei schwerwiegenden Läsionen der Zellmembran durch verschiedenartige schädigende Einwirkungen kommt es zu spiraligen Aufrollungen der Zellmembran.

6.4.3 Organellen

In den Zellen finden sich kleine stoffwechselaktive Strukturen, die in Analogie zu den Organen als *Organellen* bezeichnet werden und die im folgenden besprochen werden.

6.4 Pathologie der Zelle

• • • • Mitochondrien

Mitochondrien sind die Strukturen der Energiebildung für die Stoffwechselvorgänge. Unter verschiedenartigen krankhaften Einflüssen, wie Sauerstoffmangel, Bakterientoxinen, viralen Infekten, Bestrahlungen, mangelhafter Ernährung, können die Mitochondrien anschwellen und sich z. T. blasenförmig umwandeln. Dieser Vorgang kann sich wieder zurückbilden, aber auch zu bleibender Schädigung führen. Auch eine Vermehrung der Mitochondrien kommt vor. Sie ist fast immer Ausdruck einer Anpassung an erhöhte funktionelle Anforderungen, wird aber auch bei Vitamin D-Mangel und verschiedenen degenerativen Erkrankungen beobachtet. Unter bestimmten pathologischen Bedingungen zeigen Mitochondrien Einschlüsse von Glykogen, Eisengranula, Eiweißkristallen und kalziumhaltigen Substanzen. Irreversibel geschädigte Mitochondrien lösen sich auf, schrumpfen oder zerfallen schollig.

• • • • Endoplasmatisches Retikulum

Im Zytoplasma der Zelle läßt sich ein Labyrinth von kleinen Kanälchen und Zisternen nachweisen. Diese Struktur wird als *endoplasmatisches Retikulum* bezeichnet. Dieses schafft gewissermaßen die innere Oberfläche, an der die intrazellulären enzymatischen Vorgänge ablaufen und dienen dem Stoffwechseltransport. Zudem sind sie der Ort, an dem Proteine, Glykogen, Phospholipide, Glykolipide und Glykoproteine synthetisiert werden.

Das endoplasmatische Retikulum nimmt zu, wenn die Proteinsynthese in der Zelle gesteigert wird, so beispielsweise während des Wachstums, bei Heilungsprozessen, aber auch bei Krebsentstehung und Krebswachstum. Arzneimittel, Drogen und andere toxische Verbindungen können die Vermehrung des endoplasmatischen Retikulums im Sinne einer funktionellen Anpassung induzieren. Die funktionelle Unterbeanspruchung der Zelle zieht einen Schwund an endoplasmatischem Retikulum nach sich. Während des Zellunterganges schwellen die Kanälchen und die Zisternen des endoplasmatischen Retikulums blasenförmig an. Dieser Vorgang leitet den Zelltod ein.

• • • • Golgi-Apparat

Der *Golgi-Apparat* ist ein obligater Bestandteil jeder menschlichen und tierischen Zelle. Er besteht aus einem umschriebenen Stapel von parallel gelagerten, membranbegrenzten Zisternen und Vakuolen. Er stellt eine Art Umschlagplatz für intrazellulär gebildete Stoffe dar, insbesondere für proteinhaltige und glykoproteinhaltige Sekrete oder Pigmente. Bei gesteigerter Sekretproduktion wird der Golgi-Apparat größer. Bei mangelnder Beanspruchung bildet er sich wieder zurück. Bei Zellschädigungen wandelt sich der Golgi-Apparat, ähnlich wie das endoplasmatische Retikulum, vakuolig und bläschenförmig um.

Lysosomen

Lysosomen sind subzelluläre Partikel, die als Einschlußkörperchen im Zytoplasma liegen und hydrolytische Enzyme wie saure Phosphatase oder andere enthalten. Sie beteiligen sich an den Verdauungsvorgängen der Zellen und beeinflussen unzählige Stoffwechselprozesse. Jede Störung dieser Funktion kann zu pathologischen Veränderungen der Lysosomen und der Zelle führen, denen bei der Entstehung verschiedener Erkrankungen eine erhebliche Bedeutung zukommt.

Bei Speicherungsvorgängen der Zellen spielen die Lysosomen eine besonders wichtige Rolle. Unter diesen Bedingungen kommt es zu einer Vergrößerung und zahlenmäßigen Vermehrung von Lysosomen, die in ihrem Inneren Substanzen speichern. Werden die zu speichernden Substanzen in übergroßer Menge angeboten, erleidet die Zelle Schaden. Dies ist beispielsweise der Fall bei den Glykogenspeicherkrankheiten oder bei pathologischer Eiweißspeicherung. Unter Sauerstoffmangel, der Einwirkung von Bakterientoxinen, exogen zugeführten oder endogenen Toxinen können die Enzyme aus den Lysosomen freigesetzt werden, die Zelle schädigen und den Zelltod herbeiführen.

Peroxisomen

Peroxisomen sind kleine intrazytoplasmatische Körperchen, die als Enzyme Oxidasen und Katalase enthalten. Über ihre Funktion ist wenig bekannt. Wahrscheinlich spielen sie bei der Glykogenbildung eine Rolle, bauen Wasserstoffperoxid ab und nehmen Einfluß auf den Lipidstoffwechsel. Bei entzündlichen Erkrankungen und chronischem Alkoholismus sind sie vermehrt nachweisbar. Beim zerebrohepatorenalen Syndrom fehlen sie.

Zytoskelett

Als *Zytoskelett* bezeichnet man faserige intrazytoplasmatische Strukturen, welche die Form und Festigkeit einer Zelle bestimmen. Es besteht aus Mikrotubuli, Mikrofilamenten und Intermediärfilamenten. Von besonderer Bedeutung sind die Intermediärfilamente. Sie setzen sich aus Proteinen und Polypeptiden zusammen, die für die einzelnen Zelltypen kennzeichnend sind und sich auch in den davon abstammenden Tumorzellen nachweisen lassen. Sie haben antigene Eigenschaften, die man sich zur Typisierung der Zellen mit immunhistologischen Untersuchungsmethoden nutzbar macht. Die Störung des Zytoskeletts hat für die Zelle schwerwiegende Folgen.

6.4.4 Zellplasma

Das strukturlose *Zellplasma*, das frei von Organellen ist, wird als Grundsubstanz bezeichnet. Pathologische Störungen des Zellplasmas führen zu Änderungen seines Hydratationsgrades mit vermehrter Aufnahme oder verstärkter Abgabe von Wasser. Es wird also dünnflüssiger und dadurch transparenter oder dickflüssiger und weniger transparent. Die Zelle schwillt je nachdem an oder schrumpft. Im Zellplasma sind Glykogen, Fetttröpfchen oder kristalline Substanzen gespeichert. Unter pathologischen Bedingungen können diese Substanzen vermehrt sein oder schwinden.

•••• Schädigungen des Zellplasmas

Die Schädigung der Zelle führt zur Anhäufung von Stoffwechselprodukten im Zytoplasma. Allerdings reagiert nicht jede Zelle gleich. Sie kann sich an schädigende Einflüsse adaptieren. Dies äußert sich in einer Steigerung, Herabsetzung oder Veränderung der Zellfunktion. Bei gesteigerter Zellfunktion werden Zellkern und Organellen und damit die ganze Zelle größer. Diese Zellvergrößerung wird als *Hypertrophie* bezeichnet. Eine *Hyperplasie* liegt dann vor, wenn die Zahl der Zellen vermehrt wird. Dies läßt sich auf die Organe umsetzen. Eine Organvergrößerung durch Zellvergrößerung ist eine *Organhypertrophie*, durch Zellvermehrung eine *Organhyperplasie*. Der Einfachheit halber hat es sich aber eingebürgert, bei Vergrößerung eines Organs einfach von Hypertrophie zu sprechen.

Die Herabsetzung der Zellfunktion führt zur Verminderung des Zellstoffwechsels. Die Zellorganellen werden reduziert und kleiner, die Kerngröße nimmt ab. Folglich kommt es zur Verkleinerung der Zelle, ein Vorgang, der als *Zellatrophie* bezeichnet wird. Dementsprechend wird die Verkleinerung eines Organs als *Organatrophie* bezeichnet. Sie kann auch durch eine Verminderung der Zellzahl verursacht werden.

Ursachen der Atrophie:
- verminderte Nahrungszufuhr,
- verminderte Durchblutung,
- langzeitige Druckeinwirkungen,
- Inaktivität,
- Störungen durch Unterfunktion der endokrinen Drüsen.

Beispiele einer Änderung der Zellfunktion unter schädigenden Einflüssen ist die Bildung von Knorpeln und Knochengewebe im Bindegewebe bei erhöhter mechanischer Belastung oder die Verhornung von nicht verhornendem Plattenepithel der Schleimhäute bei verstärkter Beanspruchung.

6.5 Degenerative Veränderungen

Definition: Unter Degeneration und degenerativen Veränderungen werden nach der naturwissenschaftlichen medizinischen Grundlagenforschung reversible Veränderungen der Zellstrukturen verstanden, die entweder durch eine gestörte Funktion verursacht werden oder ihrerseits eine Störung der Funktion verursachen können. Sie wirken sich negativ auf die Funktionen der Organe und Gewebe aus und können Beschwerden hervorrufen, die behandelt werden müssen.

6.5.1 Hydropische Schwellung

Eine häufig zu beobachtende degenerative Veränderung der Zelle ist die sog. *hydropische Schwellung*. Sie ist gekennzeichnet durch eine vermehrte Flüssigkeitsansammlung im Zytoplasma der Zellen, bisweilen auch im Zellkern. Zwangsläufig verbunden damit ist eine Volumenzunahme der Zellen. Dahinter verbirgt sich eine Störung des aktiven Transportes von Elektrolyten zwischen dem intra- und extrazellulären Raum mit Änderung der osmotischen Verhältnisse.

Ursachen:
- Sauerstoffmangel im Gewebe,
- übermäßige funktionelle Beanspruchung,
- Wärme- und Kälteschäden,
- ionisierende Strahlen,
- Bakterientoxine (z. B. Diphtherie, Typhus u. a.),
- äußere Gifte (z. B. Phospor, Arsen, Tetrachlorkohlenwasserstoff).

6.5.2 Ansammlung von Substanzen

Eine weitere Form degenerativer Zellveränderungen ist die abnorme Ansammlung von Substanzen in den Zellen. So findet sich bei Störungen des Fettstoffwechsels in davon betroffenen Zellen eine vermehrte Fettablagerung, die als *degenerative Verfettung* bezeichnet wird. Dabei handelt es sich in der Regel um Neutralfett. Solche Veränderungen können in den Herzmuskelzellen bei Sauerstoffmangel nachgewiesen beispielsweise als Folge einer mangelhaften Durchblutung bei Koronararteriensklerose werden.

Eine degenerative Verfettung der Leberzellen bis zur Ausbildung einer sog. Fettleber kommt vor bei
- vermehrtem Fett- und Kohlenhydratangebot mit der Nahrung,
- gestörtem Abtransport von Fett aus der Leberzelle,
- vermindertem Fettverbrauch in der Leberzelle durch Störung der dafür notwendigen Enzyme,
- Sauerstoffmangel oder
- chronischen Alkoholismus.

Die Verfettung der Leberzellen bei Diabetes mellitus wird durch eine verstärkte Fettmobilisation im Fettgewebe mit erhöhtem Fettangebot an die Leber verursacht.

Solange die Zellen nicht übermäßig geschädigt sind, ist die fettige Degeneration reversibel. Nur bei lang anhaltender fettiger Degeneration geht die Zelle schließlich zugrunde.

6.5.3 Fettsucht

Auch die *Fettsucht* gehört im weiteren Sinne zu den degenerativen Veränderungen, sei sie allgemein oder nur örtlich ausgebildet, durch erhöhte Kalorienzufuhr oder endokrine Störungen verursacht. Nicht nur das Fettgewebe selbst kann dadurch vermehrt sein, dieses kann unter solchen Voraussetzungen sogar ganze Organe durchwachsen, wie etwa das Herz oder die Skelettmuskulatur, ein Vorgang, den man als *Lipomatose* bezeichnet.

Cholesterin kann, insbesondere bei erhöhter Cholesterinzufuhr im Blut, in Zellen des Bindegewebes gespeichert werden. Daraus können sich sogar Tumore des Bindegewebes entwickeln, die sog. Xanthome oder Xanthofibrome. Speicherung von Cholesterinestern in der Wand von Arterien findet sich bei Arteriosklerose.

6.5.4 Ablagerungen

Bestimmte genetisch bedingte Erkrankungen führen zu *Ablagerungen* von Phospholipiden, Cerebrosiden und Gangliosiden in den Zellen des Gehirns, gefolgt von entsprechenden Ausfallserscheinungen der Motorik und Sensorik. Abnorme Glykogenablagerungen, besonders in den Zellen der Leber und Muskulatur, treten bei vermehrter Glykogenzufuhr auf. Auch Störungen des Kohlenhydratstoffwechsels mit vermindertem Glykogenabbau haben diesen Effekt. Dies ist bei den erblichen Glykogenspeicherkrankheiten der Fall. Bei Diabetes mellitus wird Glykogen vermehrt in den Zellen der Leber und der Nierenkanälchen eingelagert. Die vermehrte Glykogenspeicherung führt nur bei den erblichen Glykogenspeicherkrankheiten zur Zellschädigung bis zum Zelltod. Alle anderen Glykogenablagerungen führen nicht zu funktionellen Störungen der Zelle.

6.5.5 Hyaline Degeneration

Normale und pathologische Eiweißablagerungen werden wegen ihrer homogenen, glasig-durchscheinenden Struktur unter dem Begriff der *hyalinen Degeneration* zusammengefaßt. Intrazelluläres Hyalin tritt vorwiegend in Epithel- und Muskelzellen auf. Unter bindegewebigem Hyalin versteht man die fehlerhafte Rekonstruktion der Elementarfibrillen der Kollagenfasern, die zu plumpen, homogenisierten, miteinander verschmolzenen Faserbündeln umgewandelt werden. In der Wand kleiner Arterien kann vaskuläres Hyalin durch das Einsickern von Eiweißkörpern aus dem Blutplasma auftreten.

Die Bildung von Hyalin kann Ausdruck eines Überangebotes von Eiweißkörpern oder Folge einer Zell- bzw. Gewebsschädigung sein. Bekannt ist die bindegewebige hyaline Degeneration von Sehnen und Bandgewebe unter verstärkter mechanischer Beanspruchung. Intrazelluläre hyaline Ablagerungen können als sog. Mallory-Körperchen in den Leberzellen chronischer Alkoholiker nachgewiesen werden. Die vermehrte Speicherung von Immunglobulinen in Plasmazellen führt zu den sog. Russel-Körperchen. Unter hochfieberhaften Erkrankungen findet sich intrazelluläres Hyalin in den quergestreiften Muskelfasern der Skelettmuskulatur.

6.5.6 Alterungsprozesse und Verschleißerscheinungen des Gewebes

Aus praktischen medizinischen Erwägungen werden als degenerative Veränderungen und Degeneration auch *Alterungsprozesse* und *Verschleißerscheinungen des Gewebes* durch forcierte Beanspruchung bezeichnet. Dies trifft insbesondere auf die bindegewebigen Strukturen der Gelenkkapseln, Sehnen, Sehnenscheiden und Bandapparate zu, da sie deren Reißfestigkeit herabsetzen, mit einer entzündlichen Begleitreaktion einhergehen können und zu klinischen Symptomen führen.

Dabei finden sich:
- degenerative Verkalkungen,
- hyaline Degeneration,
- fibrinoide Degeneration,
- mukoide Degeneration.

Degenerative Verkalkungen entstehen durch die Ausfällung von unlöslichem Calciumphosphat und Calciumcarbonat in verändertem Gewebe, das entweder abgestorben oder dessen Stoffwechsel reduziert ist. Sie

6.5 Degenerative Veränderungen

reichern sich im sauren Milieu an und fallen beim Umschlag des Ph-Wertes in das alkalische Milieu aus. Häufig ist dies der Fall im Bindegewebe, dessen Lebensaktivitäten herabgesetzt sind, wie dies bei chronisch beanspruchten und gealterten bindegewebigen Strukturen der Sehnen, Bänder und Gelenkkapseln der Fall ist. Daraus können erhebliche Beschwerden resultieren, die häufig als rheumatische Beschwerden abgetan werden. Degenerativ verkalkte Herde können sogar knöchern umgebaut werden.

Ablagerungen von Kalksalzen im Gewebe kommen unter den genannten Voraussetzungen auch im Zusammenhang mit erhöhten Kalziumwerten im Blut vor. Ist der Blutkalziumspiegel normal, spricht man von einer ideopathischen Kalkeinlagerung.

Die bereits erwähnte *hyaline* bindegewebige *Degeneration* mit Ausbildung des sog. bindegewebigen Hyalins beruht auf einer fehlerhaften Rekonstruktion der Elementarfibrillen, die zu einer Homogenisierung unter Umwandlung der Kollagenfasern zu dicken, miteinander verschmolzenen Fasermassen führt. Die hyaline Degeneration läuft ohne entzündliche Begleitreaktion ab.

Bei der *fibrinoiden Verquellung* sind die Kollagenfasern aufgequollen und homogenisiert. Sie verhalten sich in diesem Zustand färberisch wie Fibrin, daher die Bezeichnung. Der davon betroffene Bereich kann als fibrinoide Nekrose zugrunde gehen. Verursacht wird dieser Umwandlungsproß durch das Einfließen einer eiweißreichen Ödemflüssigkeit zwischen die Elementarfibrillen. Die fibrinoide Degeneration und fibrinoide Nekrose ruft immer eine entzündliche Begleitreaktion im Gewebe hervor.

Die *mukoide Degeneration* (mucus = Schleim) führt zu einer schleimigen Umwandlung des betroffenen Bindegewebsanteils durch die Ansammlung saurer Mucopolysaccharide. Sie tritt auch im gealterten und geschädigten Knorpelgewebe auf. Dieser Prozeß kann zur Entstehung von Ganglien der Gelenkkapseln oder Sehnenscheiden führen, wenn sich ein solcher Herd im betroffenen Bindegewebe in eine schleimgefüllte Zyste umwandelt.

Degenerative Verkalkung, hyaline Degeneration, fibrinoide Degeneration und mukoide Degeneration können unabhängig voneinander auftreten, aber auch gemeinsam in derselben bindegewebigen Struktur beobachtet werden. Immer sind diese Veränderungen mit einer Herabsetzung der mechanischen Belastbarkeit verbunden.

6.6 Wachstum und Wachstumsstörungen

6.6.1 Wachstum

Während der intrauterinen Phase unterliegt der menschliche Organismus intensiven Wachstums- und Differenzierungsvorgängen, die sich nach der Geburt etwa bis zum 20. Lebensjahr fortsetzen. Störungen der Wachstums- und Differenzierungsvorgänge führen zu Mißbildungen. Zell- und Gewebsverluste werden in der Heilungsphase (Regeneration) durch lokales Zellwachstum mehr oder weniger vollständig ausgeglichen.

Grundlage des Wachstums ist die Fähigkeit der Zelle, sich zu teilen. Sie durchläuft vor der Teilung einen sog. Generationszyklus, an dessen Beginn eine Ruhephase (G_1-Phase) steht. Gegen Ende der G_1-Phase setzt eine Bildung spezifischer Enzyme ein, die zur Verdoppelung der Desoxyribonukleinsäure im Zellkern benötigt werden. Mit dem Beginn der Verdoppelung der Desoxyribonukleinsäure tritt die Zelle in die S-Phase (Synthese-Phase) über. Am Ende der S-Phase setzt eine erneute Ruhephase ein, bevor die Zellteilung beginnt und sich dieser Vorgang mit den Tochterzellen wiederholt. Während der S-Phase ist die Zelle schädigenden Einflüssen gegenüber besonders empfindlich. Art und Ausmaß von Mißbildungen werden vom Zeitpunkt bestimmt, zu dem schädigende Einflüsse wirksam werden. Je früher dies während der intrauterinen Wachstums- und Differenzierungsvorgänge der Fall ist, desto größer wird der Schaden sein.

6.6.2 Wachstumsstörungen

Mißbildungen durch Schädigungen der Keimzellen. Sie werden als *Gametopathien* bezeichnet. Entwicklungsstörungen, die nach dem Beginn der intrauterinen Entwicklung einsetzen, sind *Kyematopathien*.

Sie werden unterschieden in:
– Blastopathien, wenn die Schädigung während der Blastogenese zwischen dem 1. bis 18. Tag erfolgt,
– Embryopathien, bei schädigender Einwirkung während der Embryogenese (18. Tag bis Ende 3. Monat),
– Fetopathien, bei schädigendem Einfluß vom Ende des 3. Monats bis zur Geburt (Fetalphase).

Als schädigende Einflüsse kommen in Betracht:
– genetische und chromosomale Störungen,
– Viren,
– Bakterien,
– chemische Substanzen (Medikamente),

- Sauerstoffmangel,
- hormonelle Einwirkungen,
- ionisierende Strahlen.

Sie führen zu Fehlentwicklungen oder gar zum Absterben der intrauterinen Frucht.

Hemmungsmißbildungen. Hierbei handelt es sich um Mißbildungen, bei denen ein Organ oder Körperteil nicht angelegt ist. In diesem Falle liegt eine *Agenesie* vor. Ist das Organ oder der Körperteil zwar angelegt, hat sich aber nicht weiterentwickelt, handelt es sich um eine *Aplasie*. Hat sich das Organ oder der Körperteil nicht voll entwickelt, bleibt er folglich zu klein, besteht eine *Hypoplasie*. Bleiben Hohlorgane zu eng, spricht man von einer *Stenose*, bleiben sie vollständig verschlossen, von einer *Atresie*. Während der Embryonal- und Fetalphase vorübergehend angelegte Strukturen können persistieren und dadurch Krankheitswert bekommen, wie beispielsweise die Spaltbildungen der Wirbelsäule und des Rückenmarkes. Paarig angelegte Organe können miteinander verschmelzen (z. B. Hufeisenniere).

Überschußbildungen. Auch Mißbildungen von Organen, Körperteilen oder gar des gesamten Organismus (Riesenwuchs) können auftreten. In diesem Falle liegt eine *Hyperplasie* vor.

Gewebsversprengung. Während der intrauterinen Wachstums- und Differenzierungsphase können Organe und Organteile im Verlaufe der Wanderungs- und Plazierungsvorgänge in falscher Position zu liegen kommen, wie dies gar nicht selten für Nebennieren- oder Milzgewebe der Fall ist. Hierbei handelt es sich um eine sog. *Gewebsversprengung*.

Einzelmißbildungen. Sie entstehen in der Entwicklungsphase eines Organismus während der Embryogenese (18. Tag bis Ende 3. Monat). Doppelbißbildungen resultieren aus der unvollständigen Trennung eineiiger Zwillingsanlagen während der Blastogenese (1. – 18. Tag). Dazu gehören die siamesischen Zwillinge in ihren unterschiedlichsten Ausprägungen. Individuen mit äußeren und inneren Merkmalen beider Geschlechter werden als Zwitter (Hermaphroditen) bezeichnet. Störungen des Längenwachstums führen zum Riesenwuchs (Gigantismus), Kleinwuchs (Körpergröße 130 – 150 cm) oder Zwergwuchs (Körpergröße 80 – 130 cm). Die Körperproportionen können erhalten sein, wenn sich das Skelettsystem gleichmäßig entwickelt. Sie können aber auch dysproportioniert sein, wenn sich bestimmte Skelettanteile in ihrem Längenwachstum unterschiedlich entwickeln.

Metaplasien. Hier liegen Fehlentwicklungen des späteren Lebens vor. Darunter versteht man die Umwandlung eines differenzierten Gewebes in ein anderes differenziertes Gewebe. Dazu gehört beispielsweise die

Umwandlung von Zylinder-Flimmer-Schleimepithel der Schleimhäute der Luftröhre und Bronchien in Plattenepithel bei chronischen Rauchern oder nach langzeitiger Exposition gegenüber anderen Reizgasen. Es entsteht die sog. *Plattenepithelmetaplasie.* Ein weiteres Beispiel ist die *intestinale Metaplasie* der Magenschleimhaut bei chronischer Gastritis, wobei Oberflächenepithel der Magenschleimhaut durch Epithel der Dünndarmschleimhaut oder der Dickdarmschleimhaut ersetzt wird.

6.7 Störungen der immunologischen Reaktion

6.7.1 Immunreaktion

Die immunologische Reaktion dient der Abwehr krankmachender Agentien wie Bakterien, Viren, Pilze und Protozoen, aber auch der Abwehr von Antigenen transplantierter Organe. Diese kann unspezifisch sein oder sich spezifisch gegen ein bestimmtes Agens richten. Dabei ist die Immunreaktion in der Lage, körpereigene von körperfremden Agentien bzw. auch von körpereigenen Agentien, die körperfremd geworden sind, zu unterscheiden und diese zu eliminieren.

Antigene sind Substanzen, die eine spezifische Immunreaktion auslösen. Sie aktivieren immunkompetente Zellen (*Plasmazellen*), die gegen die antigene Substanz humorale Antikörper bilden und in das Blut freisetzen (*humorale Immunität*) oder sie direkt an sich binden (*Lymphozyten, zelluläre Immunität*). Daraus ergibt sich eine Immunreaktion, die zwar darauf ausgerichtet ist, den Organismus zu schützen, aber auch schädigend wirken und Krankheitssymptome hervorrufen kann. Die Immunreaktion erzeugt ein sog. Immungedächnis der immunkompetenten Zellen, so daß bei erneuten Kontakten mit entsprechenden Antigenen die nachfolgenden Immunreaktionen schneller ablaufen können.

6.7.2 Überempfindlichkeitsreaktionen

Nicht immer dienen Immunreaktionen dem Schutz des Organismus. Sie können als allergische Reaktionen auch krank machen, wie dies bei den Überempfindlichkeitsreaktionen und Autoimmunkrankheiten der Fall ist.

Überempfindlichkeitsreaktionen werden nach der Geschwindigkeit ihres zeitlichen Ablaufs eingeteilt in:
- Überempfindlichkeitsreaktionen vom Soforttyp, ausgelöst durch humorale Antikörper im Blutserum,
- Überempfindlichkeitsreaktionen vom verzögerten Typ, ausgelöst durch eine zellgebundene Immunitätsreaktion.

6.7 Störungen der immunologischen Reaktion

•••• Überempfindlichkeitsreaktionen vom Soforttyp

Diese Art der Reaktion beruht auf der Bildung größerer Mengen humoraler Antikörper nach einem ersten Antigenkontakt. Ein erneuter Antigenkontakt führt deshalb zu rasch einsetzenden lokalen Reaktionen wie beispielsweise der Kontraktion der glatten Wandmuskulatur der Bronchien und Bronchiolen unter dem klinischen Erscheinungsbild des Bronchialasthmas oder zu schweren, lebensbedrohlichen Allgemeinsymptomen mit Kreislaufzusammenbruch, dem sog. anaphylaktischen Schock. Krankmachende Immunreaktionen kommen in bestimmten Familien gehäuft vor. Die Neigung zur gesteigerten Immunreaktion wird als *Atopie* bezeichnet.

Pathophysiologisch löst die Antigen-Antikörper-Reaktion eine Kettenreaktion aus mit der Freisetzung biogener Amine aus den Mastzellen, die mit der Freisetzung von Histamin beginnt. Diese nehmen Einfluß auf die Erweiterung und Steigerung der Durchlässigkeit kleiner Blutgefäße sowie auf die Kontraktion der glatten Muskulatur. Chemotaktisch werden bei diesen Vorgängen neutrophile und eosinophile Granulozyten sowie auch Monozyten an den Ort des Geschehens gelockt.

Als Allergene kommt eine große Anzahl von Stoffen in Betracht:
- Pollen,
- Hausstaub,
- Nahrungsmittel,
- berufliche Substanzen,
- Medikamente u. a.

Zytotoxische Überempfindlichkeitsreaktionen der immunologischen Reaktionen führen zu einer direkten Zell- und Gewebsschädigung. Sie spielen bei der Entstehung der Glomerulonephritis eine Rolle. Sie können sich auch gegen körpereigene Erythrozyten, Leukozyten und Thrombozyten richten. Häufig sind an der Oberfläche dieser Zellen Medikamente gebunden, die mitverantwortlich sind für die Entstehung dieser Immunreaktion vom Soforttyp, wobei die betroffene Zelle irreversibel geschädigt wird. Darauf beruhen bestimmte Formen der Hämolyse, Agranulozytose und Thrombozytopenie.

Antigen-Antikörper-Komplexe, die sich im Rahmen der Sofortreaktion im strömenden Blut gebildet haben, können unter bestimmten Voraussetzungen im Organismus bevorzugt in der Wand kleiner Blutgefäße abgelagert werden, wo sie Entzündungsreaktionen und Gewebsschädigungen vom Typ der allergischen Vaskulitis hervorrufen. Diesen Typ der pathologischen Immunreaktion nennt man *Immunkomplexreaktion*. Sie kann zu lokalisierten Krankheitsphänomenen oder generalisierten Krankheitserscheinungen führen (Serumkrankheit). Ein Beispiel dieses Reaktionstyps ist die Immunkomplexnephritis.

•••• Überempfindlichkeitsreaktionen vom verzögerten Typ

Für sie spielen humorale Antikörper keine Rolle. Diese Reaktion beruht auf der direkten Vermittlung sog. sensibilisierter T-Lymphozyten. Sie führt zu einer entzündlichen Reaktion in der Umgebung von Blutgefäßen mit Ansammlungen von Lymphozyten und Monozyten und spielt bei einer Reihe von Infektionskrankheiten eine Rolle, so z.B. bei Tuberkulose, Lepra und Pilzerkrankungen. Aber auch den Hautallergien vom Typ der Kontaktdermatitis (Ekzem), wie sie durch Nickel, Chrom, Penicillin, Formaldehyd u. a. ausgelöst wird, liegt dieser Reaktionsmechanismus zugrunde. Die Antigenpartikel werden dabei von Makrophagen der Haut in benachbarte Lymphknoten transportiert. Während der dort erfolgenden Immunreaktion werden Lymphozyten sensibilisiert, die in die Haut einwandern. Sie bilden bei wiederholtem Kontakt die Voraussetzung für das Entstehen einer Überempfindlichkeitsreaktion vom verzögerten Typ. Dabei kann die Haut nicht nur mit Entzündung, sondern auch mit Blasenbildung reagieren.

6.7.3 Autoimmunerkrankungen

Die Autoimmunerkrankungen beruhen auf Überempfindlichkeitsreaktionen, die sich gegen körpereigene Zellen und Gewebe richten. Dahinter verbirgt sich eine Störung der Toleranz des körpereigenen Gewebes, das in diesem Falle nicht mehr als körpereigen erkannt wird, indem eine bestimmte, autoreaktive Lymphozytenpopulation außer Kontrolle gerät.

•••• Autoaggressionskrankheiten

Auf dieser Basis entwickeln sich die *Autoaggressionskrankheiten,* wobei eine genetische Disposition mitbestimmend sein kann. Diese haben chronisch-rezidivierende, sich selbst unterhaltende Krankheitsverläufe, denen entzündliche, destruierende Prozesse zugrunde liegen. Manche Autoaggressionskrankheiten richten sich gezielt gegen eine Zellart, z.B. die Erythrozyten, oder ein bestimmtes Organ, z.B. die Schilddrüse. Andere entwickeln sich systematisiert und betreffen verschiedene Organe und Gewebe gleichzeitig, z.B. Lupus erythematosus und andere Kollagenkrankheiten. Weitere Beispiele von Erkrankungen, die auf dieser Basis entstehen, sind:
- rheumatoide Arthritis,
- Myasthenia gravis,
- Hashimoto-Thyreoiditis,
- perniziöse Anämie,
- Morbus Addison.

Am Beginn der Erkrankung steht wahrscheinlich eine Zell- oder Gewebsschädigung, welche die Bildung von Autoantikörpern gegen körpereigenes Gewebe induziert. Daraus resultiert eine entzündliche Reaktion, die zu einem fortschreitenden Zerstörungsprozeß führt. Dieser Prozeß setzt sich nach Art einer Kettenreaktion fort und führt nicht selten zum Tod.

• • • • Defektimmunopathien

Hinter den *Defektimmunopathien* verbirgt sich eine angeborene oder erworbene Störung der unspezifischen oder spezifischen Immunabwehr. Die Störung der unspezifischen Immunabwehr kann bisweilen auch durch familär auftretende Störungen der Funktion der neutrophilen Granulozyten oder des Komplementsystems verursacht sein. Andererseits gibt es eine Reihe typischer Krankheiten, die auf einer Defektimmunopathie des spezifischen Immunsystems beruhen, verursacht durch Defekte der B- oder T-Lymphozytensysteme oder Kombinationen beider. Zwangsläufig resultiert daraus eine mangelhafte Resistenz gegenüber bakteriellen, viralen oder durch Pilze ausgelösten Infektionen. Davon betroffene Patienten neigen zudem zu vermehrtem Auftreten bösartiger Tumoren.

Krankheitsbilder

Agammaglobulinämie. Sie beruht auf einem Mangel an humoralen Antikörpern. Die lymphatischen Organe sind mit Ausnahme des Thymus unterentwickelt. Plasmazellen und Plasmazellvorstufen fehlen völlig. Auch B-Lymphozyten sind nicht vorhanden, während die Zahl der T-Lymphozyten normal ist.

Di-George-Syndrom. Hier ist die zellvermittelte Immunität infolge eines Defektes des T-Lymphozytensystems blockiert. Der Thymus ist unterentwickelt oder fehlt vollständig. Zudem bestehen eine Aplasie oder Hypoplasie der Epithelkörperchen und häufig auch Mißbildungen des Herzens und der großen Blutgefäße.

Severe Combined Immundeficiency (SCID). Unter diesem Krankheitsbild versteht man eine Gruppe angeborener Defekte sowohl der humoralen Antikörperbildung als auch der zellvermittelten Immunität. Das gesamte lymphatische System, einschließlich des Thymus, ist unterentwickelt. B- und T-Lymphozyten sowie Plasmazellen und Plasmazellvorstufen fehlen. Die betroffenen Kinder sterben meist im ersten Lebensjahr an rekurrierenden Infekten.

Definierte Krankheitsbilder dieser Gruppe sind:
- „Schweizer Typ",
- Adenosindesaminasemangel,
- retikuläre Dysgenesie,
- Wiskott-Aldrich-Syndrom,
- Louis-Bar-Syndrom.

Erworbene Defekte des humoralen und zellulär gebundenen Immunsystems treten beispielsweise auf bei:
- Mangelernährungen,
- Virusinfekten,
- Tumorleiden (insbesondere maligne Lymphome),
- Langzeitbehandlungen mit Immunsuppressiva, Zytostatika, Kortikoiden und Röntgenstrahlen.

Dies zeigt, daß bestimmte therapeutische Maßnahmen das Immunsystem mit allen Konsequenzen für die Immunabwehr von bakteriellen, viralen und pilzbedingten Infektionen schädigen können.

AIDS. Die bekannteste und wichtigste Erkrankung aus der Gruppe der erworbenen Immundefekte ist das erworbene Immundefektsyndrom (AIDS), eine erworbene Defektimmunopathie, welche durch das HIV-Virus (humanes Immundefizienzvirus) ausgelöst wird. Es führt zu schweren rezidivierenden und persistierenden Infektionen durch opportunistische Erreger, die unter normalen Verhältnissen der Immunabwehr nicht krankheitserregend sind. Außerdem tragen die betroffenen Patienten ein wesentlich höheres Tumorrisiko insbesondere für den bösartigen Gefäßtumor „Kaposi-Sarkom" und für maligne Lymphome. Zielzelle des HIV-Virus ist der T_4-Lymphozyt. Seine Übertragung erfolgt durch:
- Sexualkontakte,
- Übertragung von Blut und Blutprodukten,
- needle-sharing bei Drogenabusus,
- die infizierte Mutter auf das ungeborene Kind (transplazentar).

Auf das erworbene Immundefektsyndrom wird an anderer Stelle ausführlicher eingegangen.

6.8 Örtliche und allgemeine Kreislaufstörungen und Blutungen

6.8.1 Blutkreislauf

Der Blutkreislauf dient:
- dem Antransport von Sauerstoff, Nährstoffen und Flüssigkeit zu den Geweben,
- dem Abtransport von Stoffwechselprodukten, einschließlich CO_2, zu den Ausscheidungsorganen (Niere, Lunge, Haut, Darm und Leber),
- dem Transport von Enzymen, Hormonen und intermediären Stoffwechselprodukten.

Störungen des Blutkreislaufes ergeben sich aus:
- Störungen der Herztätigkeit,
- Störungen des Blutumlaufes von seiten der Gefäße,
- Veränderungen der Zusammensetzung des strömenden Blutes,
- lokalen Blutumlaufstörungen.

Störungen der Herztätigkeit

Störungen der Herztätigkeit entstehen bei Erkrankungen des Herzmuskels – dem Motor des Blutkreislaufes –, bei Erkrankungen der Herzklappen – dem Ventilmechanismus des Motors – und bei Störungen des Zusammenspiels der einzelnen Teile des Herzens.

Störung des Herzmuskels

Eine Störung des Herzmuskels kann angeboren sein in Form einer fehlerhaften Anordnung der Myokardfasern (Kardiomyopathie), oder sie wird im Laufe des Lebens erworben als Folge von Stoffwechselstörungen einschließlich des Elektrolytstoffwechsels, Durchblutungsstörungen oder Herzmuskelentzündung. Stoffwechselstörungen beruhen entweder auf einem Mangel bestimmter Substanzen, die für die Energiegewinnung notwendig sind, wie Kohlenhydrate, Kalium und Sauerstoff, oder die Utilisation von Energieträgern und Energievermittlern ist gestört, wie dies unter Kaliummangel der Fall ist. Erkrankungen der Herzkranzgefäße (Arteriosklerose, Thrombose, Entzündung) führen zu Durchblutungsstörungen des Herzmuskels. Diese machen sich besonders dann bemerkbar, wenn vom Herzmuskel eine Leistungssteigerung gefordert wird, beispielsweise im Zusammenhang mit einer vermehrten körperlichen Beanspruchung oder psychischen Streßsituation. Das rasch zunehmende Sauerstoffdefizit verursacht ein schweres Krankheitsgefühl mit anfallsartiger Angina pectoris bis zum Dauerschmerz und führt, wird es nicht durchbrochen, zum Herzinfarkt. Bei einer Herzmuskelentzündung erfahren die Myokardfasern direkt eine toxische Schädigung.

Erkrankungen der Herzklappen

Herzklappenfehler sind angeboren oder werden als Folge von Herzklappenentzündungen im späteren Leben erworben. Es können gleichzeitig mehrere Klappen betroffen sein. Klappenfehler stören die Kreislaufökonomie und verursachen, je nachdem, um welche Art von Klappenfehler es sich handelt, eine vermehrte Volumenbelastung oder eine vermehrte Druckbelastung des Herzmuskels, der nach einer mehr oder weniger langfristigen Phase der Anpassung an die veränderten Verhältnisse schlußendlich unter der vermehrten mechanischen Beanspruchung versagt.

Störungen des Zusammenspiels

Störungen im Zusammenspiel der einzelnen Anteile des Herzens ergeben sich aus der Störung der Erregungsbildung und der Reizleitung, also jener „elektrischen Impulse", die unter normalen Bedingungen das Herz zu einer geordneten Kontraktion anregen.

Dies äußert sich klinisch:
- als Tachykardie,
- Bradykardie,
- absolute Arrthythmie,
- im Auftreten von Extrasystolen.

Auch die verschiedenen Schenkelbilder sind so zu erklären. Pathologisch-anatomisch verbergen sich dahinter in der Regel:
- kleine Herzinfarkte,
- eine Verfettung des Reizleitungssystems,
- eine Herzmuskelentzündung.

Störungen des Blutumlaufes von seiten der Gefäße

Das Blut befindet sich deshalb im Zustand der Bewegung, weil es vom Ort des höheren Drucks zu dem eines niedrigeren Druckes ausweichen muß. Für die eigentliche Fortbewegung des Blutes durch die Tätigkeit des Herzens kommt das Blutgefäßsystem in Betracht, das aus Arterien, Venen und Kapillaren besteht. Das Herz wirft rhythmisch Blut in die Aorta aus. Während der Diastole, sobald die Aortenklappen geschlossen sind, ist die Aorta nur noch zur Peripherie hin geöffnet. Das Blut kann also nur in diese Richtung fließen, wobei die Aorta die Funktion eines Windkessels übernimmt und für einen gleichmäßigen Abstrom des Blutes sorgt.

Die Blutgefäßwände bestehen, mit Ausnahme jener der Kapillaren, aus glatter Muskulatur, elastischen Fasern und Bindegewebe. Die Aorta und die Mehrzahl der unmittelbar aus ihr entspringenden Arterien enthalten relativ mehr elastisches Fasergewebe; die von der Aorta weiter entfernt liegenden Arterien relativ mehr glatte Muskulatur. Die Venenwand enthält vergleichsweise mehr Bindegewebe. Die Kapillarwände, durch welche der Stoffaustausch erfolgt, bestehen nur aus einem zarten Fasergeflecht und aus Endothelzellen. Glatte Muskulatur und elastische Fasern sorgen dafür, daß die Gefäßwände immer unter einer bestimmten Spannung stehen und der Blutdruck in den Gefäßen aufrechterhalten bleibt.

Störungen des Blutumlaufes von seiten der Gefäße können sich nun in mehrfacher Hinsicht ergeben. *Störungen des Erhaltungsstoffwechsels* der Gefäßwand beispielsweise führen zu Nekrosen in der Gefäßwand selbst. Die Spannung der Gefäßwand geht dadurch verloren. *Hoher Blutdruck* führt zu abnorm hoher Belastung der Gefäßwand und begünstigt die Einlagerung von Fett-Eiweiß-Verbindungen in die inneren Schichten der Gefäßwand. Daraus resultieren die Veränderungen der Arteriosklerose mit all ihren Folgeerscheinungen. *Massive Blutverteilungsstörungen* als Folge eines Traumas, einer Intoxikation oder einer allergischen Reaktion (anaphylaktischer Schock) verursachen das klinische Bild des Schockzustandes, das höchste Lebensgefahr für den Patienten bedeutet.

Veränderungen der Zusammensetzung des strömenden Blutes

Plethora bedeutet die Vermehrung der Gesamtblutmenge. Dahinter kann sich eine Vermehrung des Blutplasmas oder der Blutzellen verbergen. Ist die Anzahl der normalen weißen Blutkörperchen vermehrt, etwa bei einer Entzündung, spricht man von einer *Leukozytose*. Sind die weißen Blutkörperchen so verändert, daß sie die Charakteristika von Krebszellen aufweisen, so handelt es sich um eine *Leukämie*. Vergleichbare Veränderungen sind auch für die beiden Systeme der roten Blutkörperchen und der Blutplättchen bekannt. Die Verminderung der Gesamtblutmenge heißt *Oligämie*.

Lokale Blutumlaufstörungen

Ischämie und Hyperämie

Die Blutzufuhr zu einem bestimmten Organ oder Gewebe kann gestört sein, indem entweder zuwenig Blut hinkommt oder zuviel Blut daraus wegfließt. Beides verursacht eine *Blutleere* (Ischämie), die zum *Gewebeuntergang* (Nekrose) führen kann. Die blutleeren Körperteile fallen durch ihre Blässe auf.

Strömt zuviel Blut in ein Organ oder Gewebe oder fließt zuwenig Blut daraus ab, so entsteht der Zustand der *Blutüberfülle* (Hyperämie). Das betroffene Organ oder Gewebe zeigt in Abhängigkeit von der Ursache dieser Veränderung tiefrote oder blaurote Farbe. Unter bestimmten Voraussetzungen kann auch dieser Zustand zum Gewebeuntergang – zur Nekrose – führen.

Thrombose

Thrombose bedeutet Blutgerinnung während des Lebens im Inneren eines Gefäßes. Der Thrombus ist das Gerinnungsprodukt.

Für die Entstehung einer Thrombose sind drei Kreislauffaktoren von Bedeutung:
- Verlangsamung des Blutstromes, z.B. in Krampfadern infolge der Vergrößerung des Venendurchmessers,
- Veränderungen der Gefäßwand, z.B. durch Verletzungen, Entzündungen, Arteriosklerose,
- Veränderungen der Zusammensetzung des Blutes, z.B. Vermehrung der Thrombozyten, Vermehrung des Fibrinogens.

Wegen der relativ geringeren Blutströmungsgeschwindigkeit in den Venen sind dort Thromben häufiger als in den Arterien.

Zwei Arten von Thromben werden unterschieden:
- Gerinnungsthromben,
- Abscheidungsthromben.

Gerinnungsthromben entsprechen in ihrer Zusammensetzung der in sich verfestigten Blutsäule, enthalten also Fibrin und alle zellulären Bestandteile des Blutes.

Abscheidungsthromben bestehen vorwiegend aus Fibrin und Thrombozyten, welche auf die Intima einer krankhaft veränderten Gefäßwand sedimentieren.

Thromben beginnen bald nach ihrer Entstehung durch Flüssigkeitsverlust zu schrumpfen. Die fermentative Aktivität der im Thrombus gefangenen Blutzellen verursacht eine teilweise Erweichung. Nach wenigen Tagen wachsen von der Gefäßwand herkommende Bindegewebszellen und Kapillaren in den Thrombus ein und bilden ein Granulationsgewebe, das ihn mit der Zeit ersetzt und eine narbige Umwandlung einleitet. Er kann aber auch teilweise oder vollständig rekanalisiert werden. Organisierte Thrombenteile können nach Wochen und Monaten sogar verkalken und werden dann im Röntgenbild als sogenannte *Venensteine* (Phlebolithen) dargestellt. Ein Thrombus kann ferner bakteriell besiedelt sein und zum Ausgangspunkt einer Sepsis werden.

Thromben verursachen Blutstauungen und begünstigen die Entstehung von Stauungsödemen. Bekannt ist das Auftreten von Unterschenkelödemen bei Thrombosen der Wadenvenen.

Embolie

Unter *Embolie* versteht man grundsätzlich die Verschleppung von körpereigenen oder körperfremden Partikeln oder partikelähnlichen Substanzen auf dem Blutweg. Die Verschleppung solcher Partikel durch das strömende Blut erfolgt so lange, bis sich die Partikel in der Blutbahn festgefahren haben, wodurch lokale Durchblutungsstörungen hervorgerufen werden. Eine Embolie kann sich ebenso auf der venösen wie auf der arteriellen Seite des Kreislaufes abspielen. Der im Blut mitschwimmende Partikel ist der Embolus, der bei der Entstehung von Embolien mitwirken kann (Tab. 6.**3**).

Die häufigsten Emboliequellen sind *Thrombosen,* meist entstanden in den Waden-, Schenkel- oder Beckenvenen. Die Loslösung eines venösen Blutpfropfens, wie dies bei körperlicher Anstrengung, Einsatz der Bauchpresse, postoperativer Mobilisierung von Patienten vorkommen kann, führt zur Verschleppung des Gerinnsels in den Lungenkreislauf und zur Entstehung einer Lungenarterienembolie, die oft tödlich verläuft.

Fettembolien kommen bei massiven Weichteilverletzungen und Knochenzertrümmerungen vor, indem Fetttröpfchen aus dem zertrümmerten Gewebe von eröffneten Venen aufgenommen werden und mit dem Blutstrom in die Lungen gelangen, von wo aus sie in weitere Organe wie Gehirn, Nieren u. a. transportiert werden können.

Tabelle 6.**3** Partikel oder partikelähnliche Substanzen und die Embolien, bei denen sie mitwirken können

Partikel oder partikelähnliche Substanzen	Embolie
Thromben	Thrombembolie
Fetttropfen	Fettembolie
Gasblasen	Gasembolie (meist Luftembolie)
Fruchtwasser	Fruchtwasserembolie
Zellen	Zellembolie
Bakterien	Bakterienembolie
Fremdkörper	Fremdkörperembolie

Gasembolien ergeben sich beim Eindringen von Luft in das Venensystem, wie dies bei Operationen im Hals- und Thoraxbereich vorkommen kann. Gasembolien sind ferner die Ursache der Druckabfallkrankheit bei Caissonarbeitern oder der Zwischenfälle bei Höhenfliegern.

Fruchtwasserembolien der Mutter ereignen sich bei langer Dauer des Geburtsvorganges oder vorzeitiger Plazentalösung.

Zellembolie bedeutet Verschleppung von Zellen oder Zellverbänden. Dies wird im Rahmen schwerer Verletzungen mit ausgedehnten Gewebszertrümmerungen beobachtet oder bei malignen Geschwülsten, die in Blutgefäße einwachsen.

Bakterienembolien ereignen sich bei Pyämie und Sepsis.

Fremdkörperembolien werden durch Fremdkörper verursacht, die von außen her eingedrungen sind (abgebrochene Injektionsnadeln, Splitter, Geschosse u. a.).

Infarkt

Infarkte sind Nekrosen infolge von Durchblutungsstörungen. Eine Mangelversorgung wegen nicht mehr ausreichender Durchblutung kann aus verschiedenen Ursachen entstehen. In erster Linie sind hier Gefäßverschlüsse durch Embolie oder an Ort und Stelle entstandene Thromben zu erwähnen. Mit einer Mangelversorgung bestimmter Gefäßprovinzen ist jedoch auch bei absinkendem Blutdruck zu rechnen, vor allem dann, wenn gleichzeitig arteriosklerotische Gefäßwandveränderungen vorliegen, welche die lichte Weite der Gefäße einengen.

Prinzipiell werden zwei Infarkttypen unterschieden:
– anämische Infarkte,
– hämorrhagische Infarkte.

Anämische Infarkte. Sie sind blutarm und sehen deshalb blaß aus.

Vorkommen: Sie entstehen als Folge einer arteriellen Embolie oder Thrombose überall dort, wo aus den anatomischen Gegebenheiten heraus eine Versorgung des von der Durchblutung ausgeschalteten Gebietes über Kollateralen nicht ausreichend möglich ist. Dies trifft vor allem für Infarkte des Extremitätenskelettes, des Gehirns und des Herzens sowie auch für Infarkte der Milz und der Nieren zu. In diesen Organen wird die Mehrzahl der anämischen Infarkte beobachtet.

Hämorrhagische Infarkte. Sie sind blutreich und besitzen deshalb eine dunkelblaurote Farbe. Das Blut zirkuliert jedoch nicht mehr, sondern steht im infarzierten Gebiet.

Vorkommen: Hämorrhagische Infarkte treten besonders in den Organen auf, die zwei Blutversorgungskreisläufe mit ausreichenden Kollateralen untereinander besitzen. Dies ist in der Lunge und in der Leber der Fall. Wird ein Kreislauf durch einen Embolus blockiert, so läuft unter bestimmten Voraussetzungen das infarzierte Gebiet über den zweiten Kreislauf mit Blut voll, schwillt dadurch an und verfärbt sich dunkelblaurot.

Infarktnekrosen werden durch Granulationsgewebe resorbiert und im Laufe der Zeit schließlich durch Narbengewebe ersetzt.

6.8.2 Blutungen

Blutungen werden nach ihrer Art unterschieden (Tab. 6.**4**).

Sie entstehen ganz allgemein durch:
- Verletzungen der Gefäßwand (Traumen, Zerreißungen bei Blutdruckerhöhung),
- Undichtwerden der Gefäßwand infolge Fehlens eines bestimmten Gefäßwandbausteines oder mehrerer Gefäßwandbausteine,
- Störungen des Gerinnungssystems des Blutes (Thrombopenie, Vitamin-K-Mangel).

Von der Blutungsmechanik her sind 2 Blutungstypen zu unterscheiden:
- Blutungen per rhexin = Blutungen durch Gefäßzerreißung bei Traumen, Gefäßwanderkrankungen oder Tumoren, und Geschwüre, welche die Gefäßwand schädigen,
- Blutungen per diapedesin = Blutungen infolge Blutdurchwanderung der Gefäßwand bei Undichtwerden der Gefäßwand oder Störung des Gerinnungssystems. Meist handelt es sich um kapillare Blutungen.

Tabelle 6.**4** Art der Blutung und ihre Symptome

Art der Blutung	Symptome
Arterienblutung	– spritzen pulssynchron – hellrotes Blut
Venenblutung	– fließen gleichmäßig – dunkelrotes Blut
Kapillarblutung	– punktförmig – flohstichartig – meist multipel

Tabelle 6.5 Terminologie besonderer Blutungen

Meläna	Magen-Darm-Blutung mit Schwarzverfärbung des Stuhles (Teerstuhl)
Hämatemesis	Bluterbrechen
Hämoptyse	Bluthusten
Hämatothorax	Blutansammlung in der Pleurahöhle
Hämatoperikard	Blutansammlung im Herzbeutel
Hämatoperitoneum oder Hämaskos <	Blutansammlung in der Bauchhöhle
Hämatom	Bluterguß im Gewebe
Hämarthros	Blutansammlung in einem Gelenk
Apoplexie	Plötzlich einsetzende Blutung. Dieser Begriff findet hauptsächlich Verwendung als Bezeichnung für den Vorgang der Hirnmassenblutung, meist bei Bluthochdruck

Terminologie besonderer Blutungen

Die folgende Tabelle (Tab. 6.5) gibt abschließend einen kurzen Überblick über die Terminologie besonderer Blutungen.

6.9 Störungen des Gasaustausches und der Sauerstoffversorgung

6.9.1 Gasaustausch

Die Erhaltung der Lebensvorgänge ist an einen geregelten Gasaustausch gebunden, der in der Lunge erfolgt. Dort wird Sauerstoff aus der Einatmungsluft entnommen und an Erythrozyten gebunden, während im Austausch Kohlendioxyd (CO_2) an die Ausatmungsluft abgegeben wird. Der Austausch erfolgt durch Diffusion. Mit dem Blut wird der Sauerstoff in alle Körperregionen transportiert, um dort die sauerstoffabhängigen Stoffwechselvorgänge zu versorgen.

6.9.2 Störungen der Sauerstoffversorgung

• • • • Vollständige Unterbrechung der Sauerstoffzufuhr

Diese Störung nennt man *Anoxie*. Sie führt innerhalb weniger Minuten zur Bewußtlosigkeit und zum Tod durch Ersticken (*Asphyxie*), nachdem das Gehirn im Sauerstoffdefizit seine Funktion nach kurzer Zeit irreversibel einstellt. Sauerstoffmangel im Gewebe nennt man *Hypoxidose*, daraus resultierende Gewebsveränderungen sind die *Hypoxidosen*.

Die Unterbrechung der Sauerstoffzufuhr kann an jeder Stelle zwischen äußerer Atmosphäre, Atemwegen, Lungen, strömendem Blut, Extrazellulärraum und Intrazellulärraum erfolgen. In großer Höhe ist der Sauerstoffgehalt der Atemluft bereits erheblich geringer, so daß Extrembergsteiger unter Umständen auf assistierende Sauerstoffzufuhr aus Atemgeräten zurückgreifen müssen. Bereits in Höhen über 2500 m sind die Muskelreflexe als Folge des Sauerstoffmangels herabgesetzt. Müdigkeit, Trägheit, Kopfschmerzen und Schlaflosigkeit können sich bemerkbar machen. Innerhalb mehrerer Tage bis weniger Wochen paßt sich der Organismus jedoch an diese neue Situation an, indem er die Zahl der zirkulierenden Erythrozyten als den intravasalen Sauerstoffträgern erhöht. Die Symptome verschwinden wieder. Über 5000 m Höhe führt der Sauerstoffmangel zu einer Steigerung der Muskelreflexe, die von Muskelkrämpfen und Lähmungserscheinungen gefolgt sein können, bis bei weiterer Abnahme der Sauerstoffkonzentration schließlich der Tod eintritt.

• • • • Verminderte Sauerstoffzufuhr

Die Verlegung der Atemwege
- durch Aspiration eines Fremdkörpers,
- durch ein Schleimhautödem der Stimmritze im Rahmen eines Infektes, Insektenstiches, einer allergischen Reaktion oder durch einen Tumor,
- beim Erhängungs- und Ertrinkungstod

führt zu einer verminderten bzw. unterbrochenen Sauerstoffzufuhr.

Beim Lungenödem, auftretend beispielsweise bei Linksherzinsuffizienz, hyalinen Membranen, wie sie bei protrahiertem Kreislaufschock auf der Oberfläche der Alveolen vorkommen, und interstitieller Lungenentzündung ist die Diffusionsstrecke des Sauerstoffs zwischen den Erythrozyten in den Kapillaren und dem Alveolarraum verlängert, gefolgt von Sauerstoffmangelsymptomen.

Zu einem funktionellen Ausfall ganzer Lungenanteile oder der ganzen Lunge kommt es durch:
- chronische Lungenentzündung,
- Lungenfibrose,
- Lungentumoren,
- Lungenmetastasen,
- Lungenatelektasen.

• • • • Durchblutungsstörungen

Durchblutungsstörungen der Lungen stören die Sauerstoffversorgung des Organismus ebenso. Dies ist der Fall bei chronischer Blutstauung der Lungen als Folge einer Insuffizienz der linken Herzkammer oder bei Lungenarterienembolie, wobei mit dem Blut eingeschwemmte Blutgerinnsel kleinere und größere Lungenarterien verschließen und die zu versorgenden Lungenanteile von der Zirkulation ausgrenzen. Der Sauerstofftransport ist gestört, wenn die Zahl der Erythrozyten im Falle einer Anämie vermindert ist. Bei Kohlenmonoxydvergiftung (CO) wird die Sauerstoffbindungsstelle des Hämoglobins in den Erythrozyten durch CO blockiert.

6.9.3 Folgen des Sauerstoffmangels

Am empfindlichsten gegenüber Sauerstoffmangel reagiert, wie bereits erwähnt, das Gehirn. Nach vollständiger Blockierung der Sauerstoffzufuhr zum Gehirn beträgt seine Wiederbelebungszeit bei normaler Körpertemperatur lediglich etwa 8 bis 10 Minuten. Auch Herz, Nieren und Leber sind verhältnismäßig sauerstoffempfindlich. Dies gilt es bei Wiederbelebungsmaßnahmen zu berücksichtigen, nachdem das Herz nach einer Asphyxie von ca. 5 Minuten zunächst noch nicht die erforderliche Leistung erbringen kann, um den für die Hirndurchblutung erforderlichen Blutdruck aufzubauen. Das Überleben des Gesamtorganismus ist dadurch gefährdet, denn das Gehirn verfällt als erstes Organ der Nekrose. Dies führt zum Zustand der Dezerebrierung, d. h. zum Absterben und zur Selbstauflösung *(Autolyse)* des Gehirns, während das Herz weiterarbeitet. Solche Patienten sind klinisch tot.

Die Absperrung eines Organs oder Gewebes von der Blutzufuhr führt bei entsprechender Zeitdauer zu schweren lokalen Schäden. Bestimmte Zellgifte behindern die Sauerstoffversorgung in der Zelle und führen auf diesem Wege ebenso eine Sauerstoffmangelversorgung herbei.

Abhängig von der Sauerstoffempfindlichkeit der einzelnen Organe und der Zeitdauer eines chronischen Sauerstoffmangels sind die durch chronische Hypoxidose gesetzten Schäden reversibel. Herzmuskelzellen und

Leberzellen zeigen in diesem Zustand eine feintropfige Verfettung (fettige Degeneration) und verfallen nach längerer Zeit der Atrophie. Im akuten Sauerstoffmangel schwellen die Zellen durch Wassereinstrom an. Sind die Schäden irreversibel, verfällt das Gewebe der Nekrose. Im Vergleich zu Hirn, Herz, Leber und Nieren, aber auch anderen parenchymatösen Organen, sind mesenchymale Gewebe, d. h. Bindegewebe, Knorpel- und Knochengewebe und davon abstammende mesenchymale Organe, viel weniger sauerstoffempfindlich. Sie überleben wesentlich länger. Treten Nekrosen auf, so ist allerdings eine vollständige Regeneration ebensowenig möglich. Sie heilen narbig ab.

Literatur

1 Massage

Badtke, G.: Sportmedizinische Grundlagen der Körpererziehung und des sportlichen Trainings. Barth, Leipzig 1986

Birjukow, A. A., K. A. Katarow: Mittel zur Wiederherstellung der Leistungsfähigkeit des Sportlers. Phys. Ther. 1 (1980) 16

Blum, B.: Die atmungsaktive Massage. Phys. Ther. 8 (1987) 10

Breitling, B.: Krankengymnastik 39 (1987) 418

Bringezu G., O. Schreiner: Die Therapieform Manuelle Lymphdrainage. Haase, Lübeck, 1987

Brüne, L.: Reflektorische Atemtherapie, 2. Aufl. Thieme, Stuttgart 1983

Camrath, J. E.: Physiotherapie. Technik und Verfahrensweise. Begr. von P. Vogler. 3. Aufl. Thieme, Stuttgart 1983

Dalicho, A.: Massage. Eine Einführung in die Technik der Massage. Steinkopff, Darmstadt 1981

David, E.: Grundlagen der Sportphysiologie. Perimed, Erlangen 1986

Deuser, E.: Schnell wieder fit. Bintz, Offenbach 1978

Deuser, E.: Das japanische Massagestäbchen, 2. Aufl. FwG Fitneßwaren, Olpe o. J.

Dicke, E.: Meine Bindegewebsmassage, 4. Aufl. Hippokrates, Stuttgart 1962, 11. Aufl. 1979

Dicke, E., H. Schliack, A. Wolff: Bindegewebsmassage, 11. Aufl. Hippokrates 1982

Faßbender, H. G.: Feinstrukturelle Veränderungen bei verschiedenen Formen des Weichteilrheumatismus. In: Diagnostische und therapeutische Aspekte weichteilrheumatischer Syndrome. pmi & pharmamedical inform., Frankfurt/Main 1981

Flörkemeier, V., H. Hess: Arthritis, Arthrose, Schmerztherapie. Medical Tribune, Wiesbaden 1987

Gillert, O.: Hydro- und Balneotherapie. Pflaum, München 1988

Günther, R., H. Jantsch: Physikalische Medizin. Springer, Berlin 1982

Hamann, A.: Massage in Bild und Wort. Fischer, Stuttgart 1976

Heipertz, W.: Massage gestern, heute und morgen. Phys. 4 Ther. (1983) 278

Hentschel, H. D.: Zur Wirkungsweise und Indikation der klassischen Massage. Phys. Ther. 1 (1980) 15

Hentschel, H. D.: Alte und neue Wege der Massagetherapie. Phys. Ther. 3 (1982) 64

Hentschel, H. D.: Über die Massage in ihren Anfängen. Phys. Ther. 7 (1986) 506

Hentschel, H. D.: Über Naturheilverfahren und Außenseiter-Methoden. Phys. Ther. 8 (1987) 348

Kirchberg, F.: Handbuch der Massage und Heilgymnastik. Thieme, Leipzig 1926

Klingberg, A.: Schmerz – ein Körper-Seele-Phänomen. Dtsch. Krankenpf.-Z. (1987)

Knauth, K., B. Reiners, R. Huhn: Physiotherapeutisches Rezeptierbuch. Steinkopff, Darmstadt 1981

Kohlrausch, W.: Reflexzonenmassage in Muskulatur und Bindegewebe. Hippokrates, Stuttgart 1955

Kohlrausch, W.: Krankengymnastik 25 (1973)

Lampert, H., E. Schliephake: Kurzgefaßtes Lehrbuch der physikalischen Therapie. Fischer, Heidelberg 1972

Lewit, K.: Manuelle Medizin im Rahmen der medizinischen Rehabilitation. Barth, Leipzig 1987

Lidell, L., S. Thomas, C. Beresford-Cooke, A. Porter: Massage. Anleitung zu östlichen und westlichen Techniken. Mosaik, München 1984

Marnitz, H.: Ungenutzte Wege der manuellen Behandlung. Haug, Heidelberg 1978

Marquardt, H.: Reflexzonenarbeit am Fuß. Haug, Heidelberg 1976

Muschinsky, B.: Massagelehre in Theorie und Praxis. Fischer, Stuttgart 1984

Quilizsch, G.: Technik der Segmentmassage. Müller & Steinicke, München 1975

Rulffs, W.: Moderne Aspekte der Bürstenmassage. Dtsch. Badebetrieb 70 (1979) 518

Rumberger, E.: Animalische Physiologie. Schriftenreihe: Medizin von heute. Troponwerke, Köln 1982

Scheidt, W.: Die Bindegewebsmassage nach Leube-Dicke im Spiegel der Leitwerklehre. 1952

Scheidt, W.: Die menschlichen Inbilder, 3. Aufl. Urban & Schwarzenberg, München 1954

Schmidt, R. F.: Schmerzauslösende Substanzen. Phys. Ther. 3 (1982), 125

Schoberth, H.: Sportmedizin. Fischer Taschenbuch, Frankfurt/Main 1977

Schoberth, H.: Postoperative Rehabilitation des Kniegelenkes bei Sportlern. Dtsch. Badebetrieb 77 (1986) 292

Schoberth, H.: Die Möglichkeiten und Grenzen der Massagebehandlung. Phys. Ther. 8 (1987) 624

Schuh, I.: Bindegewebsmassage. Fischer, Stuttgart 1986

Schwope, F.: Sportmassage, Rowohlt, Reinbek 1987

Sedlacek, F.: Die Fußreflexzonen. Dtsch. Badebetrieb 71 (1980) 898

Stork, H.: Vergleichende Betrachtung über Massage und hydrotherapeutische Maßnahmen. Phys. Ther. 3 (1982) 337

Teirich-Leube, H.: Grundriß der Bindegewebsmassage, 11. Aufl. Fischer, Stuttgart 1986

Terrier, J. C.: Manipulativmassage im Rahmen der physikalischen Therapie. Hippokrates, Stuttgart 1958

Thomsen, W.: Lehrbuch der Massage und manuellen Gymnastik. Thieme, Stuttgart 1970

Trettin, H.: Algesiologie in der Praxis. Dtsch. Badebetrieb 78 (1987) 635

Viol, M.: Grundlagen zur Einschätzung des Muskeltonusses. Medizin u. Sport 25 (1985) 78

Vodder, E.: Die manuelle Lymphdrainage und ihre medizinischen Anwendungsgebiete. Erfahrungsheilkunde 16 (1966) 7

Vogler, P., J. E. Camrath: Physiotherapie, 2. Aufl. Thieme, Stuttgart 1975

Winkel/Dos: Nichtoperative Orthopädie der Weichteile des Bewegungsapparates, Band 3. Fischer, Stuttgart 1987

Wittlinger, H., G. Wittlinger: Einführung in die Manuelle Lymphdrainage nach Vodder, Bd. I – III, Haug, Heidelberg 1978

2 Gruppenbehandlung in der Physiotherapie

Battegay, R.: Der Mensch in der Gruppe. Huber, Bern 1974

Bräutigam, W., P. Christian: Physiosomatische Medizin, 4. Aufl. Thieme, Stuttgart 1986

Hüllemann, K.-D.: Rehabilitation bei koronarer Herzkrankheit. Kurse ärztl. Fortbild. 28 (1978) 347

Maisonneuve, J.: Gruppendynamik, 4. Aufl. Deutsche Verlagsanstalt, Stuttgart 1973

Meinhof-Pirson, U., H. Schlüter, T. Schmetzer: Grundlagen sensomotorischer Lernprozesse und Methoden zu ihrer Förderung. Ausbildungsseminar für Lehrer der Krankengymnastik, 1. Kurs 1979, unveröffentlichte Arbeit

Minsel, W.-R.: Praxis der Gesprächspsychotherapie. Böhlau, Köln 1974

Rogers, C. R.: Entwicklung der Persönlichkeit. Klett, Stuttgart 1976

Schewe, H.: Das „Human-performance-Modell". Ein Erklärungsansatz für das Bewegungslernen. Krankengymnastik 31 (1979)

Sjolund, A.: Gruppenpsychologie für Erzieher, Lehrer und Gruppenleiter, 2. Aufl. Quelle & Meyer, Heidelberg 1976

3 Hygiene

Fa. Bayer, Abt. Pflanzenschutz, 51368 Leverkusen, Postfach: Hygiene-Schädlinge, Lästlinge, Vorratsschädlinge, Materialschädlinge

Berufsgenossenschaft für Gesundheitsdienst und Wohlfahrtspflege, 22089 Hamburg, Pappelallee 35/37 Merkblatt M 716, Stand 5.84: Hautschutz für mediz. Assistenzberufe

Fa. Bode, 22525 Hamburg, Melanchthonstr. 27: Almanach – Fachbegriffe Krankenhaushygiene, 2. Aufl.

Fa. Bode, 22525 Hamburg, Melanchthonstr. 27: Infoblatt Krankheitserreger

Robert-Koch-Institut (Bundesgesundheitsamt): Richtlinie für Krankenhaushygiene und Infektionsprävention 1976, Loseblattsammlung. Fischer, Stuttgart

Bundesgesundheitsblatt: Schutzmaßnahmen bei übertragbaren Krankheiten, 37. Mai 1994, Sonderheft. Heymanns, Köln

Bundeszentrale für gesundheitliche Aufklärung, Köln: AIDS und HIV-Infektionen, Informationen für MitarbeiterInnen im Gesundheitsbereich, 3. Aufl.

Christiansen, B. Wille: Hygiene ABC, 3. Aufl. 1987 Fa. Marienfelde – Hygiene (MFH), Stresemann-Str. 364 – 368, 22761 Hamburg

Daschner, F.: Hygiene auf Intensivstationen. Springer, Berlin 1981

Daschner, F.: Forum hygienicum, 2. Aufl. MMV Medizin-Verlag, München 1989

Daschner, F.: Praktische Krankenhaushygiene und Umweltschutz. Springer, Berlin 1992

Geiß, H. K., J. Heidt: Klinische Infektiologie: Ein Konzept zur Bekämpfung nosokomialer Infektionen. Hygiene & Medizin 14 (1989) 4 – 22

Hartenauer, U., R. Gähler, U. Klinkebiel, M. Scherf, L. Ullrich: Hygienebewußte Intensivpflege. Zuckschwerdt, München 1985

Heese, Univ. Hautklinik – Tübingen: Latexallergien. Referat, Tagung d. Hygienefachkräfte Deutschland (VHD), Saarbrücken 1994

Hingst, V., M. Borneff: Hygiene-Ordner. Loseblattsammlung. Universitätsklinik Heidelberg

Jurreit, A.: Hygieneplan: Körperungeziefer und Hausschädlinge. Krankenhaushygiene und Infektionsverhütung 3 (1994) 31 – 32

Langanki, H. P.: Hygienemaßnahmen im physikalischen Therapiebereich. Desinfektion und Hygiene 1 (1987)

Mildner, U.: Hygienemanagement mit System. Schwester/Pfleger 8 (1989) 613

Bode, R.: Händehygiene und Hautschutz in der Klinik. Fa. MFH „Marienfelde" GmbH – 22761 Hamburg, Stresemann-Str. 364 – 368

Schulte, R.: Hygienische Anforderungen an Badeanlagen, Schwimmbäder und Hydrotherapien im Krankenhaus. Schwester/Pfleger 3 (1994) 215 – 217

Sonntag, H. G.: Infektionsketten. Hygiene und Infektionen im Krankenhaus. Fischer, Stuttgart 1983 (S. 153 – 165)

Steuer, W., U. Lutz-Dettinger: Leitfaden der Desinfektion, Sterilisation und Entwesung, 5. Aufl. Fischer, Stuttgart 1987

Steuer, W.: Krankenhaushygiene, 3. Aufl., Fischer, Stuttgart 1988

Tronnier, H.: Die Wirkungen von Desinfektionsmitteln auf die Haut und Möglichkeiten von Hautschutz und Pflege. Internationales wissenschaftliches Seminar „Händedesinfektionen" München 1981. Seminarband – Informed. Gräfelfing b. München

4 Erste Hilfe

Ahnefeld, F. W.: Notfallmedizin. Kohlhammer, Stuttgart 1984

Allgöwer: Allgemeine und spezielle Chirurgie, 3. Aufl. Springer, Berlin 1967

Borst, R. H.: Anästhesie und Intensivmedizin. Fresenius, Bad Homburg 1978

Buchfelder, M. u. A.: Handbuch der Ersten Hilfe. Schattauer, Stuttgart 1989

Ehalt, W.: Unfall Praxis, 5. Aufl. de Gryter, Berlin 1972

Freye, E.: Akute lebensbedrohliche Zustände. Zuckschwerdt, München 1990

Müller, K. u. S.: Erste Hilfe. Thieme, Stuttgart 1993

5 Verbandtechnik

Brückner, H.: Das Verbandbuch. VEB Volk und Gesundheit, Berlin 1985

Kunze, K., K. H. Haberer: Vergleichende Untersuchungen synthetischer und nichtsynthetischer Stützverbände. Unfallchirurg 97 (1994) 325

Most, E., D. Havemann: Kompendium der Verbandlehre. Thieme, Stuttgart 1984

Schlecker, G., R. Schweitzer-Köppern: Erstversorgung von Sportverletzten im ambulanten Bereich. Dtsch. Krankenpfl.-Z. 37 (1984) 407

Schoberth, H.: Grundlagen der Sportphysiotherapie. Ebert, Lübeck 1993

Stenger, E.: Verbandlehre, 4. Aufl., Urban & Schwarzenberg, München 1985

Zechel, H. G., J. Dreyer: Verbandstechnik. In Jäger, M., Wirth, C. J.: Praxis der Orthopädie, Thieme, Stuttgart 1986 (S. 109 ff.)

6 Allgemeine Krankheitslehre

Alexander, H., H. Raettig: Infektionsfibel. Thieme, Stuttgart 1968, 3. Aufl. 1987

Altmann, H.-W., F. Büchner, H. Cottier, E. Grundmann, G. Holle, E. Letterer, W. Masshoff, H. Meesen, F. Roulet, G. Seifert, G. Siebert: Handbuch der allgemeinen Pathologie, Bd. VII/I. Springer, Berlin 1956

Altmann, H.-W., F. Büchner, H. Cottier, E. Grundmann, G. Holle, E. Letterer, W. Masshoff, H. Meesen, F. Roulet, G. Seifert, G. Siebert: Handbuch der allgemeinen Pathologie. Springer, Berlin 1969

Benninghoff, A., K. Goerttler: Lehrbuch der Anatomie des Menschen, 1. Band, VII. Auflage, Urban & Schwarzenberg, München 1960

Boyd, W.: A Textbook of Pathology. Structure and Function in Disease. Lea & Fiebiger, Philadelphia 1979

Bucher, O.: Histologie und Mikroskopische Anatomie des Menschen. Huber, Bern 1956

Büchner, F.: Allgemeine Pathologie. Urban & Schwarzenberg, München 1950

Doerr, W.: Organpathologie, Bd. I–III. Thieme, Stuttgart 1974

Doerr, W., G. Quadbeck: Allgemeine Pathologie, 2. Aufl. Springer, Berlin 1973

Doerr, W., U. Bleyl, G. Döhnert, W.-W. Höpker, W. Hofmann: Allgemeine Pathologie, 2. Aufl. Springer, Berlin 1976

Eder, M., P. Gedigk: Lehrbuch der Allgemeinen Pathologie und der Pathologischen Anatomie, 33. Aufl. Springer, Berlin 1990

Fanconi, G., A. Wallgren: Lehrbuch der Pädiatrie. Schwabe, Stuttgart 1963

Flügel, K. A.: Neurologische und psychiatrische Therapie, 2. Aufl. Perimed, Erlangen 1987

Hamperl, H.: Lehrbuch der allgemeinen Pathologie und pathologischen Anatomie. 28 Aufl. Springer, Berlin 1968

Hermanek, P., L. H. Sobin: TNM Classification of Malignant Tumours, 4 th ed. Springer, Berlin 1987

Huhnstock, K,-H., W. Kutscha, H. Dehmel: Diagnose und Therapie in der Praxis, 5. Aufl. Springer, Berlin 1984

Jacob, W., D. Scheida, F. Wingert: Tumor-Histologie-Schlüssel ICD-O-DA (International Classification of Diseases for Oncology – Deutsche Ausgabe). Springer, Berlin 1978

Letterer, E.: Allgemeine Pathologie. Grundlagen und Probleme. Thieme, Stuttgart 1959

Leuthardt, F.: Lehrbuch der Physiologischen Chemie, 15. Aufl. De Gruyter, Berlin 1963

Müller, G.: Hygiene, Mikrobiologie, Seuchenlehre und allgemeine Hygiene. Nölke, Hamburg 1962

Mumenthaler, M.: Neurologie, 9. Aufl. Thieme, Stuttgart 1990

Reichel, H., A. Bleichert: Leitfaden der Physiologie des Menschen. 5. Aufl. Enke, Stuttgart 1970

Sandritter, W., G. Beneke: Allgemeine Pathologie. Schattauer, Stuttgart 1978

Schmidt, R. F., G. Thews: Physiologie des Menschen, 23. Aufl. Springer, Berlin 1987

Siegenthaler, W.: Klinische Pathophysiologie, 6. Aufl. Thieme, Stuttgart 1987

Siegenthaler, W.: Differentialdiagnose innerer Krankheiten, 16. Aufl. Thieme, Stuttgart 1988

Wagner, G.: Tumorlokalisationsschlüssel. Springer, Berlin 1988

Zollinger, H.-U.: Pathologische Anatomie, 5. Aufl., Bd. I u. II. Thieme, Stuttgart 1981

Sachverzeichnis

A

Abdominalverletzung 160
Abfallentsorgung 151
Ablagerung 255
Abscheidungsthrombus 268
Abszeß 243
Abwehrreaktion s. Immunreaktion
Abwehrspannung 160, 231
Acetongeruch 165
Acetylcholin 22
Adams-Stokes-Anfall 239
Addison-Krankheit 237, 262
Adenosindesaminasemangel 264
Adhäsion, Lösung, mechanische 17, 19
– Saugwellenmassage 53
– Stäbchenmassage 54
Adynamie 237
Agammaglobulinämie 263
Agenesie 259
Aggression 89
Agonie 233
Agranulozytose 261
AIDS 125, 264
– Isoliermaßnahmen 153
Akrozyanose 162, 164
Akupunktur 44
Akzeptieren 114
Aldehydallergie 146
Aldehyde 131, 135
Alkaptonurie s. Ochronose
Alkohol 131
Alkoholismus 227, 252
– Leberverfettung, degenerative 255
– Mallory-Körperchen 256
Allergen 261
Allergie 145 f
Alterungsprozeß 256 f

Amenorrhö 58
Amine, aromatische 227
– biogene 241, 261
Ammoniumverbindung, quartäre 132
Amöbenruhr 229
Amputationsverletzung 173
Analgesie 21 f
Anämie, Appetitlosigkeit 238
– perniziöse 223, 262
Aneurysma 221
Anfall, epileptischer 239
Angina pectoris 265
– – Periostbehandlung 43
Angiotom 26
Anisokorie 160
Anorexia 238
Anoxie 273
Antibiotikatherapie 126
Antigen-Antikörper-Komplex 261
Antigen-Antikörper-Reaktion 228
Antigene 260
– genetisch determinierte 250
Antikörper, humorale 260 f, 263
Aorta 266 f
Aortenklappe 266
Aortenstenose 239
Aplasie 259
Apoplexie 272
Appendizitis 59
Appetitlosigkeit 231, 238
Armschiene 201
Armzone 60
Arrhythmie 266
Arteria brachialis 172 f
– femoralis 172 f
Arterie 266 f
Arteriosklerose 222, 255
– Blutdruck, hoher 267

Sachverzeichnis

Arthritis, rheumatoide 245 f, 262
Arzt, hygienebeauftragter 120
Askariden 230
Aspergillus fumigatus 126
Asphyxie 273
Aspiration 170, 224, 273
Asthma bronchiale 261
– – Gruppenbehandlung 99 f
– – Massage, atmungsaktive 48
– – Rumpfschüttelung 15
– – Saugwellenmassage 53
Aszendenspunkt 41
Atemfrequenz, erhöhte 162, 176
Atemlähmung, zentrale 227
Atemmassage 47 f
Atemnot 164, 176
– Halswirbelsäulenfraktur 182
Atemstörung 158 f
– Intoxikation 178
Atemtherapie, apparative, Infektionsprophylaxe 146 f
– Tapotements 16
Atemtyp 158 f
– paradoxer 160
Atemwegsinfektion 146, 153
Atemwegsverlegung 273
Äthylalkohol 227
Ätiologie 216
Atmung, Überprüfung 157
Atopie 261
Atresie 259
Atrophie 223, 253
Aufbau, großer 75 f
Auspreßeffekt 13, 17 f
Ausscheidungsdesinfektion 132
Autoaggressionskrankheit 262 f
Autoantigene 246
Autoimmunerkrankung 260, 262 ff
Autosomen 217 f
Azidose, metabolische 158

B

Badeabteilung, Hygienevorschrift 149 f
Bäderheilkunde 2 f
Badezusatz 150
Bakteriämie 244
Bakterien 123 ff, 228
– gramnegative 240
– infektionsauslösende 124 f
– pyogene 243
– Vermehrung 124
Bakterienembolie 269 f
Bakterizidie 131 f
Bandscheibenerkrankung, Tiefenmassage 45
Bandwürmer 230 f
Baumwollstützverband 202
Beanspruchung, forcierte 256
Beatmung 167
Beatmungsgerät 147
– kontaminiertes 137
Beatmungszubehör, Desinfektion 137
Becken-Bein-Fuß-Gips 205, 207
Beckenfraktur 181
Beckenring-Gips 208
Behandlungsliege, Desinfektion 139
Beinzone, arterielle 59
Benommenheit 159, 175, 239
– Intoxikation 178
Bepanthen-Inhalat 147
Bereichskleidung 144
Beriberi 223
Berufskleidung 144
Bewegungsapparat, Segmentanschluß 63
Bewegungskorrektur 117
Bewegungsschiene 202 f
Bewegungstherapie in der Gruppe 87 ff
– – Ziel 94 ff
Bewegungsvermittlung 116 f
Bewußseinslage, Überprüfung 157
Bewußtlosigkeit 170 f
– Epilepsie 239
– kardiovaskulär bedingte 239
– Seitenlage, stabile 170 f
Bewußtseinsstörung 160, 177, 239 f
– Stadien 159
Bindegewebsmassage 5, 37, 54 ff
– Abheben einer Hautfalte 60 f
– Arbeitsgang am Arm 79 ff
– – am Bauch 76 f
– – am Bein 81 ff

Sachverzeichnis

Bindegewebsmassage, Arbeitsgang am Kopf 78 f
– – am Rücken 74 ff
– – am Thorax 77 f
– Aufbau, großer 75 f
– Ausführung 68 ff
– Ausgleichstrich 75
– Faszientechnik 73 ff
– flächige 68 ff
– Fragebefund 58 ff
– Frühreaktion, sympathische 67
– Geigengriff 83
– Hauptausgleichstrich 75 f
– Hautreaktion 67
– Hauttechnik 71 ff
– Intermediärzone 63
– Längsgang, paravertebraler 76
– Organreaktion 61
– Patientenempfindung 66
– Reaktionsweg 62 f
– Reizpunkt 66
– Schneidegefühl 66, 73 f
– Seitenhornsäule 63
– Sichtbefund 58 ff
– Spätreaktion, parasympathische 67 f
– Strichtechnik 71 ff
– Subkutisverschieben 60 f, 68
– Tastbefund 60 f
– Unterhauttechnik 73
– Verschiebeschicht, oberflächliche 62 f, 72
– – tiefe 62 f, 73
– Wirkung 65 f
Bindegewebszone 5
– Armzone 60
– Beinzone, arterielle 59
– Beziehung, nervös-reflektorische 61 ff
– Blasenzone 58
– Dünndarmzone 59
– Einziehung 56
– Genitalzone 58 f
– Herzzone 59
– klinisch stumme 55
– Kopfzone 60
– Leber-Gallen-Zone 59
– Magenzone 59
– Quellung 56
– Rückenschema 56
– sichtbare 57
– Untersuchung 55 ff
– Venen-Lymph-Zone der Beine 58
– Verstopfungszone 58
Bindenverband 186 ff
– Achtergang 187
– Kreisgang 187 f
– Schraubengang 187
Biot-Atmung 158
Bisolvon-Inhalat 147
Blähungen 58
Blasenkatheter 147
Blasenzone 58
Blässe 162
Blastopathie 258
Bleivergiftung 249
Blitzschlag 226
Blut, infektiöses 153
Blutdruck, hoher 267
Blutdruckabfall 65
Bluterkrankheit 219
Blutgefäß 266 f
Blutkreislauf 265 ff
Blutsenkungsgeschwindigkeit, beschleunigte 241
Blutstase 240
Blutstillung 172 f
Blutstrombeschleunigung 8
Blutstromverlangsamung 268
Blutumlaufstörung, lokale 267 ff
Blutung 271 f
– arterielle 271
– kapillare 271
– lebensbedrohliche 172 f
– per diapedesin 271
– – rhexin 271
– venöse 271
Blutverlust, Fraktur 181
Blutverteilungsstörung, massive 267
Blutviskosität 25
Blutzusammensetzung, Veränderung 267
Boecksche Krankheit 246
Bradykardie 28, 159, 266
Bradykinin 22, 241

Sachverzeichnis

Braun-Schiene 201
Brechdurchfall 180
Brechzentrum 238
Bronchialspasmus, Detonisierung 15
Bronchitis 48, 242
Brucellose 236
Brustwirbelsäulenfraktur 182
Bürstenmassage 49 f

C

Caissonkrankheit 225, 270
Calcium 224
Calciumphosphat 256 f
Calor 241
Candida albicans 126
Cheyne-Stokes-Atmung 158
Cholera 154
Cholesterin 255
Chromatin 248 f
Chromosomen 248
Chromosomensatz, abnormer 249
– diploider 248
Chromosomenstörung 217 f
Chromosomenzahl, Vermehrung 217 f
– Verminderung 217 f
Colitis ulcerosa 243
Commotio cerebri 175 f
Compartment-Syndrom 204
Cortisontherapie 126
Cramer-Schiene 201

D

Dachziegelverband 198
Dampfbehandlung 148
Dampfsterilisation 138
Darm, Maximalzone, muskuläre nach Kohlrausch 30
Darmbakterien 124
Darmerkrankung, infektiöse 154
Darmpolyp 58
Defektimmunopathie 263
Degeneration 254 ff
– fettige 254 f, 275
– fibrinoide 257
– hyaline 256 f
– mukoide 257
Dehnung 23
Dehnungsrezeptor 23
Dekubitus 154, 224
Dekubitusprophylaxe 37
Delta-Cast 202
Delta-Lite 202
Depression 37, 238
– Muskeltonus, veränderter 33
Dermatom 26 f
Dermographia elevata 67
– rubra 67
Dermographismus 20
Desaultverband 190 ff, 195
Desinfektion 129 ff
– Behandlungsgerät 139 f
– Definition 130
Desinfektionsmittel, chemisches 130 ff
– Umgang 137 f
Desinfektionsplan 138 ff
Desoxyribonukleinsäure 248, 258
Deszendenspunkt 41
Dezerebrierung 274
Diabetes mellitus 222
– – Glykogenablagerung 255
– – Leberverfettung, degenerative 255
– – Schock, septischer 240
– – Zelleinschluß, glykogenhaltiger 249
Diastole 266
Dickdarmentzündung 230
Dickdarmkrebs 222
Di-George-Syndrom 263
Diphtherie 243 f
Diphtherietoxin 124
Dismozon 148
Disposition 216, 221 f, 228
– genetische 219
Diurese 24
DNS-Viren 249
Dokumentation 106
Dolor 241
Dornwarze 149 f
Douche-massage d'Aix 3
Down-Syndrom 218

Druck, atmosphärischer 225
- hydrostatischer 51
Druckwelle 225
Dünndarmzone 59
Durchblutungshemmung 20
Durchblutungsstörung 274
- Bindegewebszone 59
- Ischämieschmerz 235
- Komplikation 270 f
- Massage 37
Durchblutungsvermehrung 20
Durchfall 224
Dyspnoe 160
Dysregulation 37, 44
Dystonie, vegetative 50

E

Echtheit 115
Effleurage 8 ff, 36
- arousal reaction 9
- oberflächige 8 f
- punktförmige 9
- tiefe 8 f
- Wirkung, deplethorische 8
- - schlaffördernde 10
Ehlers-Danlos-Syndrom 221
Einflußstauung 160
Einhandknetung 12 f
Einzelbehandlung 85 f
Eiteransammlung 243 f
Eiweißablagerung 256
Eiweißminderung 247
Eiweißstoffwechselstörung 219 f
Ektoderm 26
Ektotoxin 124
Ekzem 262
Elektrodenschwämmchen 148
Elektrotherapie 148
Elephantiasis 247
Ellenbogenquengelschiene 213
Embolie 176 ff, 269 f
Embryopathie 258
Empathie 114
Empyem 244
Emser-Salz-Lösung 147

Endoderm 26
Endoplasmatisches Retikulum 251
Endotoxin 124
Endozytose 250
Energiebildung 251
Enterokokken 125
Entstauungstherapie, physikalische 39
Entwicklungsstörung 258
Entzündung 240 ff
- Definition 240
- eitrige 243 f
- exsudative 242 ff
- fibrinöse 243
- gangränisierende 245
- granulierende 245 f
- hämorrhagische 244
- Kardinalsymptome 241
- nekrotisierende 245
- proliferative 245 f
- seröse 242
Entzündungsformen 242
Enzephalopathie, lymphostatische 40
Enzymdefekt 219 ff
Epilepsie 237, 239
Epitheloidzellen 246
Erbrechen 178, 224, 238 f
Erguß 247
- seröser 242
Erinnerungslücke 175
Erkrankung, akute 231
- chronische 232
- enzymabhängige 219 ff
- subakute 232
Erleben 115
Ermüdbarkeit, rasche 220
Ernährung 223 f
Erosion 245
Erröten 164
Erschütterung s. Vibration
Erste Hilfe 157 ff
Erysipel 243
Escherichia coli 125
Ethylenoxid 141
Ewing-Sarkom 222
Exanthem, urtikarielles 164
Exozytose 250
Exspiration, verlängerte 165

Exsudation 242 ff
Extrasystole 176, 266
Extremitätenfraktur 181

F

Fachkompetenz 117
Fadenpilze 229
Fascia thoracolumbalis 30
Faszientechnik 73 ff
Fertigbandage 196 f
Fetopathie 258
Fettembolie 269
Fettstoffwechselstörung 220 f, 254
Fettsucht 255
Fibrin 268
Fibrinogen 243, 268
Fibrinolyse 19
Fibrose 226
Fieber 231, 236 f
– Entzündung 242
– hohes 244
– intermittierendes 236
– kontinuierliches 236
– ondulierendes 236
– remittierendes 236
– Tagesschwankung 236
Fieberkrämpfe 237
Fiebertyp 236
Fieberursache 237
Fingerknetung 12
Fingerschiene 201
Fingerstreckkontraktur 212
Fingerverband 191
Flächendesinfektion 131 f, 134 ff
– gezielte 135 f
Flächendesinfektionsmittel 135 f
Flüssigkeitsansammlung (s. auch Ödem) 246
– Saugwellenmassage 53
Flussigkeitsausschwemmung 17 f
Flüssigseife 145
Formaldehyd 131, 141
Formaldehydallergie 146
Formalin 136
Fraktur 180 ff, 224
– Blutverlust 181
– Symptome 160, 180
Fremdkörperembolie 269 f
Friktion 8, 10 f
– Tiefenwirkung 11
Fruchttod, intrauteriner 217
Fruchtwasserembolie 269 f
Führungsstil, demokratischer 112
– partnerschaftlicher 112
Functio laesa 241
Fungizidie 131 f
Furunkel 243
Fußpilzprophylaxe 150
Fußreflexzonenmassage nach Ingham und Fitzgerald 48 f

G

G_1-Phase 258
Gallenkolik 43
Gallenstein 222
Gallenwegserkrankung 40
Gallenzone 59
Gametopathie 258
Gänsehaut 67, 237
Gargoylismus s. Pfaundler-Hurler-Syndrom
Gasaustauschstörung 272
Gasembolie 269 f
Gastritis, Bindegewebszone 59
– Reflexzonenmassage 49
– Schleimhautmetaplasie 260
Gastroenteritis 154
– katarhalische 242
Gate control theory 21 f
Gaucher-Krankheit 220
Geburtsvorbereitung 100 f
Gefäßkompression 23
Gegenirritationsbehandlung 42
Gehgips 205 f
Gehirn, Wiederbelebungszeit 274
Gehirnerschütterung 175 f
Geigengriff 83
Geißel 124, 229
Gelenk, Ruhigstellung 210
– überstreckbares 221

Gelenkaffektion 38
Gelenkerkrankung, degenerative 220
Gelenkkapsel, Verschleißerscheinung 256
Gen 248
Generationszyklus 258
Genitalzone, große 58 f
– kleine 58
Genmutation 219
Gerinnungsstörung 271
Gerinnungsthrombus 268
Gesäßmuskulatur, äußere, Friktionstechnik 11
Geschlechtschromosomen s. Gonosomen
Geschlechtsdisposition 222
Geschwulst s. Tumor
Gespräch 111, 114 f
Gesundheit, Definition 215
Gewebeschädigung, mechanische 224
Gewebsversprengung 259
Giebelrohr, Desinfektion 140
Gilchrist-Fertigverband 197
Gilchrist-Verband s. Schlauchbindenverband
Gipsbett 210
Gipsschale 205
Gipsschiene 205
Gipsschuh 207
Gipstutor 208
Gipsverband 202
Gliederfüßler 123, 230
Glomerulonephritis 261
Glottisödem 224
Glycoproteidstoffwechselstörung 221
Glykogenablagerung 255 f
Glykogendepot 223
Glykogenspeicherkrankheit 220, 252, 255
Glykogensynthese 251
Glyoxal 131
Golgi-Apparat 251 f
Gonosomen 217 f
Granulationsgewebe 245
Granulom 246
Gravidität 42
Grenzsegment 63, 65

Grippepneumonie 244
Grundinnervation 23
Grundsubstanz 253
Gruppe 88 f
– Definition 87
– Effekt, sozialer 90 f
– formelle 88
– geschlossene 102 f
– halboffene 102
– informelle 88
– offene 102 f
– Rollenbildung 90
– Zusammensetzung 106 f
Gruppenatmosphäre 91, 94, 112 f
Gruppenbehandlung 85 ff
– Asthma bronchiale 99 f
– Befundaufnahme 106
– Beginn 108 ff
– Bewegungskorrektur 117
– Bewegungstherapie 87 ff
– Bewegungsvermittlung 116 f
– Dokumentation 106
– Effektivität 87
– ergänzende 97 f
– Formen 96 ff
– Geburtsvorbereitung 100 f
– Gestaltung 110
– – des Endes 111
– bei gleichem somatopsychischen Zustandsbild 98 ff
– Informationsbeschaffung 105
– Kennzeichen 86 f
– Koronargruppe 99
– Lenkung, gruppenorientierte 112
– ohne medizinisches Behandlungsziel 101
– Methodik 107 ff
– Rahmenbedingung 104 ff
– Raum 105
– Schlußbetrachtung 117 f
– Teilnehmer, aufgabenorientierter 107
– – Ich-orientierter 107
– – interaktionsorientierter 107
– Teilnehmeralter 106
– Teilnehmerkreis 102
– Teilnehmermodus 103 f

- Teilnehmerzahl 104
- Vorüberlegung 108
- Zeitpunkt 104
- Ziel 85, 88, 94 ff
- – funktionales 94 f
- – sozioemotionales 95 f
- Zubehör 105
- Zugehörigkeitsgefühl 88

Gruppendruck 91 f
Gruppenfähigkeit 92
Gruppenform, Aspekt, inhaltlicher 96 ff
- – organisatorischer 102 ff
Gruppengröße 104
Gruppenleiter 89 f
- Aufgaben 112 f
- Dominanz 110
- Führungsstil 112
- Gesprächsführung 114 f
- Reflexionsfähigkeit 113
- Selbstdemonstration 114
- Unerfahrenheit 115
- Verhalten 111 ff
- Wahrnehmungsfähigkeit 113

Gruppenprozeß 88 ff, 92 f
- Ebene, funktionale 93
- – sozioemotionale 93 f, 98 f

Gruppenregel 113
Gymnastik 2
Gynäkomastie 218

H

Hackung 15 f
Halogene 131 f
Halsentzündung 60
Hals-Stützverband 189
Halswirbelsäulenfraktur 182
Hämarthros 272
Hämatemesis 272
Hämatokrit, Absinken 25
Hämatom 54, 272
Hämatoperikard 272
Hämatoperitoneum 272
Hämatothorax 272
Hammerzehe 198

Hämolyse 261
Hämoptyse 272
Hämorrhoiden 58
Händedesinfektion 131 ff
- chirurgische 134
- hygienische 133 f, 139, 145
Händewaschen 139, 145
Handpflege 139, 145
Hängegips 211 f
Harkengriff 10
Harnableitung 147
Harnwegsinfektion 121 f, 124 f
Hartspann, muskulärer 24
Hashimoto-Thyreoiditis 262
Haut, kalte 162
- Versorgung, sensible 71 f
Hautdesinfektion 131 f, 134
Hautemphysem 160
Hauterkrankung 38
Hautfalte, Abheben 60 f
Hautinfektion 154
Hautinspektion 36
Hautirritation 146
Hautkontakt 34
Hautkrebs 226
Hautmassagebürste 49
Hautmykose 150
Hautnekrose 225
- strahlenbedingte 226
Hautrezeptor 50
Hautrötung, reaktive 225
Hautzone 55
Head-Zone 27, 235
Heftpflasterzügelverband nach Hohmann 198, 200
Heilpackung 148 f
Heilung 232 f
Heißhunger 68
Heißluftsterilisation 138
Helminthen 123
Hemiparese 177
Hemmungsmißbildung 259
Hepatitis 59, 125
- chronische 232
- Händedesinfektion 134
- Isoliermaßnahmen 153
Hepatopathie 41

Herpes, Kerneinschluß 250
- zoster 125
Herz, Maximalzone, muskuläre nach Kohlrausch 30
Herzbeutelruptur 166
Herzflimmern 226
Herzinfarkt 166, 176 f, 265
- Bewußtseinsverlust 239
- Geschlechtsdisposition 222
- Rehabilitationsgruppe 99
- Rhythmusstörung 266
Herzinsuffizienz, Bewußtseinsverlust 239
- Stauungsödem 247
Herzklappenfehler 266
Herzkranzgefäßerkrankung 265
Herz-Kreislauf-Dekompensation 38
Herz-Kreislauf-Stillstand 166 ff
- Halswirbelsäulenfraktur 182
Herz-Kreislauf-Störung 159
Herz-Lungen-Wiederbelebung s. Reanimation
Herzmassage 167 ff
- Druckfrequenz 167
- Druckpunkt 167 f
Herzminutenvolumen, Senkung 239
Herzmuskelentzündung 265 f
Herzmuskelstörung 265 f
Herzmuskelzelle, Hypoxidose 274
Herzsegment 43
Herzstörung, funktionelle, Massage, atmungsaktive 48
- - Reflexzonenmassage 49
Herztätigkeit, Störung 265 f
Herzzone 59
Heuschnupfen 146
Hexaquart 139 f
Hirnblutung 240
Hirndruck 174 ff
Hirnentzündung 240
Hirnmassenblutung 272
Histamin 20, 22, 65, 235, 241, 261
Histokompatibilitätsantigene 250
Hitzedusche 51
Hitzemassage 51
HIV-Virus 264
Homogentisinoxidase 219

Hüftgelenksluxation, kongenitale 219
Hundebandwurm 230 f
Hunderterschere 163
Hunger 223
Hungerödem 223
Hyalin, bindegewebiges 256
- intrazelluläres 256
- vaskuläres 256
Hydrops 247
Hydrotherapie 3, 51
- Gewichtsreduzierung 51
Hygiene 119 ff
- persönliche 143 f
Hygienefachkraft 121
Hygienekommission 121
Hygieneplan 143 ff
Hygieneschädling 155
Hypalbuminämie 247
Hyperämie 17 f, 268
- aktive 241
- Knöchelgriff 10
- Massage, klassische 19 ff
- Tapotements 16
- Trockenbürstung 50
Hyperplasie 253, 259
Hyperstimulationsanalgesie 22
Hypertrophie 253
Hypoplasie 259
Hypotonus 177
Hypovolämie 239
Hypoxidose 273

I

Immunabwehr, unspezifische 263
Immundefekt, erworbener 264
Immungedächtnis 260
Immunglobulinspeicherung, vermehrte 256
Immunglobulinvermehrung 241
Immunisierung 228
Immunität, humorale 260
- zelluläre 260
Immunkomplexnephritis 261
Immunkomplexreaktion 261
Immunreaktion 234, 260

– gesteigerte 261
Immunschwäche 122, 125, 128
– Nahrungszufuhr, mangelhafte 223
– strahlenbedingte 226
Immunsystem 222
Inaktivität 253
Infarkt 176 ff, 270 f
– anämischer 270
– hämorrhagischer 270 f
Infarktnekrose 271
Infektion 228
– aerogene 127
– alimentäre 127
– endogene 122
– exogene 122
– Fieber 237
– Isoliermaßnahme 152 ff
– meldepflichtige 130
– nosokomiale 119 ff
– – Arten 121 f
– – Entstehung 122, 128 f
– – Häufigkeit 121
– – Ursachen 122 f
– pulmonale 121
Infektionsgefährdung 128 f
Infektionsprävention 119
Infektionsprophylaxe 146 ff
– ineffektive 123
Infektionsweg 126 f
– perkutaner 127
Infektnetz 128
Inhaliergerät 147
Inkontinenz 150
Instrumentendesinfektion 131 f, 136 ff
– chemische 136 f
– thermische 137
Instrumentendesinfektionsmittel 137 f
Insult, apoplektischer 176 ff
Intensivpatient 133
Interaktion 89 f, 93 f
Intermediärfilament 252
Intoxikation 178 f
– Gefahr 180
– Koma 240
– Maßnahmen 180
– Müdigkeit 237
Ischämie 267

– zerebrale 239
Ischämieschmerz 235
Isolation 34
Isoliermaßnahme 152 ff

J

Jackson-Epilepsie 239
Jazzgymnastik 101
Jod 131
Juckreiz 155, 230

K

Kaliumionen 22
Kaliummangel 224
Kalkeinlagerung, idiopathische 257
Kälte 225
Kanülenstichverletzung 127
Kapillardilatation 21
Kapillare 266
– Permeabilitätserhöhung 65
Kapillarisation 21
Karbunkel 243
Kardiomyopathie 265
Karotissinussyndrom 239
Karyolyse 249
Karyopyknose 249
Karyorrhexis 249
Karzinogene 227
Katalase 252
Katecholamine 65 f
Kausalgie 235
Keeler-Schaumstoffschiene 201
Keimzellenschädigung 258 f
Kerasin 220
Kerneinschluß 249 f
Kernkörperchen 248
Kernpolymorphie 249
Kernwandhyperchromasie 249
Kinin 22
Kirschner-Schiene 201
Klatschungen 15 f
Klebeverband 198
Kleidung 144

Kleinwuchs 259
Klinefelter-Syndrom 218
Klopfungen 15 f
Klumpfuß 219
Knetmassage 11, 18
Knetungen 11, 36
– Wirkung 19
Knie-Gipshülse 208
Knöchelgriff 10
Knochenbrüchigkeit, abnorme 221
Koagulationsnekrose 227
Kohlendioxid 272
Kohlenhydratstoffwechselstörung 220
Kohlenmonoxid 227
Kohlenmonoxidintoxikation 180, 274
Kohlenwasserstoffe, polyzyklische 227
Kokken 124
Kolchizin 249
Kolitis 59
Kollagen 223
Kollagenfaser, Verquellung, fibrinoide 257
Kollagenose 237, 262
Kollaps 240
– orthostatischer 239
Kolliquationsnekrose 227
Kolonbehandlung nach Vogler 40 ff
– – Indikation 41
– – Kontraindikation 41 f
Kolonmassage 51
Kolonpunkte 40 f
Koma 159, 239 f
Kommunikation 89 f
– averbale 89
– verbale 89
Kompressionsverband 186
Kongruenz 115
Konstitutionstyp, parasympathikotoner 35
– sympathikotoner 35
Kontaktaufnahme 97
Kontaktdermatitis 262
Kontaktinfektion 126
Kontraktur, Dehnung 210
Kopflaus 155
Kopfschmerz 60, 235
– Periostbehandlung 43

Kopfzone 60
Kornährenverband 187, 189
Körper, Gliederung, segmentale 26 f
Körperbehaarung, starke 7
Körpereinstellung, positive 34
Körperorientierung 34
Körperungeziefer 155
Kortikoide 126, 264
Kottransport 40
Kraftminderung 177
Krampfadern 58
Krämpfe 178
Krampfleiden, zerebralbedingtes 239
Krankenhausabfall 151 ff
Krankenhaushygiene 119
– Aufgabenverteilung 120 f
– normative Angaben 120
Krankenhaushygieniker 120
Krankheit 215 f
– genetische 217 ff
Krankheitsbereitschaft, erhöhte 216
Krankheitserreger 123, 228
Krankheitsgebiet, manifestes 44
– unterschwelliges 44
Krankheitslehre 215 ff
Krankheitssymptom 231 ff
Krankheitsursache 216 ff
– belebte 227 ff
– endogene 216 ff
– exogene 216, 222 ff
– unbelebte 222 ff
Krankheitsverlauf 231 ff
– schubweiser 232
Kranksein, chronisches 233
Krapp-Schiene 201
Krätzmilbe 155
Kreislaufstörung 265 ff
– lokale 241
Kreuzallergie 146
Kunststoffgips 202
Kussmaul-Atmung 158 f
Kyematopathie 258

L

Lagerungsschiene 201 f
Lähmung 177, 223
Lamblia intestinalis 229
Langfingrigkeit 221
Latexallergie 145
Lauge 227
Leben, intermediäres 233
Lebensenergie 43
Lebensmittelvergiftung 179
Leber-Gallen-Zone 59
Leber-Galle-System, Maximalzone, muskuläre nach Kohlrausch 30
Leberzelle, Hypoxidose 275
Leberzirrhose 227
Leiter, ärztlicher 120
Lendenwirbelsäulenfraktur 183
Leukämie 133, 267
Leukozytose 241, 267
Lingsche Gymnastik 4
Lipidspeicherkrankheit 220
Lipödem 39
Lipomatose 255
Lokalinfektion 243
Longuette 204 f
Lösungsmittelintoxikation 180
Louis-Bar-Syndrom 264
Lumbalsyndrom 45
Lunge, Durchblutungsstörung 274
Lungenembolie 178, 269
Lungenentzündung 274
Lungenfibrose 274
Lungenödem 273
Lupus erythematodes 262
Luxation 224
Lyme Borreliose 230
Lymphadenitis 229
Lymphdrainage, Effleurage 8
– Indikation 39 f
– Kontrainidkation 40
– manuelle 5
– Petrissage 17
– Streichung 17
– Verbandanordnung 187
– nach Vodder 39 f
Lymphflußverbesserung 17
– Massage 37
– Saugwellenmassage 53
Lymphödem 39, 247
Lymphozyten 260
– autoreaktive 262
Lysosomen 252

M

Mackenzie-Zone 27, 235
Madenwürmer 230
Magen, Maximalzone, muskuläre nach Kohlrausch 30
Magen-Duodenal-Ulkus 43
Magensegment 43
Magenzone 59
Malaria 229 f, 236
Mallory-Körperchen 256
Mangelerkrankung 223
Mangelernährung 247
– Zellatrophie 253
Marfan-Syndrom 221
Massage 1 ff
– ableitende 18
– apparative 49 ff
– atmungsaktive 47 f
– Behandlungsgrundsatz 5 ff, 35 ff
– Behandlungshäufigkeit 36
– Behandlungsreaktion 35 f
– Dosierungsgrundsatz 35 ff
– Durchführung 36
– Einfluß, reflektorischer 4
– fernöstliche 43 f
– Grifftechnik 8 ff, 36
– historische Entwicklung 1 ff
– Indikation 37
– klassische 8
– – Einfluß auf den Muskeltonus 23 f
– – – auf den Stoffwechsel 24 ff
– – – Wirkung, hyperämisierende 19 ff
– – – mechanische 17 ff
– – – schmerzlindernde 21 f
– – – segmentale 26 ff
– Kontraindikation 38
– Körperorientierung 34
– Lagerung 6

Massage, pädagogische Aspekte 29
- Patientenkonstitution 35
- psychologische Aspekte 29
- Raumtemperatur 6
- Schmerzhaftigkeit 35 f
- Schulter-Nacken-Region 6
- schwedische 3, 8
- in Seitenlage 7
- Spezialmassage 38 ff
- Sympathikussteigerung 34
- Tastbefund 36 f
- Trainingszustand, physischer 36
- Vagusaktivierung 34
- Wirkung, deplethorische 17
Massageöl 7
- Besiedlung, mikrobielle 148
Mastisolstreifentraktion 210 f
Mastzellen 20, 65
Maximalzone, muskuläre nach Kohlrausch 30
McArdle-Syndrom 220
Mechanorezeptor, Stimulation 9
Medikamentenwirkung, schädigende 227
Medizin, kurative 119
- präventive 119
- rehabilitative 119
Meläna 272
Meliseptol 139 f
Menstruationsbeschwerden 49, 58
Meridian 43
Mesoderm 26
Metamer 26
Metaplasie 259 f
Meteorismus 41
Migräne 235
- Massage, atmungsaktive 48
- - fernöstliche 44
- Reflexzonenmassage 49
- Vibrationsmassage 14
Mikrobiologie 123 ff
Mikrofilament 252
Mikrotubulus 252
Milchsäureausscheidung 24
Milzbrand 244
Minderdurchblutung 176
Mineralhaushalt 224

Mißbildung 229, 258 f
Mitochondrien 251
Mongolismus s. Down-Syndrom
Morbus s. Eigenname
Mosaikmuster 217
Mucosolvan-Inhalat 147
Müdigkeit 67 f, 231
- psychogene 238
- Ursachen 237 f
Mukopolysaccharide, saure 257
Mukopolysaccharidose 221
Müllvermeidung 152
Mund-Nasen-Schutz 144
Mund-zu-Mund-Beatmung 167
Mund-zu-Nase-Beatmung 167
Musculus erector trunci 30
- gastrocnemius, Streichung 9
- intercostalis 30
- latissimus dorsi 75
- obliquus externus abdominis 30
- pectoralis 30
- psoas 30
- quadriceps, Zweihandknetung 12
- rectus abdominis 30
- rhomboideus 30
- sartorius, Zweihandknetung 12
- transversus abdominis 30
- trapezius, Fingerspitzenknetung 13
- - pars descendens, Detonisierung 6
Muskel, ermüdeter 24
- Grundinnervation 23
- hypotoner 24
- Mehrdurchblutung 20
- Regenerationsfähigkeit 25
- tendomyotisch veränderter 29
- verkürzter 24
Muskelatrophie, progressive 219
Muskelischämie 23
Muskelreflexzone 4
Muskelrelaxation, schnelle 15
Muskelrheumatismus, Massage 37
- Stäbchenmassage 54
Muskelschmerz, ischämischer 21
- Trichinose 231
Muskelschwäche 224
Muskelschwund, Beriberi 223
- Glykogenose 220

Muskelspannung bei Organdysfunktion 29
Muskelspannungsschmerz 23, 33
Muskelspindel 23
Muskelstoffwechsel 11
Muskeltonus, aktiver 23
– erhöhter 23, 29
– Friktion 10
– Herabsetzung 23 f
– Massagewirkung 23 f
– passiver 23 f
– Petrissage 11
– Regulation 37
– Tapotements 16
Muskelzone 55
Mutation 217
Myasthenia gravis 262
Mykolyticum Lappe 147
Mykose, generalisierte 126
– oberflächliche 126
Myogelose 29, 37
– Massage, atmungsaktive 48
– Saugwellenmassage 53
– Stäbchenmassage 54
Myokardinfarkt s. Herzinfarkt
Myositis 38
Myotom 26

N

Nachtblindheit 223
Nackenmuskulatur, Fingerknetung 12
Nahrungsmittelallergie 146
Nahrungszufuhr, mangelhafte 223, 247, 253
Narbengewebe 245
Narbenmassage 19
– innere 47
– Stäbchenmassage 54
– nach Thomsen 45 ff
– – Abhebetechnik 47
– – Grifftechnik, querverschiebende 46 f
– – Schiebegriff 45
– – Verziehung, seitliche, quere 46 f
Narkolepsie 239

Nebenhöhlenentzündung 60
Nebennierenrindeninsuffizienz 237
Nekrose 245, 267 f, 274 f
– infarktbedingte 270
Nephrotisches Syndrom 247
Nervenfaser, langsam leitende 21, 234
– schnell leitende 22, 234
Nervensystem, vegetatives 35
Nervosität 44
Nervus-phrenicus-Läsion 182
Neuralgie 37
Neurodermitis 146
Neurose 37
Nickelallergie 146
Niemann-Picksche-Krankheit 221
Niereninsuffizienz 238
Nierenstörung 60
Non-Touch-Technik 185
Norm 88, 91
Notfall 157
– Symptome 160
Notruf 161
Noxe, mutagene 217
Nozizeptor 21
Nüchternschmerz 59

O

Oberarmmuskulatur, Rollung 15
Oberarmschaftbruch 211
Oberflächenschmerz 21
Oberschenkelmuskulatur, Rollung 15
– Walkung 14
Oberschenkelstumpfverband 189 f
Obstipation s. Verstopfung
Ochronose 219 f
Ödem 246 f
– Definition 246
– dysphorisches 247
– extrazelluläres 246 f
– hydrostatisches 247
– interstitielles s. Ödem, extrazelluläres
– intrazelluläres 246 f
– Massage 37
– onkotisches 247

Ödem, osmotisches 247
- phlebolymphatisches 39
Ohnmacht 239
Ohrensausen 60
Oligämie 267
Organ, inneres, Segmentanschluß 63 f
Organbeeinflussung, reflektorische 37
Organdysfunktion 29
Organelle 250 ff
Organhyperplasie 253
Organhypertrophie 253
Organstörung, funktionelle 49
Orientierung 157, 159
Osteogenesis imperfecta 221
Osteoid 223
Osteomalazie 224
Osteomyelitis 38
Osteosarkom 222
Osteotom 26
Oxidase 252
Oxyuren 230

P

Pain producing factors 22
Pankreas, Maximalzone, muskuläre nach Kohlrausch 30
Pankreasstörung 60
Parasiten, vielzellige 230 f
Parästhesie 58
Pathogenese, formale 216
- kausale 216
Pediculosis 155
Periarthropathia humeroscapularis 45
Perikarditis, fibrinöse 243
Periostbehandlung 5
- nach Vogler und Krauss 42 f
Peritendinitis achillae 54
Permeabilitätsstörung 240
Peroxisomen 252
Petit-mal-Anfall 239
Petrissage 8, 11 ff
Pfaundler-Hurler-Syndrom 221
Pflasterbinde, unelastische 198
Pflasterschnellverband 185
Pflasterverband 198 ff

Phagozytose 250
Phase des intermediären Lebens 233
Phenole 132
Phenylbrenztraubensäure 219
Phenylketonurie 219
Phlebo-Lipo-Lymphödem 39
Phlebolith 268
Phlegmone 243
Phosphatase, saure 252
Physiotherapie, Infektionsprophylaxe 146 ff
Pigmentierung, dunkelbraune 220
Pilze 125 f, 229
Pilzinfektion 126, 150
- Prädisposition 229
- Prophylaxe 150
Plasmakinin 235
Plasma-Sterilisation 142
Plasmazellen 260
Plattenepithelmetaplasie 260
Plethora 267
Pleuraempyem 244
Pleuritis 38, 243
Pneumonie 126, 146
Poelchen-Behandlung 210 f
Poliomyelitis 125
Polyvinylpyrolidon 132
Prostaglandin 22
Prostataerkrankung 59
Proteinämie 247
Proteinsynthese 248, 251
Protozoen 123, 229 f
Pseudomonas aeruginosa 125
Pseudopodien 229
Psychomotorik 34
Psychosomatische Störung 29, 37
Pterygium 218
Puls 157
- kleiner 176
- Veränderung, tastbare 159
- Verlangsamung 43
Pulslosigkeit 166
Punktmutation 219
Pupille, reaktionslose 166
Pupillendifferenz 174 f
Pupillenerweiterung 234
Pupillenreaktion 157

– gestörte 160, 178
PVP-Jodpräparat 132
Pyämie 244, 270

Q

Quats 132
Quellenisolierung 152
Quengelhandschuh 214
Quengelverband 212 ff
Querfriktionsmassage nach Cyriax 11
Quergewölbe-Stützverband 200

R

Rachitis 224
Raumdesinfektion 136
Rausch 178
Reabsorptionsverbesserung 17 f
Reanimation 166 ff, 233
– Ein-Helfer-Methode 166
– beim Erwachsenen 167
– beim Kind 169 f
– beim Kleinkind 169 f
– beim Säugling 169 f
– Überstreckung des Kopfes 167
– Zwei-Helfer-Methode 167, 169
Reflex, viszeroviszeraler 40, 63
Reflexbahn, kutiviszerale 28
– muskuloviszerale 28
Reflexbogen, myostatischer 23
Reflexionsfähigkeit 113
Reflexlosigkeit 182
Reflexzonenmassage nach Ingham und Fitzgerald 48 f
Reflexzonentherapie 26, 54 ff
Regelblutung, schmerzhafte 58
Regulationsstörung, neurovegetative 48
Rehabilitationsgruppe 99
Reibung s. Friktion
Reinigung, desinfizierende 134 f
Remission 233
Resistenz 228
– mangelhafte 263

Resorptionssteigerung 18 f
Rezidiv 233
Rheumatisches Fieber 246
Rheumatismus 232
Rhythmusfieber 236
Rhythmusstörung 164, 176, 239
– Intoxikation 179
Riesenwuchs 259
Riesenzelle, mehrkernige 250
Rinderbandwurm 230
Ringchromosomen 217
Rollenbildung 90
Rollung 15, 19
Rotgrünblindheit 219
Rubor 241
Rückenmarkschädigung 181
Rückenmarksegment 26 f, 38
Rückenstrecker, Knöchelgriff 10
Rucksackverband (s. auch Schlauchbindenverband) 194
– Fertigbandage 196
Ruhigstellung 202, 210
– reflektorische 179
Rumpf-Arm-Gips 210
Rumpfchüttelung 15
Russel-Körperchen 256

S

Sagrosept 139
Salbung 2
Salmonellen 127
Salzverlust 247
Sauerstoffabspalter 132
Sauerstoffmangel 224, 273
– Folgen 274 f
– Schwellung, hydropische 254
– Symptome 273
– Zellschädigung 248, 251 f
Sauerstoffversorgung, Störung 273 f
Sauerstoffzufuhr, vermehrte 22
– verminderte 273 f
Saugglockenvakuummassage 52 f
Saugwellenmassage 52
Säure 227
Scabies 155

Schädelbasisfraktur 174
Schädel-Hirn-Trauma 174
– Symptome 160
Schädigung, thermische 225
Schanz-Watteverband 189, 191
Schiebegriff 45
Schienenverband 202
Schilddrüsenüberfunktion 40
Schildkrötenverband 187, 189
Schimmelpilze 126
Schlafstörung 48
Schlafsucht 239
Schlaganfall 177 ff
Schlauchbindenverband 191, 193
Schleimhautdesinfektion 132
Schleimhautinfektion 154
Schluckmuskulatur, Parese 171, 177
Schlüsselzone 44
Schmerz 231, 234 f
– dumpfer 234
– Entzündung 241
– stechender 234
Schmerzblockade 42
Schmerzhemmungsmechanismus 21 f
Schmerzlinderung 21 f
Schmerzrezeptor 21, 234
Schmerzstoffe 22
Schmerzsyndrom 235
– kraniales 235
Schmierinfektion 127
Schmuck 134
Schock 160 ff, 240
– anaphylaktischer 164 f, 227, 261
– Definition 161
– diabetischer 165
– endokriner 165
– hypovolämischer 161 ff, 172, 240
– – Beurteilung 162 f
– – Extremitätenfraktur 181
– – Maßnahmen 162
– Intoxikation 178
– kardiogener 164, 176
– Lungenembolie 178
– neurogener 163 f, 174 f
– – Insult, apoplektischer 177
– – Wirbelsäulenfraktur 183
– septischer 124, 240, 244

– Verbrennung 184
Schockindex 162 f
Schocklage, Kontraindikation 164
Schulter-Arm-Beschwerden 65
Schüttelfrost 236, 244
Schüttelung 8, 15
Schutzbrille 144
Schutzhandschuhe 145
Schutzkleidung 144
Schutzverband 186
Schwangerschaft 38
Schwefelsäureausscheidung 24
Schweinebandwurm 230
Schweiß 162
Schweißausbruch 234, 236
Schweißbildung 67
Schwellung 204
– Entzündung 241
– hydropische 254
– posttraumatische 37
Schwermetallvergiftung 249
Schwimmbeckenwasser 149
Schwindel 60, 175
Segmentmassage nach Gläser und
  Dalicho 38 f
Segmentzonenbehandlung 53
Sehne, Degeneration, hyaline 256
Sehnenaffektion 7
Seitenlage, stabile 170 f
Sekretolyse, mechanische 14
Sekusept-Pulver 148
Selbstdemonstration 114
Selbstfindung 98
Selbstverantwortlichkeit 97
Selbstwahrnehmungsfähigkeit 113
Sensibilitätsstörung 177, 182 f, 204
Sepsis 125, 244, 268
– Bakterienembolie 270
Septikämie 121
Serotonin 22, 235, 241
Serumkrankheit 261
Severe Combined Immundeficiency
  263
Shiatsu 44
Siechtum 233
Sigmapunkt 41
Sinusitis 39

Skigymnastik 101
Sklerodermie 40
Sklerotom 42
Skorbut 223
Slow virus infection 246
Sodbrennen 59
Somnolenz 159
Sopor 159
Spaltbildung 259
Spannungspneumothorax 160
Spezialmassage 38 ff
S-Phase 258
Sphingomyelin 221
Spinalnerv 26
Spiralfederschiene 212
Sporen 124, 127
Sporizidie 131 f
Sportvorbereitungsmassage 2
Sprachstörung 177
Spreizfußpolster 200
Sproßpilze 126, 229
Sprühdesinfektion 140
Sprühfilm 185
Sprunggelenkdistorsion 198
Spül-Saugdrainage 186
Spulwürmer 230
Stäbchenmassage nach Deuser 53 f
Staphylococcus aureus 124
– epidermidis 125
Staphylokokken 243
Stauungsödem 247, 269
Stenose 259
Sterben 233
Sterilfiltration 141
Sterilgut, Haltbarkeit 142 f
Sterilisation 129, 138, 141 ff
– Definition 138
– mittels Strahlen 141
– Verfahren, chemisches 141
– – physikalisches 138, 141
Stoffwechsel 24 ff
Stoffwechselkrankheit 219 ff
Stoffwechselstörung 265
Störung, synneurische 63
Strahlen 217
– ionisierende 226, 254
Strahlenfibrose 226

Strahlenulkus 226
Streckverband 210 ff
Streichung 8 ff, 36
Streptococcus faecalis 125
Strichtechnik 71 ff
Stridor 177
Strom, elektrischer 226
Stützverband 186
Sudeck-Syndrom 38, 40
– Bürstenmassage 50
– Periostbehandlung 43
Sultanol-Inhalat 147
Superinfektion 228
Sympathie 87, 89
Sympathikussteigerung 34
Symptom 233 ff
– objektives 234
– subjektives 233 ff
Symptomenkomplex 234
Synkope 239
Syphilis 153
Systemerkrankung, degenerative 229

T

Tacholiquin 147
Tachykardie 159, 162, 176, 266
Tape-Verband 198 f
– funktioneller 198 f
Tapotements 8, 15 ff
Taubheitsgefühl 205
Taucherkrankheit s. Caissonkrankheit
Teerstuhl 272
Tegoment 140
Temperaturzentrum 236
Tetanustoxin 124
Therapeut 88
Thoraxabduktionsgips 210
Thoraxverletzung 160
Thrombophlebitis 38, 247
– Kompressionsverband 186
– Zinkleimverband 198
Thrombose 176, 268 f
– Stauungsödem 247
Thromboseprophylaxe 186
Thrombozytenvermehrung 268

Thrombozytopenie 261
Thure-Brandt-Massage 4
Tiefenmassage korrespondierender Zonen nach Marnitz 44 f
Tiefenschmerz 21, 234
T-Lymphozyten 262
Tod 233
Toxin 124, 228
– Schwellung, hydropische 254
– Zelltod 252
Toxoplasmose 229
Trainingsgerät, Desinfektion 140
Traktion 211
Treponema pallidum 124
Trichinen 231
Trichomonaden 229 f
Trigeminusneuralgie, idiopathische 235
Trigger-point-Schema nach Trvel 29, 31
Trikotschlauch 191, 195
Trisomie 21 218
Trockenbürstung 50
Tuberkelbakterien 124
Tuberkulose 217, 246
– Händedesinfektion 133 f
– Isoliermaßnahmen 153
– Raumdesinfektion 136
– Überempfindlichkeitsreaktion vom verzögerten Typ 262
Tumor 241
– bösartiger 226
– – Heilung 232
– – Müdigkeit 237
– – Zellkern, atypischer 249
Turner-Syndrom 218
Typhus 124, 154

U

Übelkeit 67, 175, 231, 238 f
Überempfindlichkeit, emotionale 100
Überempfindlichkeitsreaktion 227, 260 ff
– vom Soforttyp 260 f
– vom verzögerten Typ 262
– zytotoxische 261
Übergangssegment 65
Übungsangabe 116
Ulkus 245
Unterarmgips 209
Unterhauttechnik 73
Unterschenkelgips 209
Unterschenkelödem 269
Unterwasserdruckstrahlmassage 50 f
– Kontraindikation 51
– Wassertemperatur 51
Urin, schwarzer 219 f
Urinbeutel 147
Urtikaria, pustelartige 21
U-Schiene 205 f
UV-Licht 226
UWM s. Unterwasserdruckstrahlmassage

V

Vagusaktivierung 34
Vagusaktivität, überschießende 67
Varicosis 38, 247
Vaskulitis, allergische 261
Vasodilatation 65
Vasomotoren 20
Vene 266 f
– Auspreßeffekt 17 f
Venen-Lymph-Zone 58
Venenstein 268
Verätzung 178, 180
Verband, abschwellender 198
– starrer 202, 204 ff
– – Fensterung 204 f
– – Hautschädigung 204
– – immobilisierender 204 f
– – Schwellung 204
– – Spalten 204
Verbandswechsel 133, 185
Verbandtechnik 185 ff
Verbrennung 183 f
– Schweregrade 225
Verbrühung 183 f, 225
Verfettung, degenerative 254 f
Vergiftung s. Intoxikation

Verhornung 254
Verkalkung, degenerative 256 f
Verklebung 19
– Lösung, mechanische 17
Verletzung 160, 224
Verneblerflüssigkeit 146 f
Vernichtungsangst 176
Verschleißerscheinung 256 f
Verstopfung 29, 41
– Reflexzonenmassage 49
Verstopfungszone 58
Verwachsung (s. auch Adhäsion) 19, 53
Verwaltungsleiter 120
Vibration 8, 14 f
– apparative 14
Viren 125, 229
– Mutagenität 217
Virulenz 128, 228
Viruzidie 131 f
Viszeotom 26
Vitalfunktion, Kontrolle 157
– Störung 158 ff
Vitamin-A-Mangel 223
Vitamin-B_1-Mangel 223
Vitamin-B_{12}-Mangel 223
Vitamin-C-Mangel 223 f
Vitamin-D-Mangel 224
Volkmann-Schiene 201
Vollbad 150

W

Wachaktivität 9
Wachstum 258
Wachstumsstörung 258 ff
Wadenkrämpfe 58
Wadenmuskulatur, Einhandknetung 13
– Rollung 15
Wahrnehmung 115
Wahrnehmungsfähigkeit 113
Walking 8, 11, 13 f, 36
– Wirkung 19
Wanne, Desinfektion 151
– Reinigung 151
Wärme 51
Wäschedesinfektion 132

Wasserhaushalt 224
Wasserstoffionen 22
Wasserstoffperoxid 142
Wechselfieber 236
Weichteilrheumatismus, Bürstenmassage 50
– Massage 37
– – fernöstliche 44
Werte 88, 91
Wertstofftrennung 152
Wetterfühligkeit 238
Wickelverband 186 f
Wirbelsäulenfraktur 181 ff
Wirbelsäulensyndrom, degeneratives 50
Wir-Gefühl 88, 91
Wischdesinfektion 136, 139
Wiskott-Aldrich-Syndrom 264
Wohlbefinden, psychosoziales 34
Wohlweh 22, 36
Wunde, aseptische 185
– infizierte 185 f
Wundheilung 223
Wundinfektion 121, 124 f
– Isoliermaßnahmen 154
Wundverband 147, 185 f
Würmer 230

X

Xanthom 255
X-Chromosom 217 f

Y

Yang 43
Y-Chromosom 217 f
Yin 43

Z

Zahnfleischbluten 224
Zäkalpunkt 40 f
Zeckenenzephalitis 230

Zellatrophie 253
Zelle, immunkompetente 260
– Pathologie 248 ff
Zellembolie 269 f
Zellfunktion, gesteigerte 253
– Herabsetzung 253
Zellkern 248
– atypischer 249
– Schädigung 248 f
Zellmembran 250
Zellplasma 253 f
Zellteilung 258
Zelltod 249, 252
Zellvergrößerung 253

Zerebrohepatorenales Syndrom 252
Zervikalsyndrom 45
Zinkleimverband 198
Zone, korrespondierende 44 f
Zuhören 90
Zweihandknetung 12
Zwergwuchs 259
Zwillinge, siamesische 259
Zwitter 259
Zyanose 164
– Intoxikation 178
Zytomegalie 250
Zytoskelett 252 f
Zytostatika 227, 264